本草一味

补肾虚

余瀛鳌　陈思燕 ◎ 编著

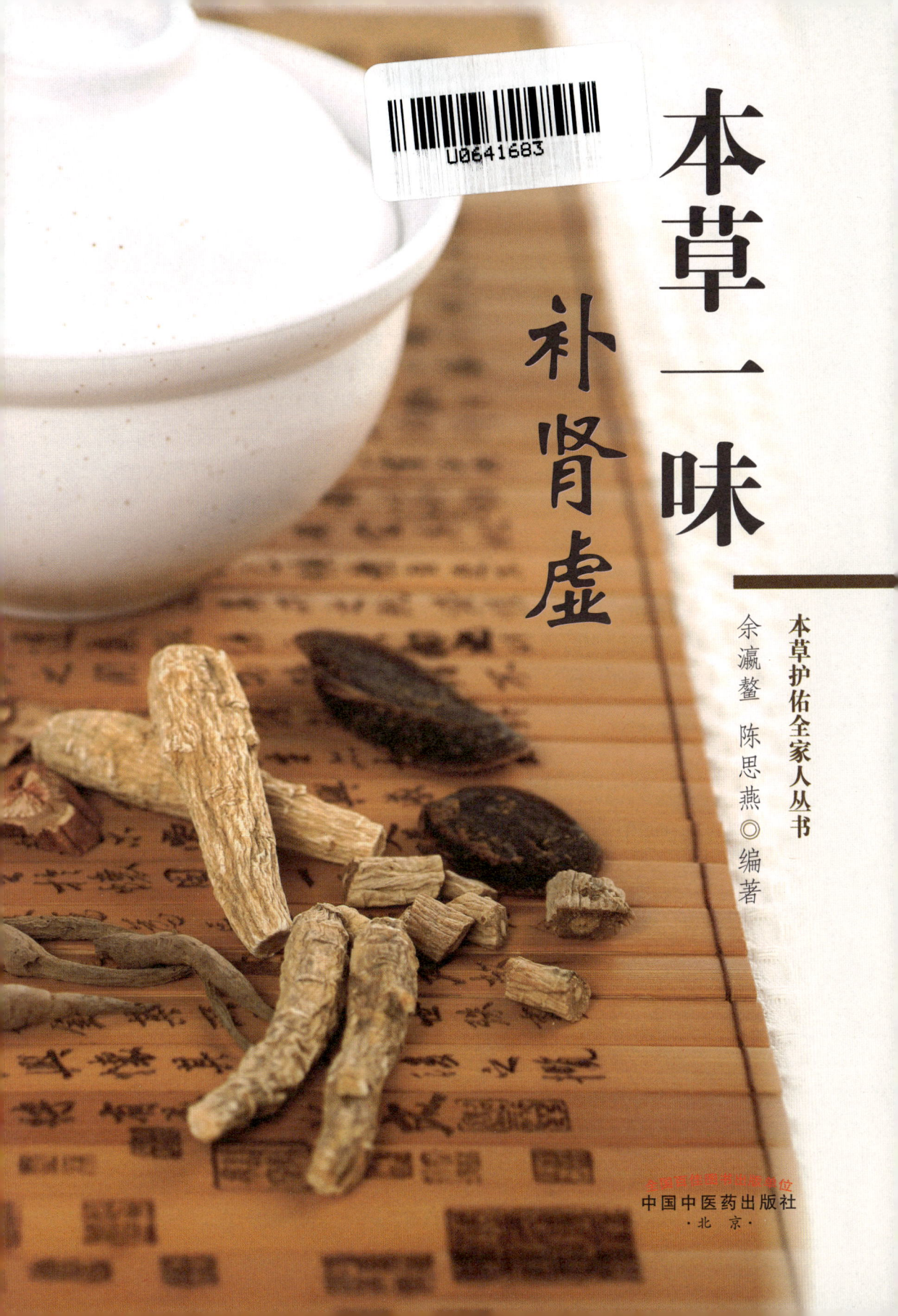

本草护佑全家人丛书

中国中医药出版社
·北京·

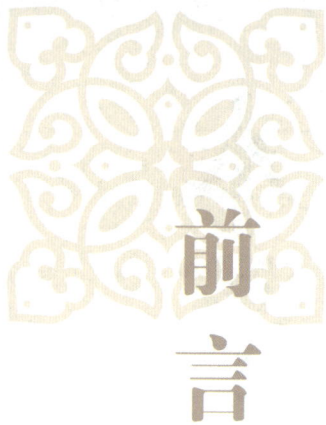

前言

中医药学博大精深、源远流长，是无数先贤在与疾病的长期斗争中不断摸索，凝练而成。其内涵深邃，不仅包括治病救人之术，还蕴涵修身养性之道，以及丰富的哲学思想和崇高的人文精神。几千年来，孕育了无数英才，默默地守护着中华民族的健康，使华夏文明绵延至今。

在现代社会，科技发达，物质丰富，人类寿命得以延长，但很多新型疾病也随之涌现，给人们带来了巨大的痛苦。随着世界各国的经济文化交流日益加深，越来越多的国际人士开始认识到，中医药在治疗现代社会许多疑难杂症、塑造人类健康身心方面，具有无可比拟的价值，一股研究中医、移植中药的热潮正在世界范围内悄然兴起。此时的中医药，已经成为我国文化软实力的重要体现，是中国的"名片"。

中医药因其简、便、廉、验，毒副作用小，深受欢迎，很多人都喜欢学习一些基本的中医药知识。据统计，在农村和城市社区的科普活动中，中医药知识是最受欢迎的科普内容之一。但是，学习中医药并不是一件容易的事情，很多人与之初次接触时，往往被其艰深的内容所阻，最终只能望洋兴叹。

由此可见，国内外对中医药知识都有着深切的渴望，但是，能够深入浅出地讲述中医药科普知识的专家和图书不多。

有鉴于此，国家中医药管理局成立了"中医药文化建设与科学普及专家委员会"。其目的是整合中医药文化科普专家力量，对中医药文化建设与科学普及工作进行总体设计和规划，指导全行业开展相关工作，提升中医药文化建设水平，为中医药文化建设与科学普及长效机制的建立提供人才保障。

其职责是：对全行业中医药文化建设和科普宣传工作进行指导、研究、咨询和评价，同时承担有关文化科普宣传任务。针对社会上中医药科普作品良莠不齐而读者需求又十分迫切的现状，专家们除举办科普讲座、与各种传媒合作进行中医药知识传播外，还将为中医药文化建设与科学普及活动的策划和相关产品创意提供指导，研究挖掘中医药文化资源，在古籍、文献、典故、名人传说、民间故事中提炼中医药文化的内涵，结合现代社会人们养生保健的新需求，以通俗易懂、喜闻乐见的形式，创作一系列科学、权威、准确又贴近生活的中医药科普作品。

《本草护佑全家人丛书》正是一套这样的健康科普图书。该丛书将包含药食同源在内的单味中药与食物合理搭配，为广大读者提供中医养生与健康饮食指导。该丛书最大特色是医理来源于中医典籍，方法来自专家指导，既权威又安全，既高效又易操作，加之精美配图，彩色印刷，可使读者读之愉悦，用之有益，以此增强身心健康。

在本丛书即将出版之际，我在此对所有为本丛书编写提供指导的专家表示深深的感谢，其中要特别感谢特约中医学专家余瀛鳌先生。此外，要感谢为本丛书出版付出辛劳的众多工作人员。最后，还要感谢与本丛书有缘的每一位读者！

"要想长寿，必究养生"，祝愿大家永远健康快乐！

中国中医药出版社有限公司董事长

宋春生

2021 年 3 月

目录

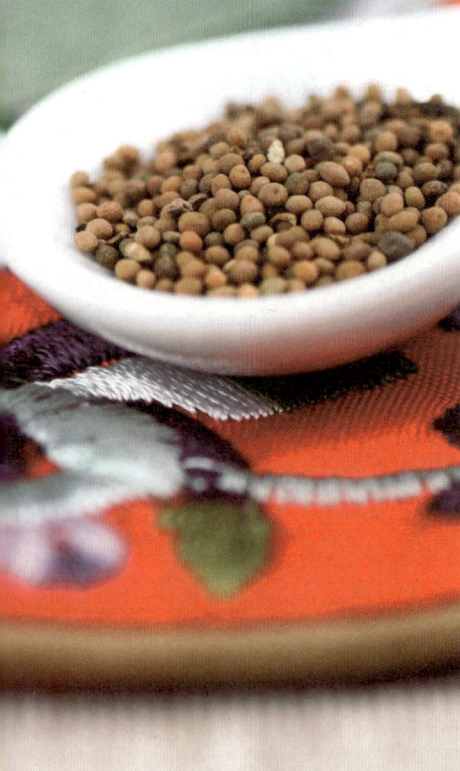

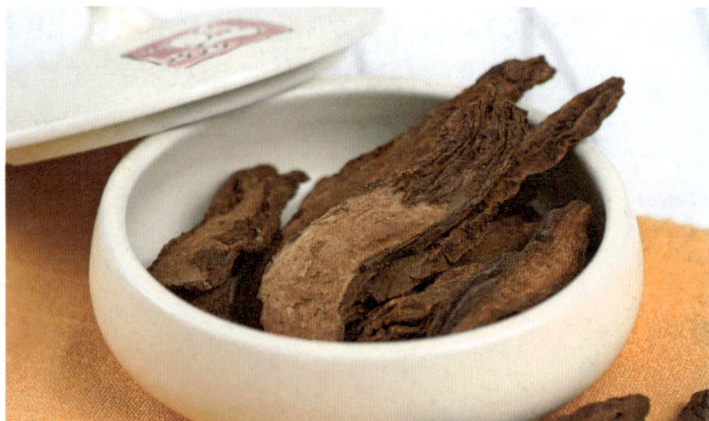

益气助阳药

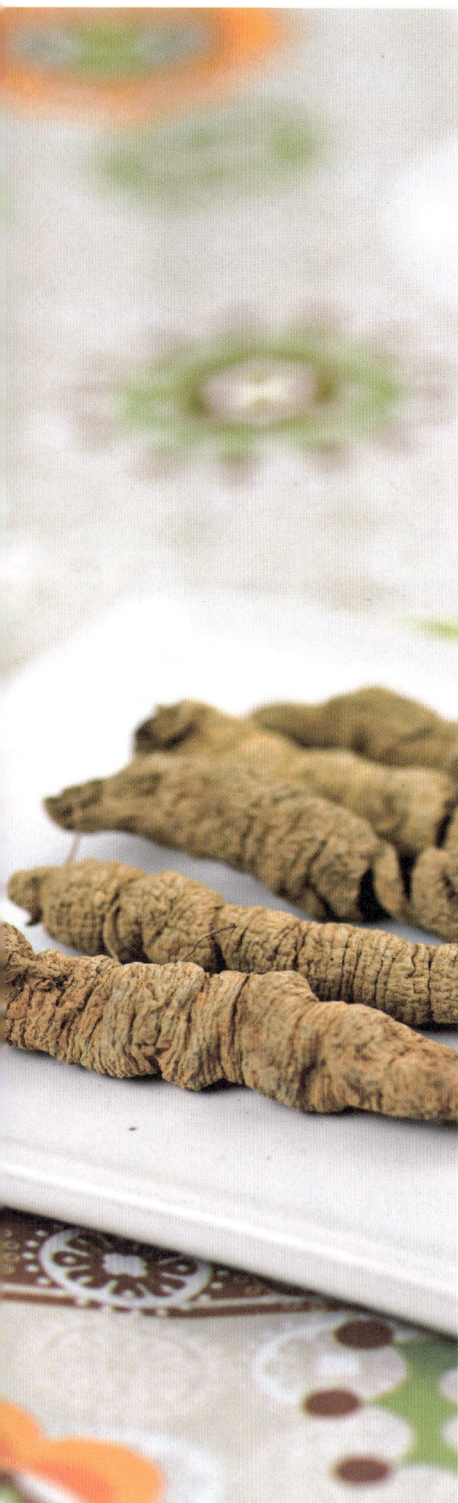

补阴填精药

固肾涩精药

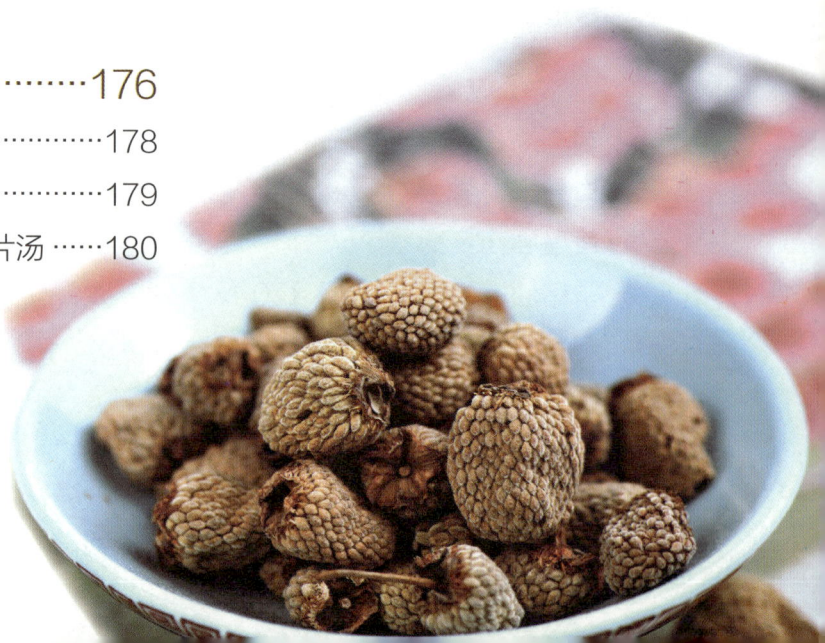

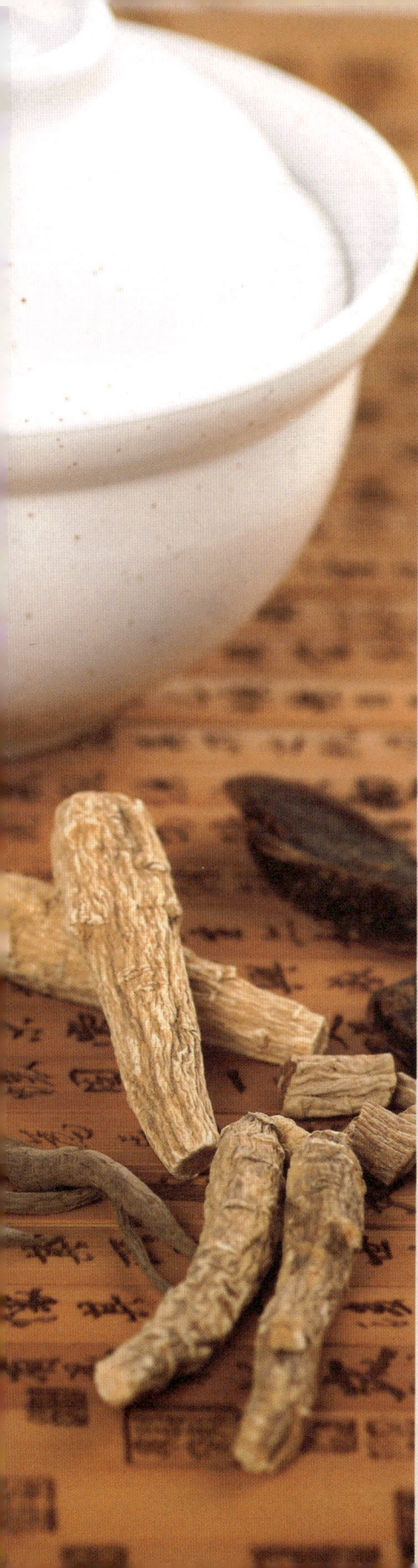

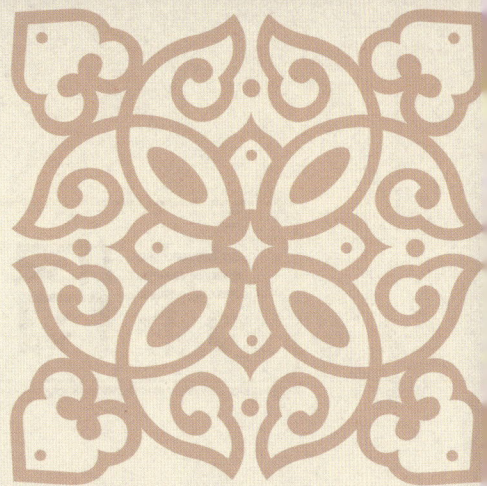

开篇

世事纷扰催人老

我有良药可养命

养肾就是养命

　　肾藏先天之精，为脏腑阴阳之本、生命之源，所以，肾又被称为人体的"先天之本"。

　　中医所讲的肾为五脏之一，并非仅指西医所讲的肾脏这一器官，而是一个系统，一个牵连很多组织器官的庞杂、完备的系统，它与人的生殖、骨骼、神经、泌尿等系统息息相关。

　　养好肾，对少年儿童来说可以促进生长发育，对青壮年人来说可以旺盛精力、促进生育，对老年人来说可以延缓衰老，提高生活质量。所以说，肾的盛衰决定着一个人生命力的强弱，养肾就是养命！

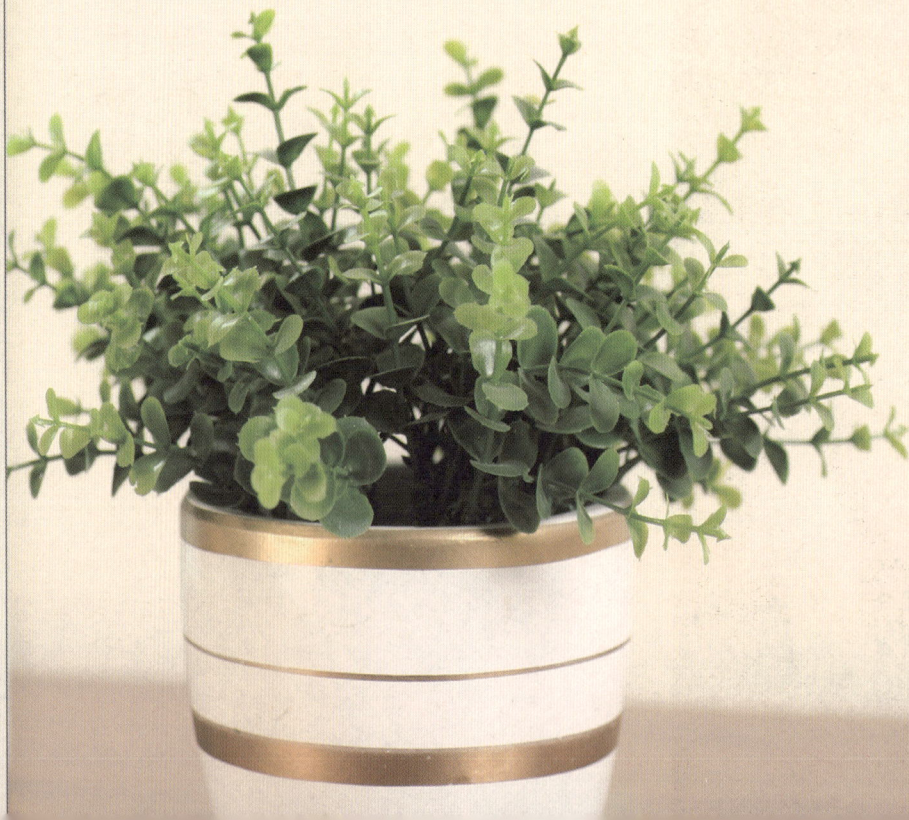

肾藏精，主人体的生长发育与生殖	精是构成人体的基本物质，也是人体生长、发育及进行各种生命活动的物质基础。肾中精气的盛衰，决定着人体的生长、发育过程和生殖机能的旺盛与衰减。因此，肾虚会表现为发育迟缓、性功能下降、早衰等。
肾主水液	水是生命之源，与肾的作用相似。肾具有主持和调节人体水液代谢的生理机能。肾有病变，会表现出小便异常、水肿等情况。
肾主纳气	肾具有摄纳肺所吸入的清气，防止呼吸表浅的生理功能。若肾不纳气，会表现为气虚、动则气喘。
肾性潜藏，为固摄之本	肾精宜藏，最忌耗泄损伤，中医以潜藏蛰伏之意比喻肾的生理特性。若肾虚而致固摄失调，就会引起阴精过度耗损妄泄，表现为遗精、带下、滑胎、遗尿、尿浊、子宫脱垂等。
肾与冬气相通	在五脏之中，肾属阴中之阴，而冬季阴气最盛，所以，肾与冬气相通。冬季宜养肾，补肾的效果也最好。
肾主骨，生髓，通于脑，齿为骨之余	肾藏精，精生髓，髓养骨，脑为髓之海，齿为骨之余。因此，肾精不足会导致骨质脆弱、易骨折、腰酸背痛、腿脚无力、记忆力减退、牙齿松动脱落等。
肾其华在发	肾的精气充盛，可以显露在头发上，即发为肾的外在表现。凡未老先衰、头发枯槁或早脱、早白者，多与肾中精气亏损有关。
肾开窍于耳及二阴	肾上开窍于耳，下开窍于二阴。因此，耳鸣、耳聋、尿频、尿失禁、遗尿、阳痿、遗精、早泄、带下、大便秘结或溏泄等症状常与肾气亏虚有关。

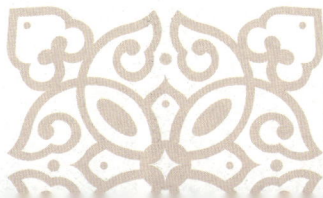

肾虚知多少，你是哪一种

肾虚指肾脏精气阴阳不足。肾虚的种类有很多，其中最常见的是肾阳虚和肾阴虚。

《黄帝内经素问》说："腰者，肾之府。"所以，无论是肾阳虚还是肾阴虚，腰酸乏力、四肢酸软等都是肾虚的共同症状。

那么，如何区分是肾阳虚还是肾阴虚？男性和女性的症状有什么不同？又有哪些人容易肾虚呢？

肾阳虚

肾阳又称元阳、真火、命门之火，是人体阳气的根本。阳虚就会生外寒，因此，肾阳虚主要表现为"怕冷"。

主要症状

腰膝酸软，腰背冷痛，关节痛，筋骨痿软，骨质疏松，神疲乏力，面色虚白或暗黑，畏寒怕冷，手脚冰凉，小便清长，夜尿偏多，大便稀软溏泄，水肿，听觉下降，记忆力减退，嗜睡，多梦，自汗（醒时非正常情况下出汗），虚喘气短，脱发或须发早白，形体虚胖。

男性症状

性欲减退，阳痿，早泄，尿少或尿频，尿不尽，尿失禁等。

女性症状

性欲减退，宫寒不孕，白带清稀，月经失调或行而不畅，经期延后，经量少且色暗、有块或痛经，易患泌尿系统感染、子宫肌瘤、卵巢囊肿、乳腺增生、附件炎、盆腔炎等妇科病，更年期提前。

肾阴虚

肾阴又称元阴、真阴、肾水，是全身阴液的根本。阴虚就会出现内热，所以，肾阴虚主要表现为"虚热"。

主要症状

腰膝酸软，两腿无力，五心（两手心、两脚心及心口）烦热，颧红，潮热，盗汗（入睡后汗出异常，醒后汗泄即止），虚汗，咽干，眩晕，耳鸣，形体消瘦，失眠多梦，大便秘结，记忆力减退，脱发，牙齿松动，尿短赤黄等。

男性症状

早泄，遗精或阳强不倒，性欲亢进。

女性症状

经少，经闭，崩漏（非正常子宫出血），不孕。

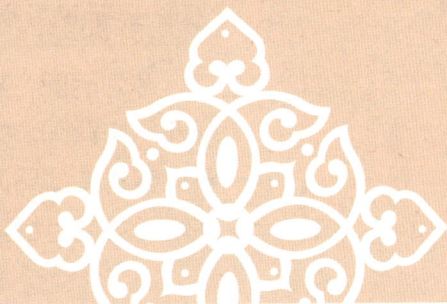

肾虚「青睐」哪些人

先天不足、后天亏损的人

先天之精不足的人，生命力较弱，免疫力低下，易生疾病，生长发育也比较缓慢，如儿童的"五迟（立迟、行迟、语迟、发迟、齿迟）""五软（头项软、口软、手软、足软、肌肉软）"就多为先天不足。先天不足的原因可能是父母受孕时身体不佳、年龄过大或过小以及孕期营养不良等。后天亏损则是由于饮食营养失调或吸收能力太差而造成后天之精难以补足，常表现为体弱多病。

房劳过度的人

不节制房事、纵欲过度或频繁手淫都会耗散肾气、伤及肾精，人容易出现精神萎靡、面色暗黑、腰膝酸软、早衰等表现。男性可导致梦遗、滑精、阳痿、早泄，而女性则易出现月经不调、崩漏、带下、流产、难孕等问题。

长期劳累、紧张、熬夜的人

如果长期处于压力大、精神紧张的工作疲劳（包括脑力和体力）状态，人体精气损耗不能及时弥补，很容易造成免疫力下降，引发肾脏受损，出现精疲力竭、性欲低下、腰酸痛、下肢及眼睑浮肿、蛋白尿、头晕、耳鸣等症状。尤其是长期熬夜的人，易发生肾阴虚，出现黑眼圈和神疲乏力的现象。中青年肾阴虚比较多见，与劳累、熬夜有较大关系。

外感寒邪的人

寒为阴邪，易伤阳气，人体的阳气之源在肾，所以，寒邪易伤肾阳。如果不注意保暖，尤其是腰腹部经常受寒邪，容易造成肾阳虚，出现腰膝痿软或冷痛，男性尿频、遗精，女性月经紊乱、痛经、宫寒不孕等状况。

久病、滥用药物的人

如果患病的时间长了，人体的各脏腑功能都有所下降，导致肾精亏虚、肾气虚弱，这就是所谓"久病伤肾"。长期服用或滥用药物对肾脏的损害很大。肾脏是人体重要的排泄器官，很多药物均要通过肝肾代谢，用药种类多、剂量大的时候，很容易造成肾功能损害。

情志失调的人

人人都有七情（喜、怒、忧、思、悲、恐、惊）的变化，这本是正常的，但如果是突然、强烈或长期性的情志刺激或情绪波动，人又不能适应时，就会影响脏腑气机，使气血逆乱，甚至直接伤及脏腑，导致疾病的发生。在七情中，最为伤肾的是惊恐，而其他不良情志如果时间长了，也会间接伤肾。

年老体衰的人

人的生、长、壮、老、死是自然规律，肾气也随着年龄呈山形起伏。女性28岁、男性32岁，分别是其一生中肾气最旺盛的年龄，肾气充盈达到峰值，此后就开始缓慢下降，到老年时，肾中精气就十分虚弱了。所以，老年人的肾虚症状是非常多见的现象，尤其以肾阳虚更多一些。

古籍说法

《黄帝内经》（以下均指虚岁）

女子七岁，肾气盛，齿更发长；二七而天癸至，任脉通，太冲脉盛，月事以时下，故有子；三七，肾气平均，故真牙生而长极；四七，筋骨坚，发长极，身体盛壮；五七，阳明脉衰，面始焦，发始堕；六七，三阳脉衰于上，面皆焦，发始白；七七，任脉虚，太冲脉衰少，天癸竭，地道不通，故形坏而无子也。

丈夫八岁，肾气实，发长齿更；二八，肾气盛，天癸至，精气溢泻，阴阳和，故能有子；三八，肾气平均，筋骨劲强，故真牙生而长极；四八，筋骨隆盛，肌肉满壮；五八，肾气衰，发堕齿槁；六八，阳气衰竭于上，面焦，发鬓颁白；七八，肝气衰，筋不能动，天癸竭，精少，肾脏衰，形体皆极；八八，则齿发去。

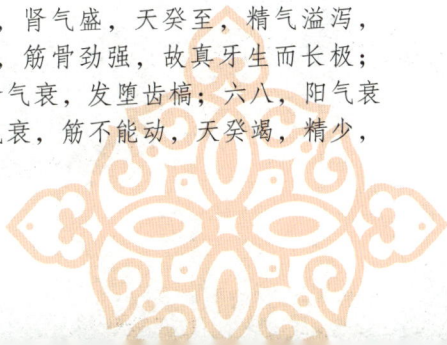

补肾药膳
怎么吃

肾虚多为长期积累成疾，切不可一听补肾就盲目服用壮阳的大补药物，而应该根据自己的症状，以药膳疗法为首选。

食疗胜药疗，慢养胜猛药。通过日常制作茶饮、泡酒、汤粥、糕饼、膏、丸等方法，将药食融合在一起，细水长流，对证滋补，就可以起到预防肾虚及改善肾虚症状的理想效果。

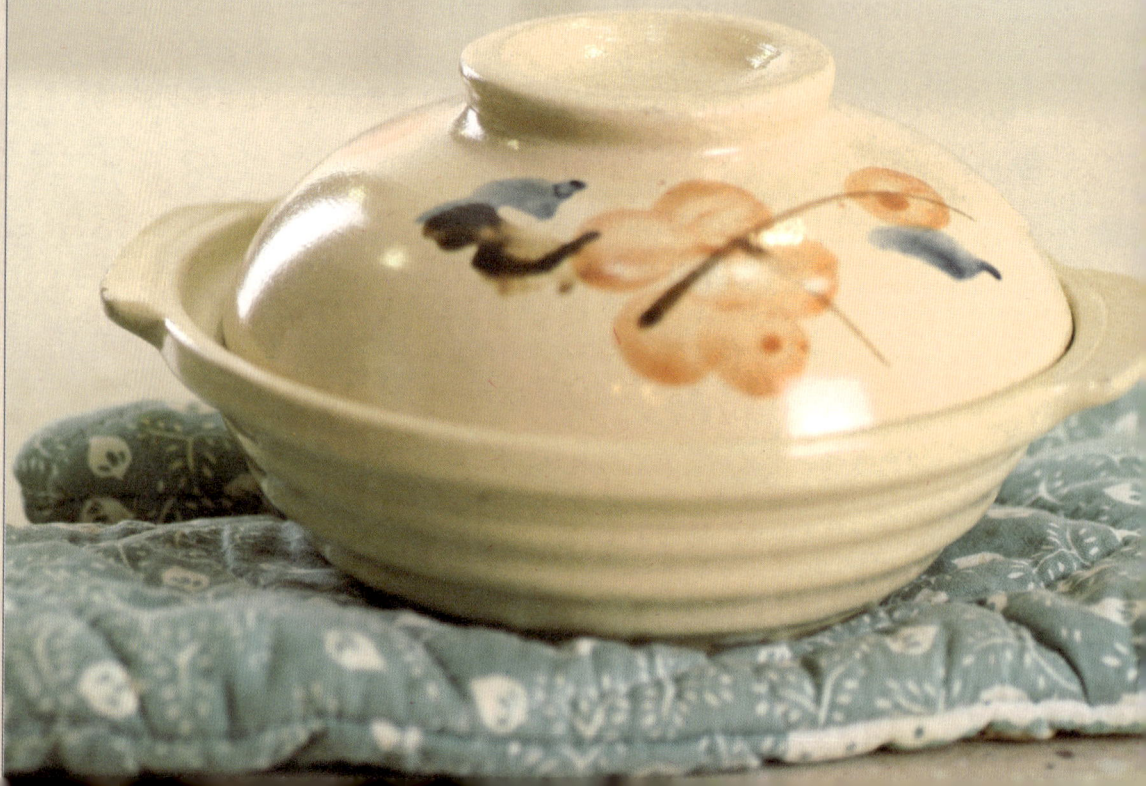

如何选择药物

饮食药膳疗法是我国特有的保健传统。在日常饮食中，适当添加中药，与不同功效的食材相结合，可以把补肾效果发挥到比较理想的程度，又可避免所选药食的苦涩和副作用，是美味、健康可以兼得的补肾好方法。

对证选药是关键

在选择中药材时，最关键的是要对证。肾阳虚者应选择益气助阳的药物，肾阴虚者应选择滋阴填精的药物，肾气不固，出现滑泄症状者，应选择固肾涩精类药物。

药食两用材料是首选

添加的中药以药食两用者为首选。这类材料既是食品，又是中药，长期食用也能保证安全，无毒副作用，可以放心食用，如山药、桑椹、枸杞子、莲子、芡实、黑芝麻、核桃仁、覆盆子等。

也可选择有保健作用的中药

还有些材料属于有保健作用的中药，可在饮食中对证、适量添加，但应注意用量、用法和服用宜忌，不能随意或不限量地吃。这类药品有熟地黄、沙苑子、五味子、金樱子、巴戟天、肉苁蓉等。

坚持食用才能见效

药膳食疗不同于单纯的药物治疗，一般会选择药性比较和缓的药材，效果也并非立竿见影，需长期坚持食用才能见效，可以起到预防疾病和改善不适症状的作用。对症状比较轻微的患者效果较好，而对于病情严重的患者，还需在专业治疗的前提下，把食疗作为辅助手段，切不可代替药物治疗。

! 食用滋补药膳期间，忌食萝卜、饮浓茶，以免影响补益效果。

如何搭配食物

黑色食物有利于补肾阴

黑色入肾，所以，黑颜色的食物是滋补肾阴的好材料，如黑木耳、黑米、黑豆、香菇、甲鱼、乌鸡等。

温阳补肾的天然食材

在畜肉、海鲜、飞禽、昆虫、蔬菜和坚果类食物中，有些是天然的壮阳食材，适合肾阳虚的人食用。如羊肉、鹿肉、韭菜、大虾、泥鳅、海参、姜、鸽肉、鹌鹑肉、板栗、蚕蛹等。

❗ 麻雀肉是传统助阳品，但因其现在是国家二级保护动物，不建议吃。

❗ 狗肉也有壮阳温补的作用，但食用狗肉有一定争议，本书不涉及。

以脏养脏有一定道理

我国有"吃什么补什么"的说法，或者说"以脏养脏"。如食用猪肾、羊肾等对补肾有一定的作用，其中又以羊肾效果更好。

❗ 内脏类食物含胆固醇较高，且肾脏是动物的排毒器官，过多食用也不利于健康。

❗ 各种动物鞭类未必有良效，不建议多吃。

多吃种子可固肾益精

植物种子是储备能源的精华库，是植物中能量最集中、最富含生命力的部分，因此，植物的种子具有增加能量、固肾益精的作用，如小米、芡实、莲子、核桃仁、枸杞子等。因此，肾虚者吃植物种子非常有益。

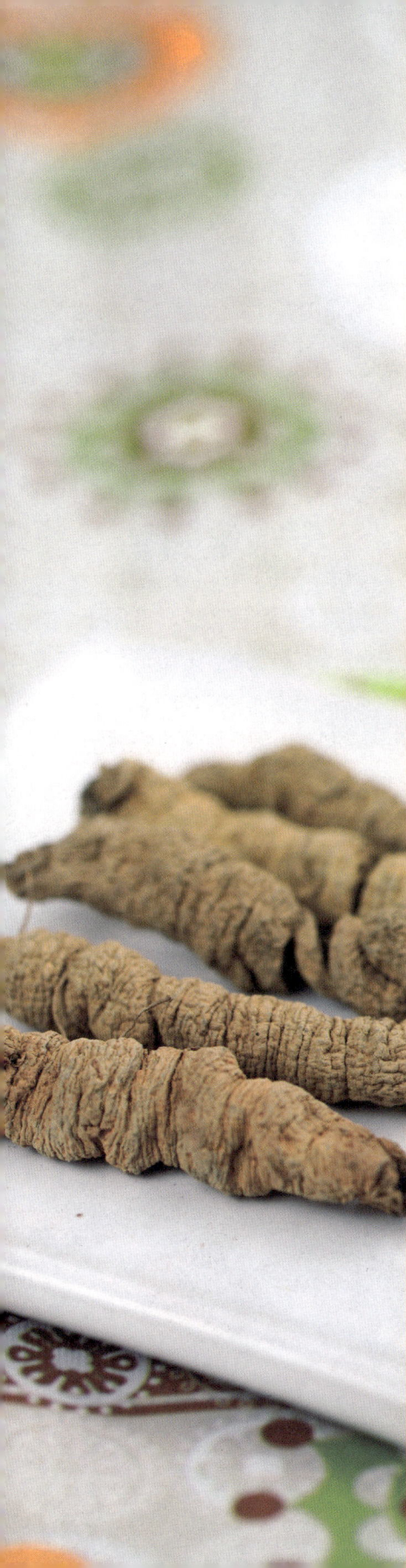

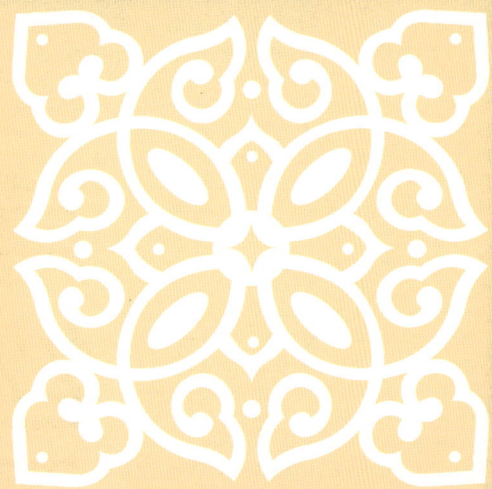

益气助阳药

益气助阳药

菟丝子

别名 菟芦、菟丝实、萝丝子、黄藤子。

性味 味辛、甘，性平。

归经 归肾、肝、脾经。

专家箴言

菟丝子可补肾阳，益肾精，有固精缩尿、明目、止泻、安胎等功效。常用于治疗肾虚腰痛、阳痿遗精、遗尿、尿频、腰膝酸软、头昏耳鸣、肾虚胎漏、先兆流产、胎动不安、脾肾虚泻等症。

古籍说法 《本经逢原》："菟丝子，祛风明目，肝肾气分也。其性味辛温，质黏，与杜仲之壮筋暖腰膝无异。其功专于益精髓，坚筋骨，止遗泄，主茎寒精出，溺有余沥，去膝胫酸软，老人肝肾气虚，腰痛膝冷。"

药材选料 本品为旋花科植物菟丝的干燥成熟种子。加水浸泡后，表面有黏性，加热煮至种皮破裂时，可露出黄白色卷旋状的胚，形如吐丝。以色灰黄、颗粒饱满、质坚实、不易被指甲压碎、无杂质者为佳。一般在中药店可买到。

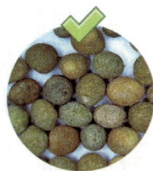
优质菟丝子

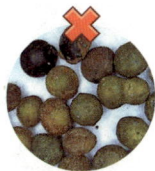
假菟丝子多掺杂其他种子，甚至是用细泥沙等物加工而成，碾碎或水煮后可辨真假

保存 保存时应置于通风干燥处。

搭配 菟丝子可单用，也可与其他补肾药，如杜仲、山药、枸杞子、沙苑子、覆盆子、莲子、肉苁蓉等同用，以加强补肾效果。

用法用量 可泡茶、浸酒、煮粥或入丸、散。煎服用量在10～20克。

人群宜忌

适宜人群	不宜人群
✅ 肾阳虚所致腰痛、阳痿、遗精、尿频、尿失禁、宫冷不孕者 ✅ 脾肾阳虚所致泄泻、便溏者 ✅ 肾虚胎元不固所致胎动不安、滑胎、易流产者	❌ 菟丝子为平补之药，但偏于补阳，阳强不倒、阴虚火旺、大便燥结、小便短赤者不宜服用

益气助阳药 · 菟丝子

13

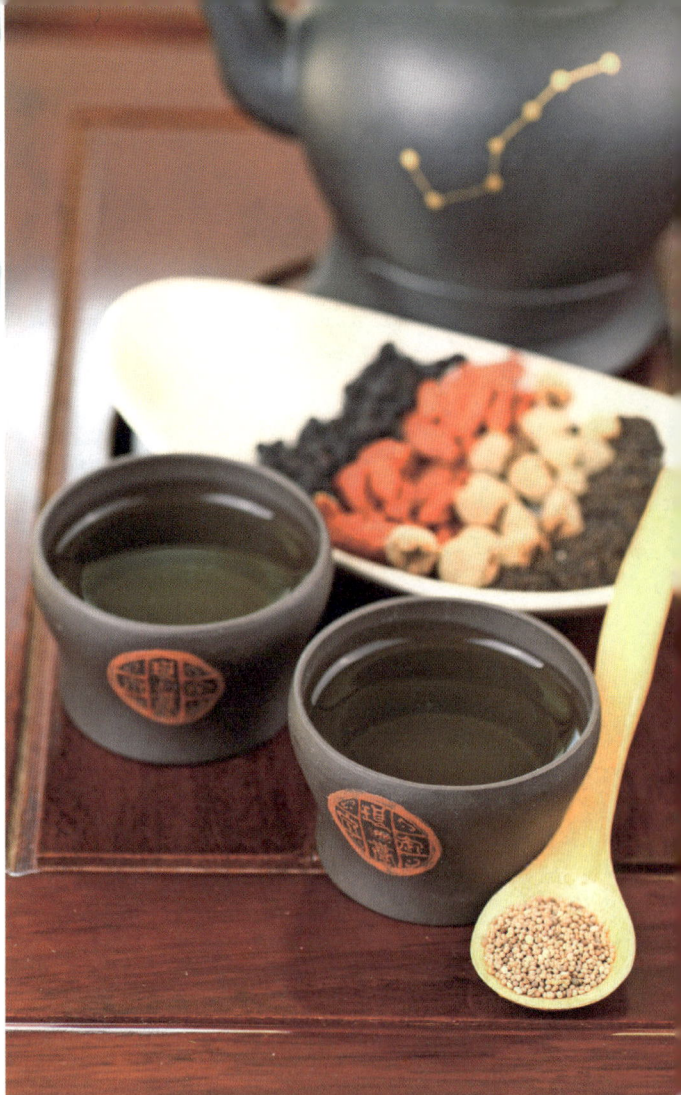

茶饮

五子衍宗茶

专家箴言

此方出自《医学入门》，与"五子衍宗丸"异曲同工，是治疗男性不育的名方。常饮此茶能补肾益精，提高生殖能力，促进生育。

宜忌

✔ 适于肾虚阳痿、遗精、早泄、不育不孕者。

✔ 体弱乏力、腰酸膝软、眩晕、尿频、尿不尽者宜饮。

✔ 须发早白、一派早衰之象者宜饮。

✔ 四季皆宜饮用。

✘ 脾湿蕴中及下焦湿热者不宜饮用。

材料

菟丝子240克，枸杞子、覆盆子各120克，炒车前子60克，五味子30克。

做法

将5种药品分别研成细末，混合。每次取15~30克混合粉装入茶袋，放入壶中，以沸水冲泡，加盖闷15~20分钟即可饮用。

用法

每日1剂，代茶频饮。

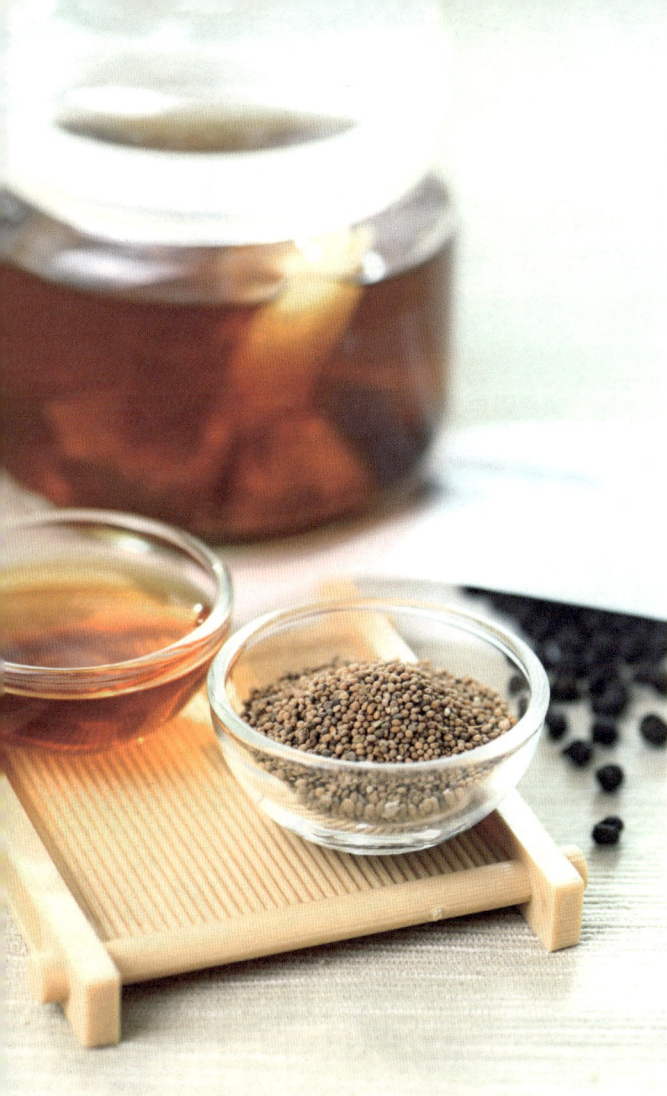

菟丝子酒

专家藏言

此酒可收敛精气，补益肝肾，常用于肝肾亏虚所致的腰痛、头痛、遗精等症。

材料

菟丝子30克，五味子30克，黄酒500毫升。

做法

将菟丝子、五味子装入调料袋，扎紧口后放入广口瓶中，倒入黄酒，加盖密封49日后即可饮用。

用法

每日饮用3次，每次10~25毫升，温热后饮用最佳。

宜忌

✓ 以肾阳虚为主的腰痛、遗精、尿频、阳痿、泄泻者最宜饮用。

✓ 冬季饮用最佳。

✗ 阳亢、体热、热性病、不宜饮酒者慎服。

主食

菟丝子粥

菟丝子15克，粳米70克。

做法

1 将菟丝子研成粉末；粳米淘洗干净。
2 将粳米放入锅中，倒入足量的水，煮沸后撇去浮沫，改小火煮至粥稠，放入菟丝子粉搅匀，再煮沸即成。

用法

每日早晚温热后食用。

专家箴言

此方有补肾固精、明目、止泻、安胎的作用。

宜忌

✓ 适于肾阳虚所致腰膝酸软、阳痿、遗精、早泄、不育、尿频、遗尿、久泻不止者。
✓ 女性宫寒不孕、带下、习惯性流产者宜食用。
✓ 秋冬季节食用最佳。

✗ 阳亢、阴虚火旺、便干、尿黄及有上火症状者不宜食用。

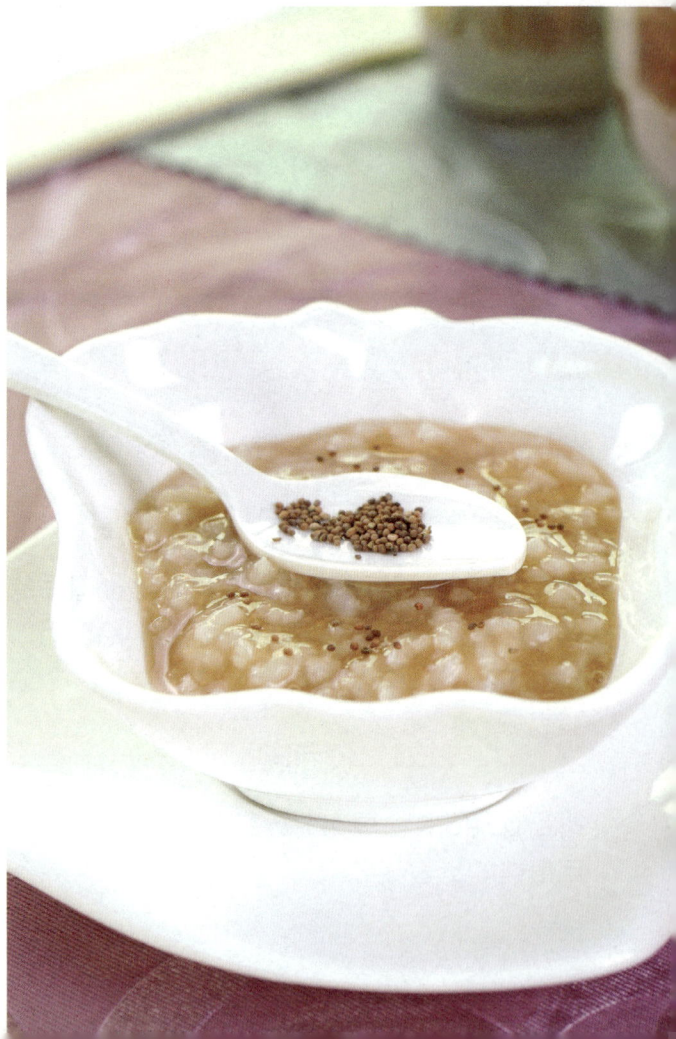

鸡肝菟丝子小米粥

材料

鸡肝50克，菟丝子25克，小米100克。

做法

1 小米淘洗干净，鸡肝切片备用。
2 将菟丝子装入调料袋，放入砂锅，加适量水，小火煮30分钟，去掉调料袋，倒入小米煮至粥稠，放入鸡肝滑散，再煮沸即成。

用法

每日早晚温热后食用。

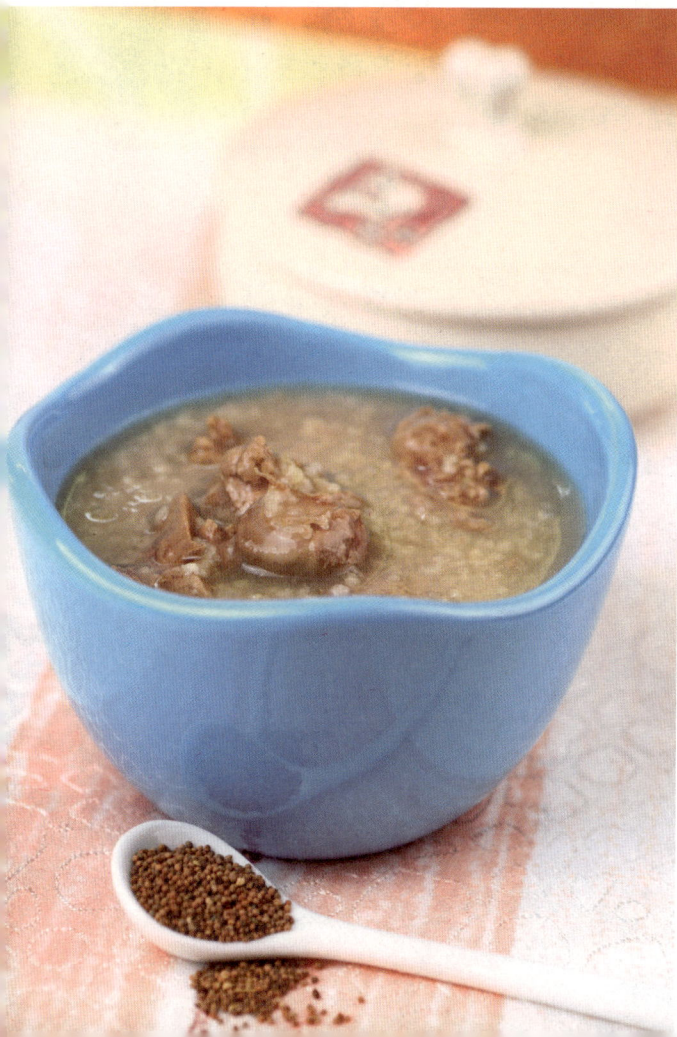

专家箴言

此方出自《太平圣惠方》，专补肾气。常食此粥有补肾气、强腰膝、益精血的作用，可治五劳七伤、气血虚弱。

宜忌

✅ 适于中老年人肝肾皆虚所致腰痛及性功能下降者。
✅ 气血两亏、气短体弱、精力不足、慢性疲劳者宜食。
✅ 秋冬季食用效果最佳。

❌ 阳亢不痿及有上火症状者不宜多吃。

杜仲

益气助阳药

别名 木棉、扯丝皮、思仲、丝棉皮。

性味 味甘，性温。

归经 归肝、肾经。

专家箴言

杜仲是益肾气的强壮补益药，可补肝肾、强筋骨，对缓解肾虚腰痛、筋骨无力尤为有效。对于孕妇肝肾亏虚引起的胎动不安、习惯性流产也有很好的疗效。杜仲还有利尿作用，用于小便余沥、阴下湿痒等症。

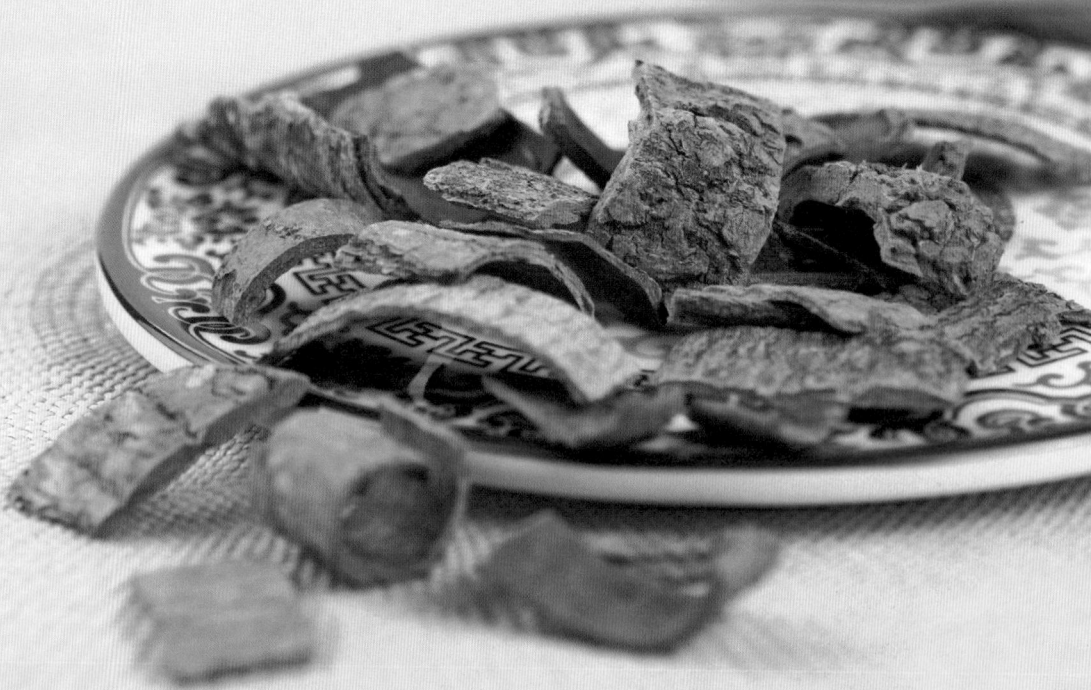

古籍说法

《神农本草经》："主腰脊痛，补中，益精气，坚筋骨，强志，除阴下痒湿，小便余沥。久服轻身耐老。"

《名医别录》："主治脚中酸疼痛，不欲践地。"

《本草备要》："润肝燥，补肝虚，子能令母实，故兼补肾。"

《本草正义》："止小水梦遗，暖子宫，安胎气。"

药材选料

本品为植物杜仲的干燥树皮。以皮厚而大、粗色刮净、内表面色暗紫、断面银白色、橡胶丝多者为佳。杜仲有生杜仲、炒杜仲（盐杜仲）之分。用盐炒过的杜仲胶质被破坏，更有利于有效成分煎出，所以，炒杜仲比生杜仲的效果更好。杜仲可在普通中药店购买，小心不要买到以其他树皮冒充的杜仲。

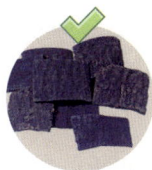

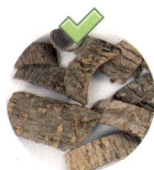

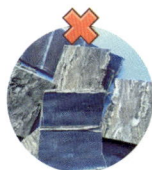

炒杜仲（盐杜仲）　　　生杜仲　　　常见的杜仲伪异品：
　　　　　　　　　　　　　　　　　　　　丝绵木皮

保存

置于通风干燥处。

搭配

杜仲可单用，也可与核桃肉、补骨脂同用，以加强治疗肾虚腰痛和足膝痿弱的效果，还可与山茱萸、菟丝子等益肾药材合用。

用法用量

杜仲可泡茶、浸酒或入丸、散，也可与肉类炖汤食用。煎服用量在10~15克。

人群宜忌

适宜人群	不宜人群
✅ 肾气不足的腰腿疼痛、足膝痿弱、筋骨不健者	❌ 杜仲是温补之品，阴虚火旺、内热血燥者慎服
✅ 高血压、头晕、失眠、小便不利、梦遗者	
✅ 肾阳偏虚、身体瘦弱、免疫力低下者	
✅ 冲任不固所致胎动不安、习惯性流产的孕妇	

杜仲五味子茶

材料

杜仲20克，五味子10克。

做法

杜仲、五味子分别研为粗末，装入茶袋，放入壶中，以沸水冲泡，加盖闷15~20分钟即可饮用。

用法

每日1剂，代茶频饮，1日内饮完。

专家箴言

此方出自《箧中方》，有调补肝肾、滋肾涩精、强筋健骨、延缓衰老的功效。

宜忌

✅ 适于肾虚腰痛、腰腿无力、阳痿、遗精者。

✅ 适于精神不振、头昏脑涨、头痛、眼花、失眠者。

✅ 四季皆可饮，冬季最宜。

❌ 湿热蕴结下焦所致遗精、腰痛者不宜饮用。

❌ 内有实热者、热病发作或外感期间不宜饮用。

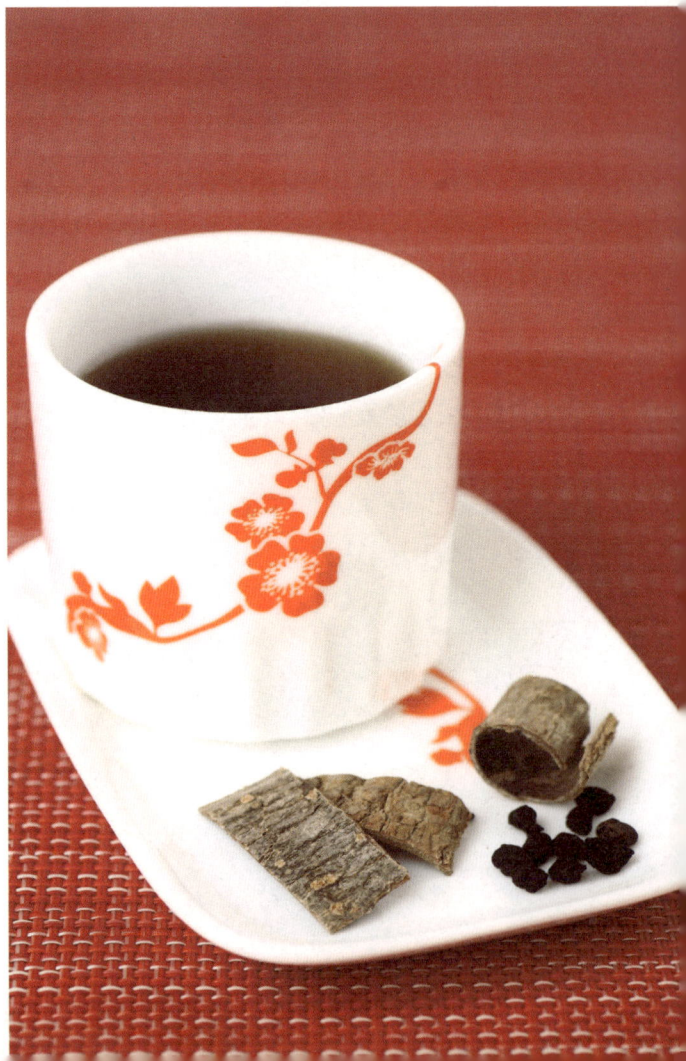

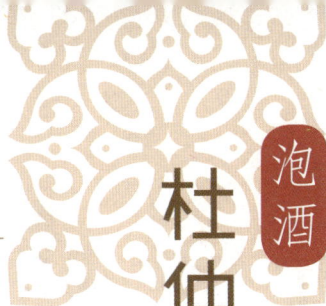

杜仲酒

材料

杜仲50克,白酒(或黄酒)500毫升。

做法

将杜仲洗净,装入布袋,扎紧口后放入广口瓶中,倒入白酒,封盖,浸10日后可开封饮用。

用法

每日饮用10~20毫升,温热后饮用最佳。

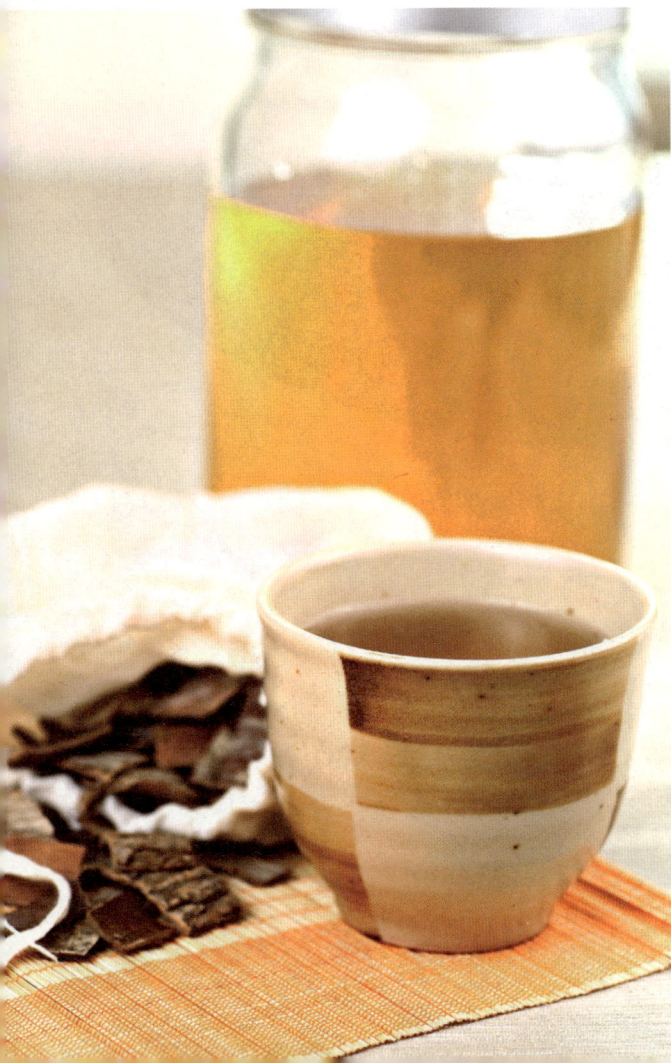

专家箴言

杜仲酒是强肾佳品。杜仲借助酒力,可以增强缓解肾虚腰痛、腿脚乏力的功效。

宜忌

✅ 适于肾虚冷痛者,有腰痛、脊背痛、足膝无力、筋骨痿软疼痛等症状者。

✅ 最宜秋冬寒冷季节饮用。

❌ 体内有实热、阴虚内热者及热病发作、外感未愈、酒精过敏者不宜饮用。

❌ 暑热季节不宜饮用。

杜仲炖羊肉

专家箴言

羊肉健脾益肾，温补气血，祛寒补虚。杜仲与之搭配，能起到补益肾气、温经散寒、强腰壮阳、筋骨保健等作用。

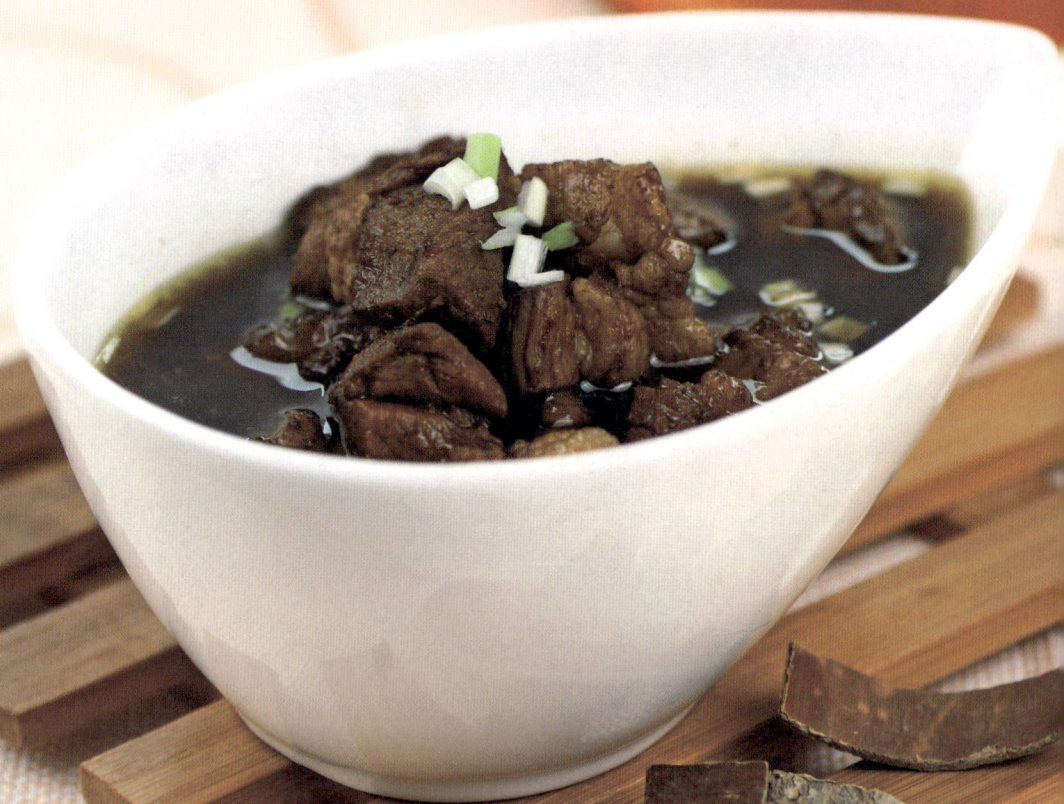

材料

羊肉250克，杜仲20克。

调料

葱段、姜片各20克，酱油、料酒各15克，盐适量，葱花少许。

用法

随餐食用，每周1~2次。

宜忌

✓ 适于肾阳不足、虚冷腰痛、阳痿者常食。

✓ 体质偏虚寒、形体瘦弱、手脚常冰冷、气血不足者宜多吃。

✓ 最适于秋冬季食用，补肾助阳的作用最佳。

✗ 羊肉热性较大，杜仲也是温补之品，所以暑热天、发热病人及热性病患者均不宜多吃。

做法

1 将杜仲掰成小块，洗净，装入调料袋中，封口。

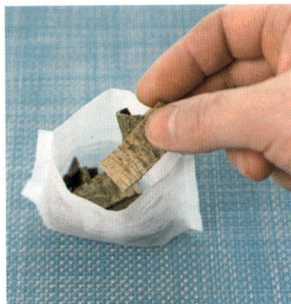

2 羊肉切成3厘米见方的块，放入冷水锅中焯水，捞出，冲洗干净，备用。

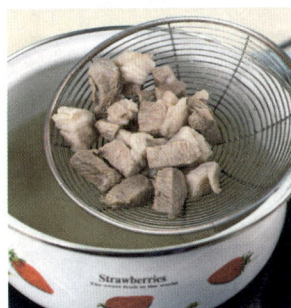

3 将羊肉放入锅中，加适量水煮沸，放入杜仲料包、葱段、姜片、料酒、酱油和盐，小火煮1.5小时。

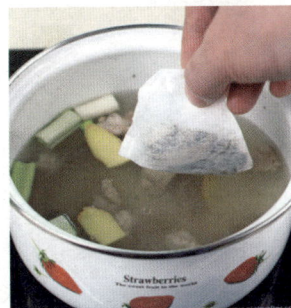

4 取出调料袋，拣出葱段、姜片，盛入碗中，撒上葱花即可。

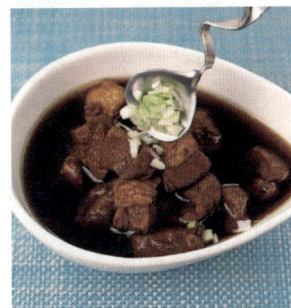

清炖杜仲鹌鹑

专家箴言

鹌鹑肉是滋补佳品，可补五脏，益中气，实筋骨，疗体虚，清湿热。搭配杜仲和枸杞子，可以起到补益肾气、强腰壮骨、增强性欲的作用。

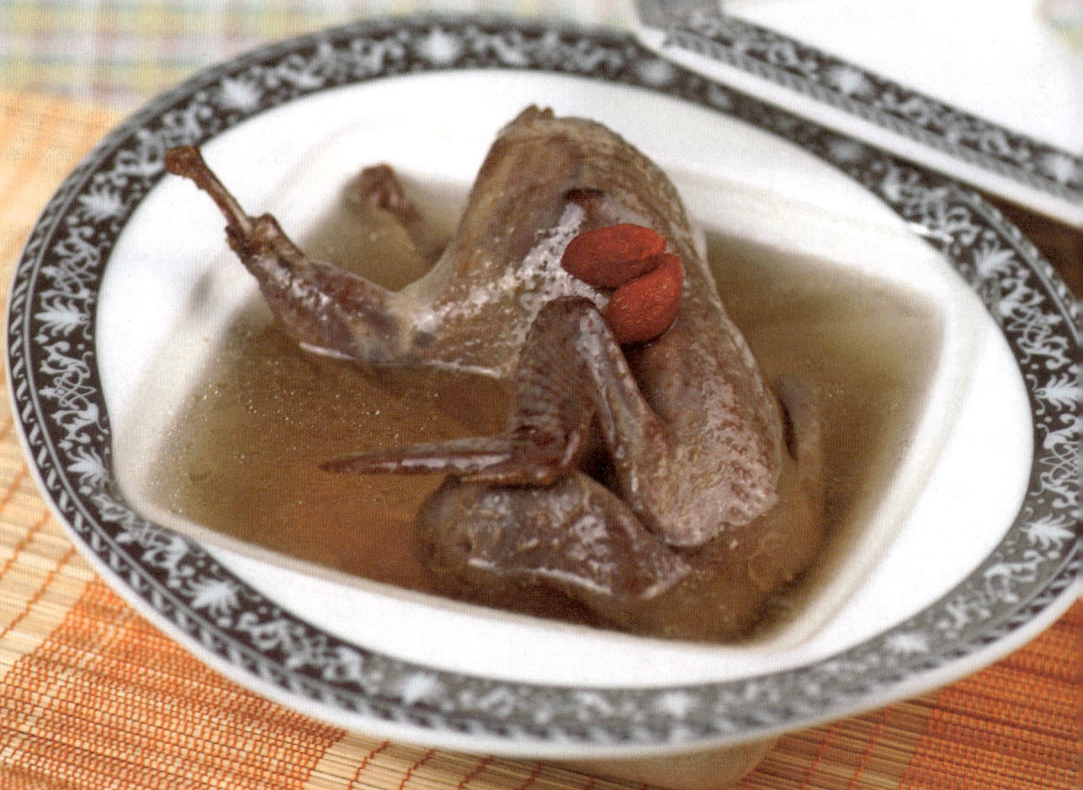

材料

鹌鹑1只，杜仲25克，枸杞子15克。

调料

料酒20克，盐适量。

用法

随餐食用，每周1~2次。

宜忌

✅ 适于肾气亏损所致的腰痛、性欲低下、阳痿者。

✅ 体质虚弱、羸瘦乏力、疲劳倦怠、精力不足者宜常吃。

✅ 秋冬季节最宜食用。

❌ 阳亢、热病发作者不宜多吃。

做法

1 将鹌鹑去毛，去内脏，剁去爪，清洗干净。

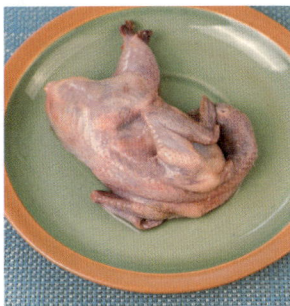

2 杜仲和枸杞子分别洗净，装入调料袋中，封口。

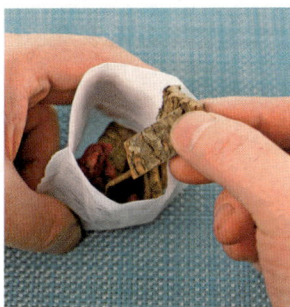

3 把治净的鹌鹑放入冷水锅中，大火煮沸，捞出后清洗干净。

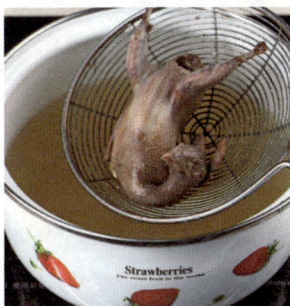

4 将鹌鹑放入锅中，加适量水煮沸，放入调料袋和料酒，小火煮1小时，加盐调味，再煮5分钟即成。

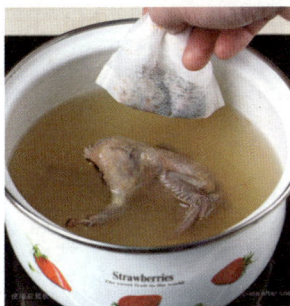

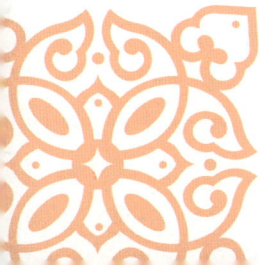

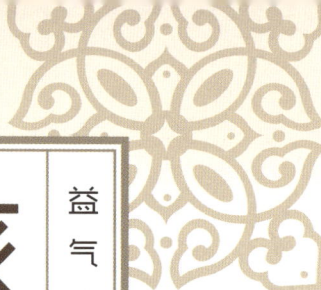

益气助阳药

核桃仁

别名 胡桃仁、胡桃肉。

性味 味甘，性温。

归经 归肾、肺、大肠经。

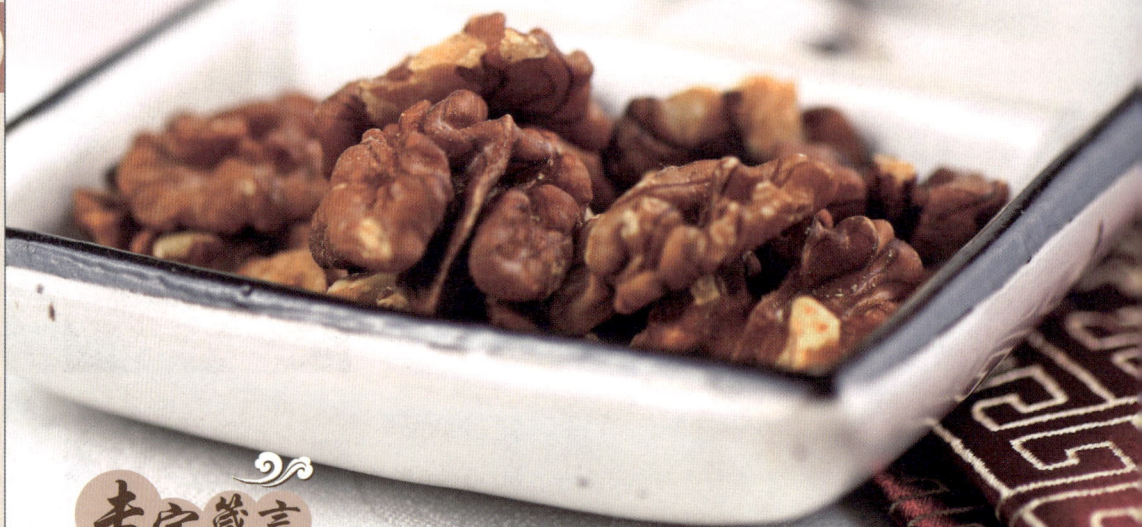

专家箴言

核桃仁是温补肾阳的药食两用材料，有补肾温肺、润肠通便、健脑益智、抗老防衰的功效。常用于肾阳虚衰、腰痛脚弱、小便频数、肠燥便秘等症。

古籍说法 《医学衷中参西录》："核桃为滋补肝肾、强健筋骨之要药，故善治腰疼腿疼，一切筋骨疼痛。为其能补肾，故能固齿牙，乌须发，治虚劳喘嗽，气不归元，下焦虚寒，小便频数，女子崩带诸证。"

药材选料 本品为胡桃的干燥成熟种子。以果仁饱满、干燥、仁衣黄白、仁肉洁白、含油量高者为佳。如仁衣褐黄或泛油，均属品质不佳。若仁肉黑褐，泛油黏手，有哈喇味和白色霉点的，说明已经变质，不可再食用。核桃肉在农贸市场、超市、药店均可买到。

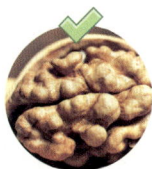

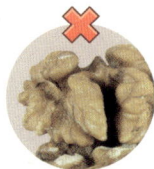

优质的核桃仁　　　　有霉点、长毛的核桃仁　　　发黑、生虫的核桃仁

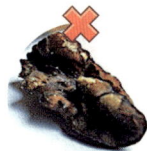

保存 核桃仁易返油、发霉、长毛或生虫，保存时应置于阴凉干燥处，注意防潮，防虫蛀。立夏前后宜冷藏保存。

搭配 核桃仁可单用，但其力稍弱，为了增强疗效，可搭配五味子、枸杞子、桑椹、杜仲、肉苁蓉、黑豆等其他补肾药同用。

用法用量 核桃仁可入粥饭、羹汤，也可泡茶、熬膏、浸酒或入丸、散。煎服用量在10～30克。

人群宜忌

适宜人群	不宜人群
✔ 肾阳虚所致腰痛、腰膝酸软、阳痿、遗精者	✘ 阴虚火旺、痰热咳嗽及便溏者
✔ 虚寒喘嗽、大便秘结者	
✔ 有须发早白、脱发、皮肤干枯不润、牙齿松动、记忆力下降等症状者	

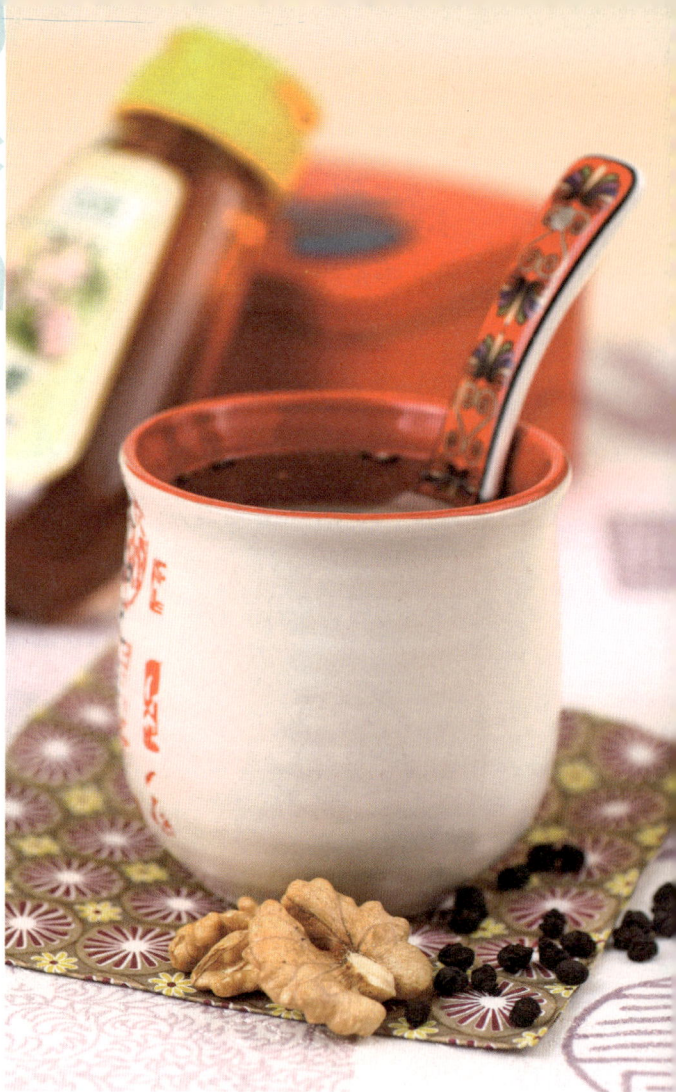

茶饮

核桃五味子茶

专家箴言

此茶能补肾虚，益肾气，强腰膝，止咳喘，敛汗，润燥。

宜忌

✓ 适宜肾虚腰痛、腰酸乏力、精力不足、形体瘦弱、自汗、盗汗、遗精者。

✓ 适宜肺肾两虚、咳喘、大便偏干者。

✓ 秋冬季节服用效果更佳。

✗ 肺肾不虚而热邪蕴肺者不宜饮用。

材料

核桃仁粉20克，五味子粉10克，蜂蜜适量。

做法

将核桃仁粉和五味子粉放入杯中，冲入沸水，待晾温后调入蜂蜜，搅匀后即可饮用。

用法

每日饮用2次，早晚分服。

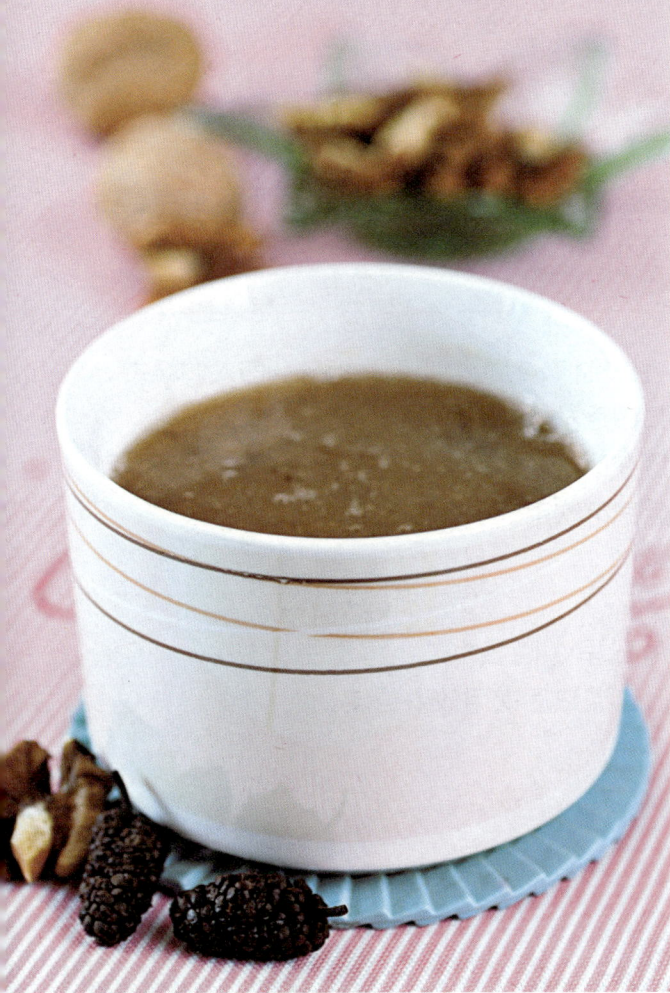

核桃桑椹饮

专家箴言

此饮可益肾气，填肾精，常饮有强健腰膝、明目乌发、健脑益智、延缓衰老的功效。

材料

鲜桑椹70克，核桃仁15克。

做法

将鲜桑椹择洗干净，核桃仁剁碎。把二者一起放入榨汁机，加适量水，搅打成汁后即可饮用。

用法

每日早晚各饮用1次。

宜忌

✔ 适于肾虚所致须发早白、皮肤干皱、眼目昏花、大便秘结者。

✔ 适于体倦乏力、精力衰退、失眠、健忘者。

✔ 适于用眼、用脑过度，眼睛干涩，脑力衰退者。

✔ 秋、冬季节饮用最佳。

✘ 腹泻、便溏者不宜饮用。

核桃酒

泡酒

材料

核桃仁120克，杜仲60克，小茴香30克，白酒2000毫升。

做法

将核桃仁、杜仲、小茴香磨碎，盛入调料袋，封口后放入广口瓶中，灌入白酒，密封，放置在阴凉通风处，隔日摇动一下，1个多月后即可饮用。

用法

每日早、晚各1次，每次空腹饮20~30毫升，温热后饮用效果更佳。

专家箴言

此方出自《东医宝鉴》，补肾强腰、延年益寿的功效很好，尤善缓解老年人腰腿痛。

宜忌

✓ 适于肾阳虚所致腰膝酸痛、四肢无力、面色苍白、身体倦乏、畏寒怕冷、四肢冰凉者。

✓ 适于一般体质的中老年人饮用。

✓ 秋、冬季最宜饮用。

✗ 阴虚火旺、热病发作、不宜饮酒者或酒精过敏者慎用。

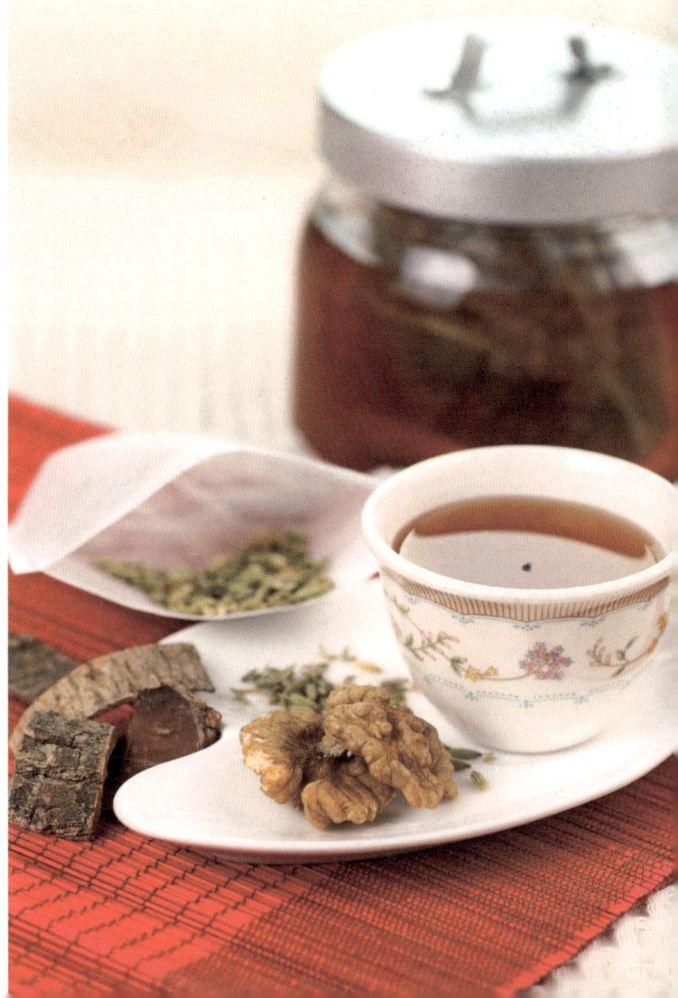

主食

核桃黑豆粥

材料

黑豆、核桃仁各20克，粳米150克。

做法

1 将各材料分别淘洗干净，黑豆泡水4小时左右。

2 煮锅中放入黑豆和适量水，小火煮30分钟，倒入粳米、核桃仁，继续煮30分钟至黏稠即可。

用法

每日早、晚各1次，随餐当主食食用。

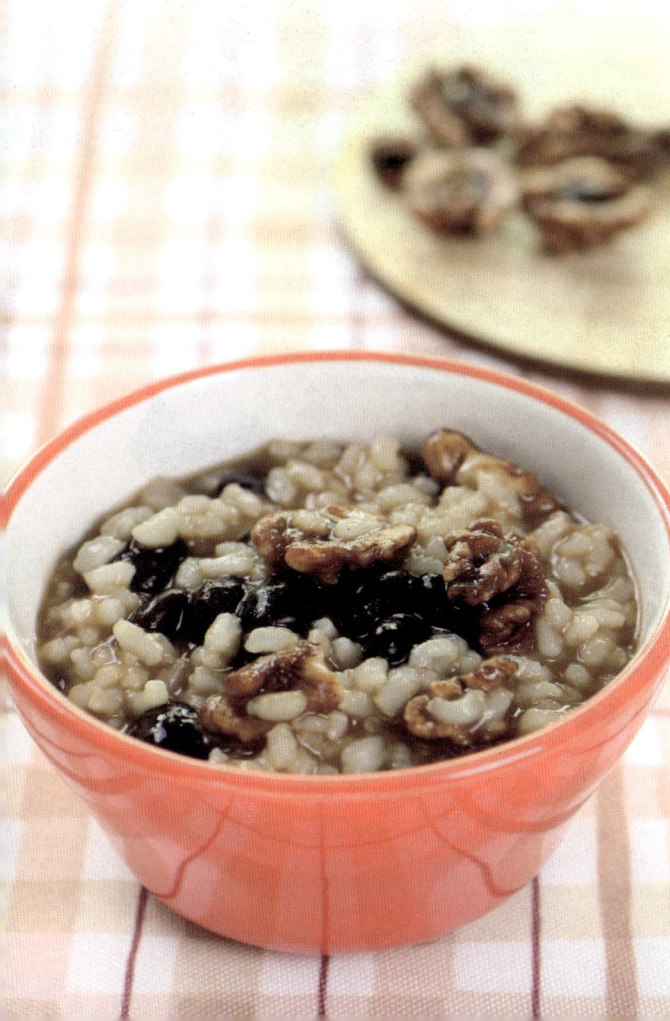

专家箴言

核桃仁搭配养阴补气的黑豆，阴阳双补，可用于气阴两虚者以强壮补益。

宜忌

✅ 适于各类肾虚所致腰痛、乏力、头晕眼花、须发早白、容颜早衰、失眠、性功能下降者。

✅ 中老年女性常食可缓解更年期综合征，预防各类妇科疾病。

✅ 一般体质者食用可增强体质，提高免疫力。

✅ 最宜秋冬季节食用。

❌ 腹泻肠滑、消化不良、气滞中满者不宜多吃。

核桃仁炒韭菜

专家箴言

此方出自《饮膳正要》。韭菜有"起阳草""净肠草"之称，有壮阳、通便的功效，搭配核桃仁可起到温阳固肾、益精血、通肠道、增强性功能的作用。

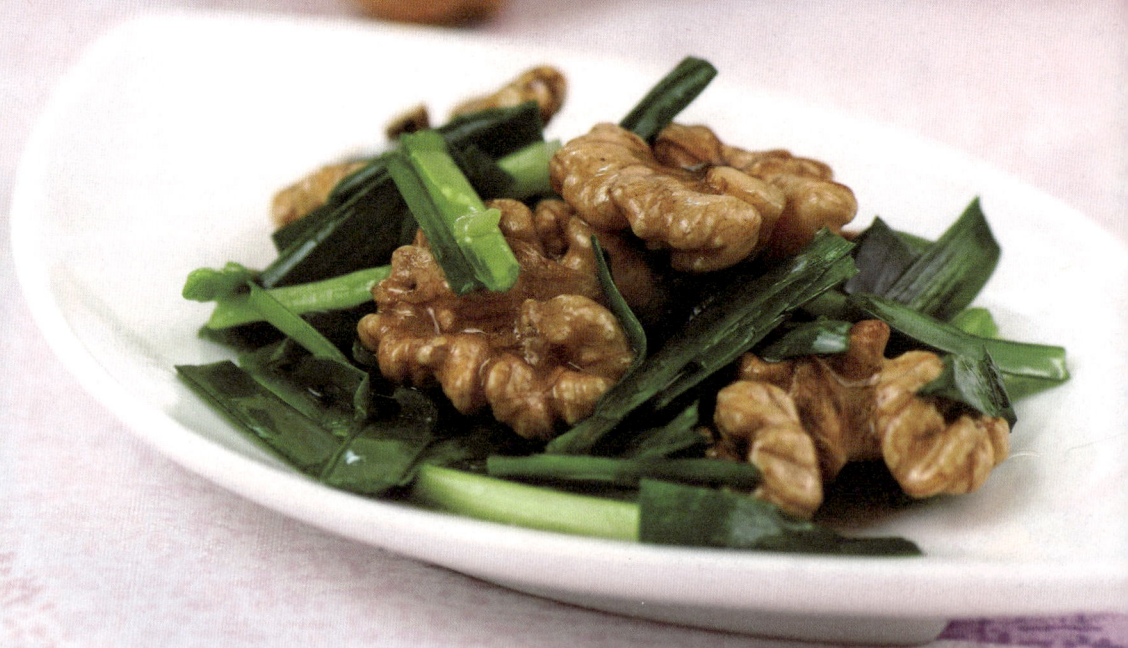

材料

核桃仁60克，韭菜180克。

调料

盐适量，胡椒粉少许。

用法

随餐食用，每周数次。

宜忌

✅ 适于肾阳虚所致阳痿、遗精、性欲低下、尿频、女性带下者。
✅ 大便秘结、肠燥便秘者宜常吃。
✅ 四季皆宜食用。

❌ 此菜偏补阳，体质燥热、阴虚火旺者不宜多吃。
❌ 此菜滑肠通便，腹泻便溏者不宜食用。

做法

1 将韭菜切去根部，择掉老叶，清洗干净，沥水，切成3厘米长的段。

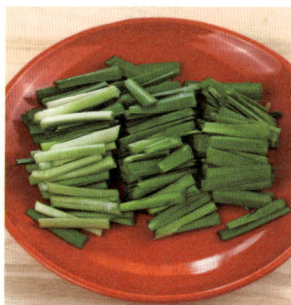

2 炒锅中倒入油，烧热，放入核桃仁，改小火，炒至微黄。

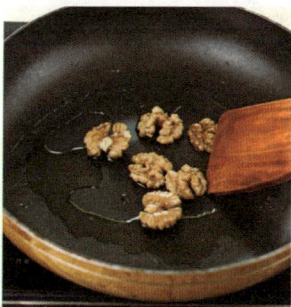

3 放入韭菜段，大火翻炒。

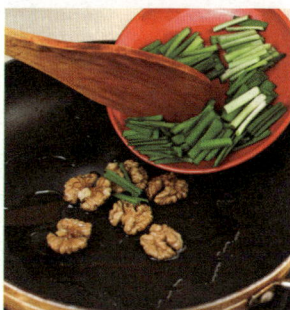

4 炒出韭菜的香味时，放入适量的盐和胡椒粉，炒匀后即可出锅。

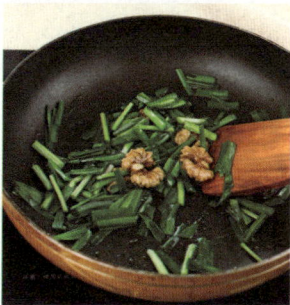

抗痿蒸桃仁蛹

专家箴言

　　蚕蛹有益精助阳的功效，搭配助阳的核桃仁，能补肾壮阳，填精养血，健脑益智，乌须黑发，对阳痿、遗精、腰膝酸软、夜尿频多等症均有一定的食疗效果。

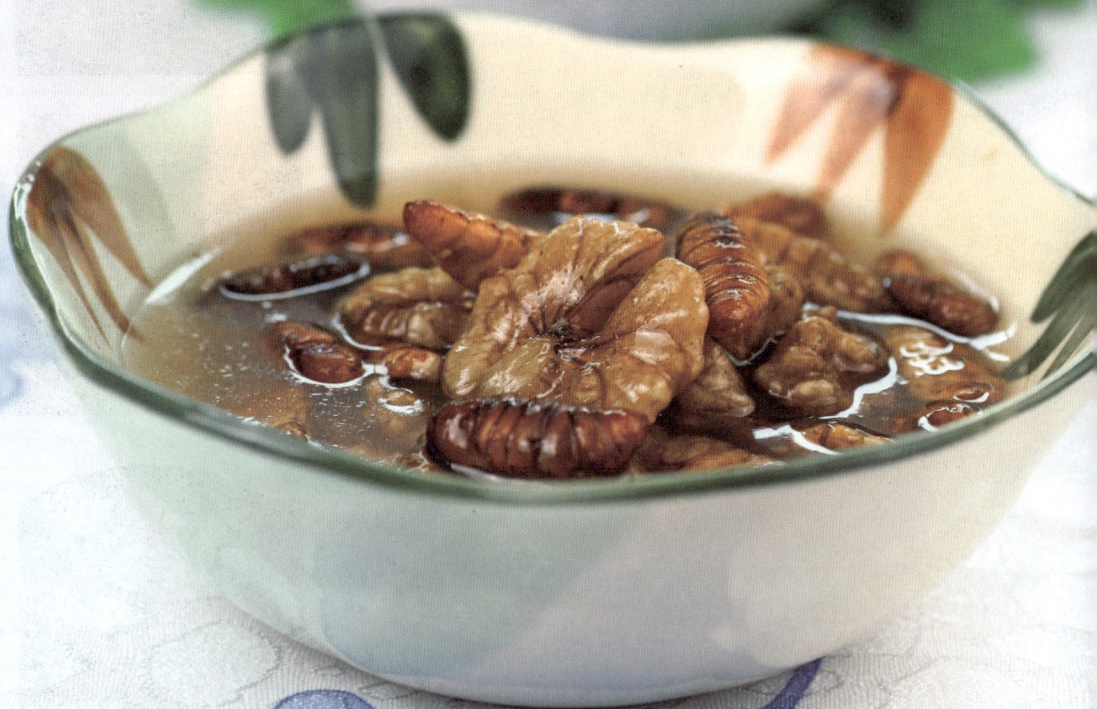

材料

核桃仁30克，蚕蛹15克。

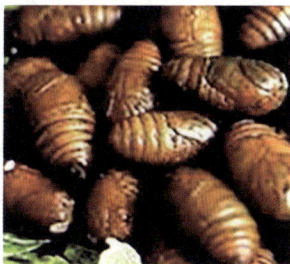

蚕蛹有温阳补肾、祛风除湿、健脾消积的功效，适用于肾阳亏虚、阳痿、遗精、风湿痹痛、小儿疳积等症。

调料

鸡高汤、盐各适量。

用法

每日1剂，分1~2次服用，连服数日。

宜忌

✓ 适于肾阳虚所致的性功能下降、阳痿、遗精、早泄、夜尿频多者。

✓ 适于腰膝酸软、营养不良、瘦弱乏力、免疫力低下者。

✓ 四季皆可食用，秋、冬季补阳效果更好。

✗ 阳亢不痿、阴虚火旺者不宜多吃。

做法

1 炒锅中倒入少许油烧热，放入核桃仁，改小火炒至微黄，盛出备用。

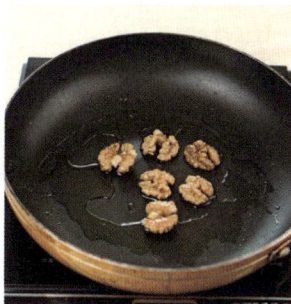

2 再倒入少许油烧热，放入蚕蛹，炒至将要爆裂即可盛出备用。

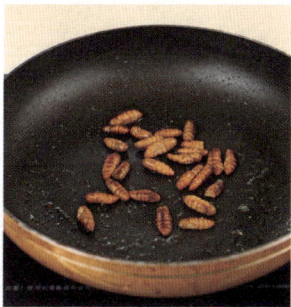

3 把炒好的核桃仁和蚕蛹放入蒸碗，加入鸡高汤和适量盐，上蒸锅，大火蒸30分钟即成。

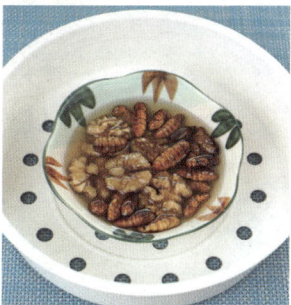

益气助阳药

益智仁

别名 益智子、摘芋子。

性味 味辛，性温。

归经 归肾、脾经。

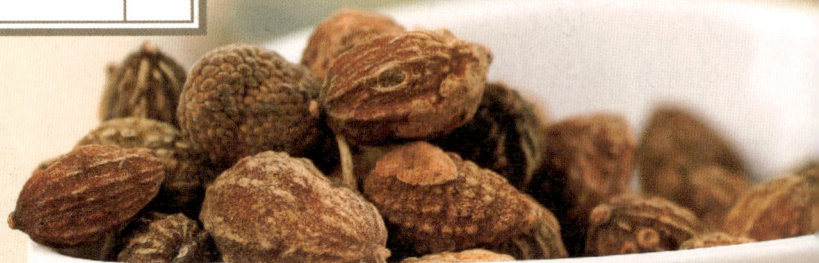

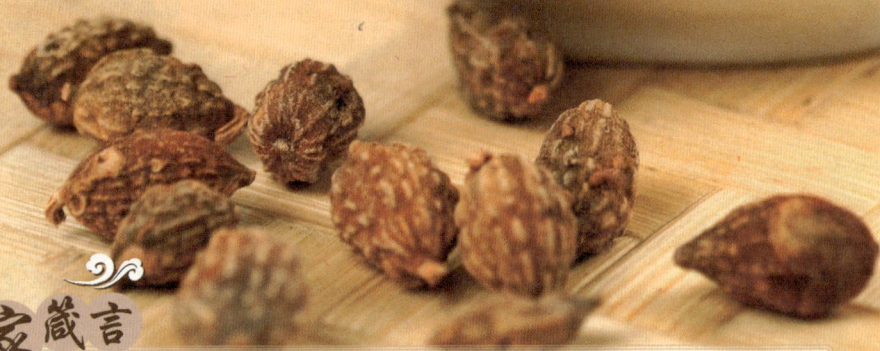

专家箴言

益智仁是益肾壮阳、温脾开胃的防衰良药，有暖肾、固精、缩尿、温脾等功效，补益之中又有收涩之性，可用于遗精、遗尿、尿频、冷气腹痛、中寒吐泻、多涎唾等症。

古籍说法

《本草经疏》："益智子仁，以气敛摄，故治遗精虚漏及小便余沥，此皆肾气不固之证也。肾主纳气，虚则不能纳矣。又主五液，涎乃脾之所统，脾肾气虚，二脏失职，是肾不能纳，脾不能摄，故主气逆上浮，涎秽泛滥而上溢也，敛摄脾肾之气，则逆气归元，涎秽下行。"

药材选料

益智仁为姜科植物益智的干燥果实，以个大、饱满、气味浓者为佳。生益智仁用盐炒制后，可缓和辛燥之性，且咸味可入肾，其补肾涩精缩尿的作用更强，适合肾虚遗精、遗尿者选用。而肾虚兼有呕吐、泄泻、口涎自流等症状者宜选用生益智仁。益智仁亦较常用，一般在中药店可买到。

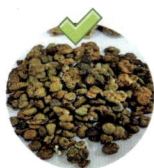 盐炒益智仁

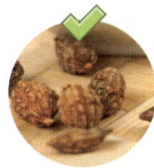 生益智仁

保存

置于阴凉干燥处，防闷热、防潮、防虫蛀。

搭配

益智仁可单用，也可与山药、补骨脂、干姜等同用，以增强暖身固精的效果。

用法用量

可煎汤后入粥、汤炖食，或入丸、散，用前需将益智仁捣碎。煎服用量在3～10克。

人群宜忌

适宜人群	不宜人群
✔ 适宜肾阳不足所致的下元虚寒、遗精、遗尿、小便频数者	✖ 本品燥热，能伤阴动火，故阴虚火旺或因热证而尿频、遗精、多涎者不宜服用
✔ 适宜脾肾阳虚所致的脾胃虚寒、腹中冷痛、泄泻不止、口涎自流、小儿流涎不止者	

益智仁粥

专家箴言

此方出自《经效产宝》，有暖肾、固精、缩尿、温脾、补肾、摄唾的作用，是治疗脾肾阳虚、不固诸症的食疗良方。

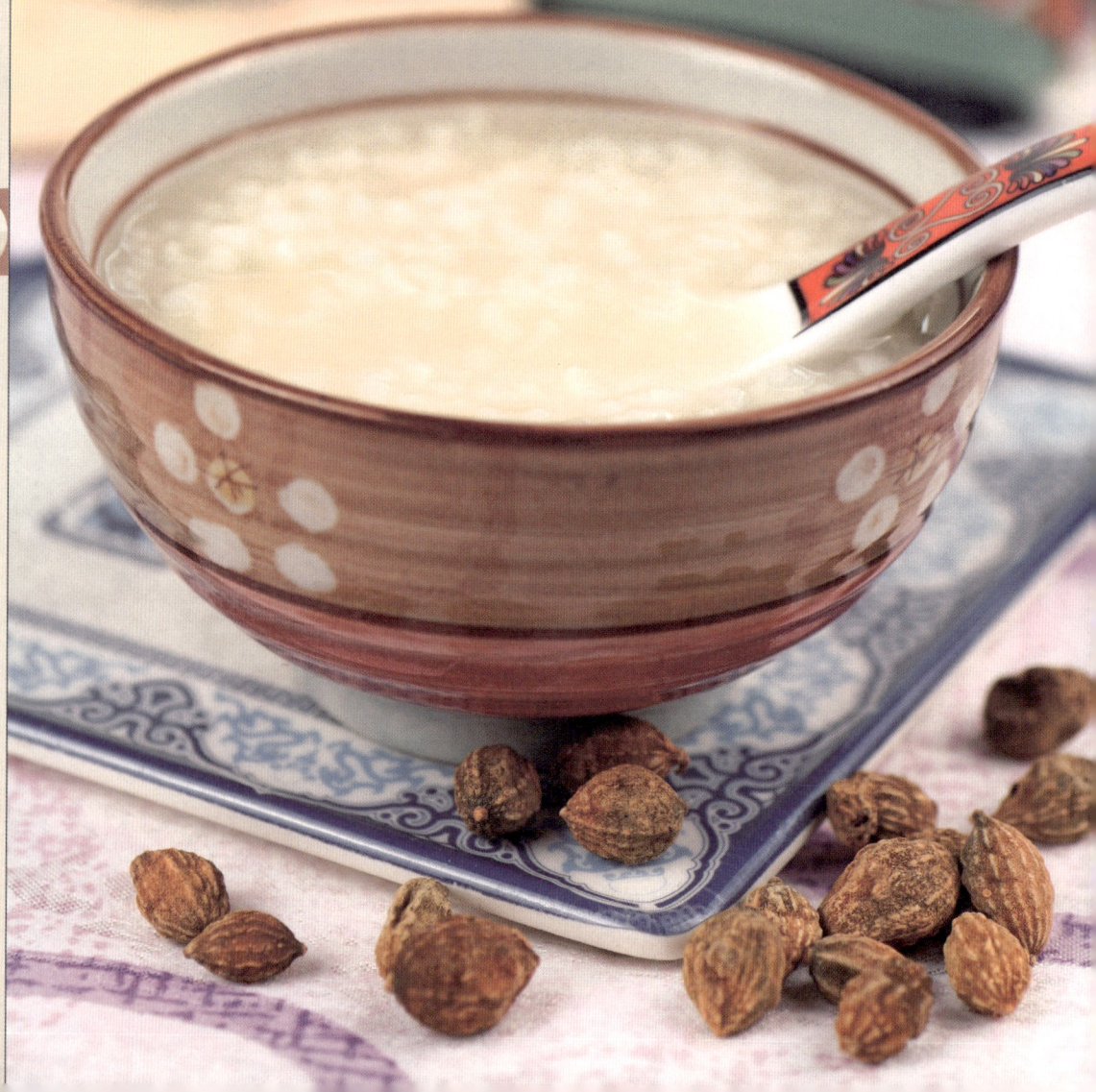

益智仁10克，粳米100克。

盐适量。

每日早、晚各1次，温热后食用。

✅ 适于肾气不足、下焦虚寒所致遗尿、夜尿频多、遗精、崩漏者。

✅ 适于脾胃受寒或中气虚寒引起的身寒畏冷、腹冷痛、吐泻、食少多唾者。

✅ 适于小儿口流涎者。

✅ 最适于冬季食用，暖肾壮阳的作用最佳。

❌ 阴虚火旺或因热而致遗精、尿频、崩漏等症者忌服。

1 将益智仁研为细末，按与粳米1:10的比例，每次取10克。

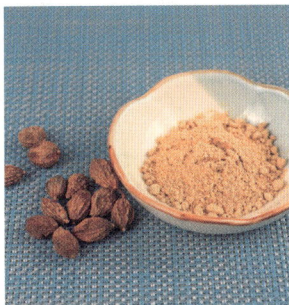

2 将粳米淘洗干净，倒入煮锅中，加入适量水，大火煮沸，改小火煮至粥稠。

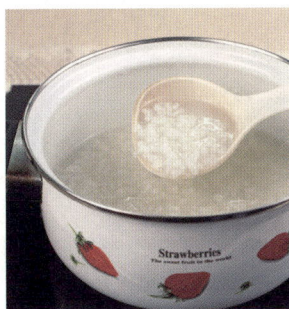

3 加入研磨好的益智仁粉搅匀。

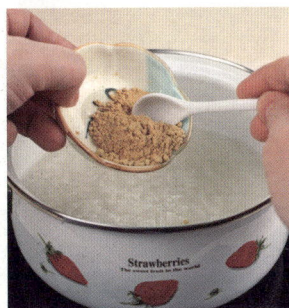

4 再继续煮5分钟，加盐调味后即可。

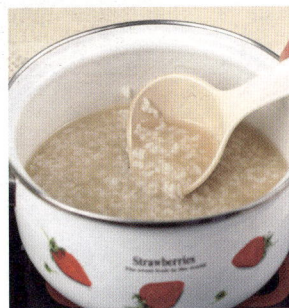

益气助阳药 · 益智仁

39

益智仁炖肉

专家箴言

此汤可补肾固精，缩尿止泻，健脾益胃，强壮体质。对于肾脾俱虚者是理想的补益食疗方。

材料

益智仁20克，猪五花肉500克，生姜15克。

调料

酱油、料酒各15克，白糖20克，盐适量。

用法

随餐食用，每食适量。

宜忌

✔ 适于中老年人脾肾俱虚、遗精、遗尿、夜尿多、食少流涎者。

✔ 适于阳气不足所致畏寒、冷痛、吐泻者。

✔ 适于儿童食欲不振、发育迟缓、形体瘦弱者。

✔ 最适于冬季食用，暖肾壮阳的效果更好。

✘ 阴虚火旺或因热而致遗精、尿频、崩漏者忌服。

做法

1 将猪五花肉洗净，切成3厘米见方的块；生姜洗净后切成大片。

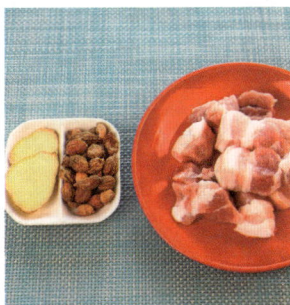

2 把肉块放入冷水锅中加热焯水，捞出后洗净，沥干水分。

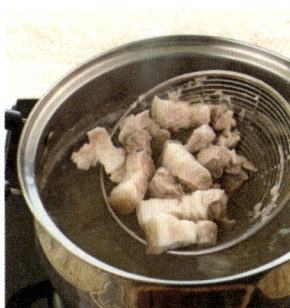

3 炒锅用火烧热，倒入油，放入白糖炒糖色，倒入肉块快速翻炒上色，加酱油和适量水。

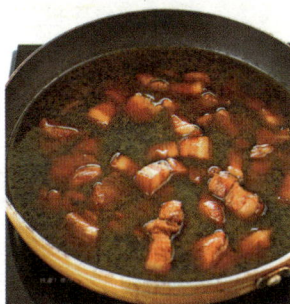

4 待煮沸时倒入料酒，放入姜片和益智仁，小火煮1小时，放入盐，大火收汁即成。

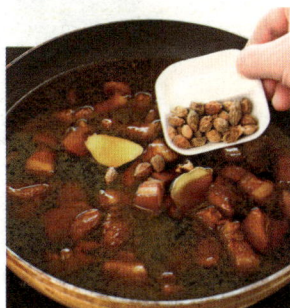

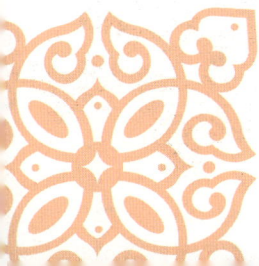

益气助阳药

补骨脂

别名 破故纸、补骨鸱、胡韭子。

性味 味苦、辛，性温。

归经 归肾、脾经。

专家箴言

补骨脂可补肾壮阳，固精缩尿，温脾止泻，纳气平喘。用于阳痿、遗精、遗尿、尿频、腰膝冷痛、肾虚作喘、五更泄泻等症。

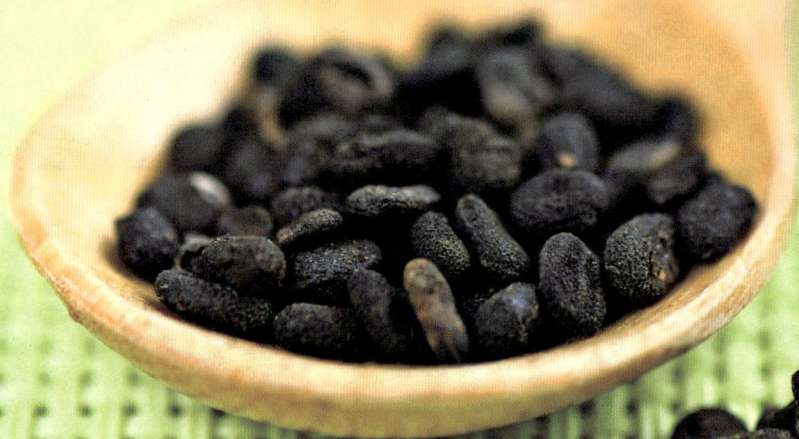

古籍说法

《药性论》："主男子腰疼，膝冷囊湿，逐诸冷痹顽，止小便利，腹中冷。"

《本草纲目》："治肾泄，通命门，暖丹田，敛精神。"

《本草求真》："能敛神明，使心包之火与命门之火相通，因而元阳坚固，骨髓充实。"

《本草经疏》："能暖水脏，阴中生阳，壮火益土之要药也。"

药材选料

本品为豆科植物补骨脂的干燥成熟果实。秋季果实成熟时采收，除去杂质，干燥而成。本品呈肾形，黄白色，有油性，以粒大、色黑、饱满、坚实、无杂质者为佳。

入药以炮制过的盐炒补骨脂为宜。由于咸味可入肾，起到引药入肾的作用，所以可加强药品的补肾效果。生补骨脂也可用。

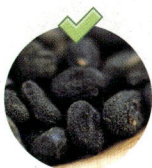

盐炒补骨脂

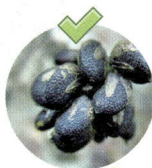

生补骨脂

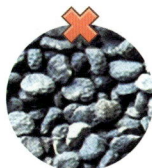

常见伪品：毛曼陀罗子

保存

置于阴凉干燥处，防潮、防虫蛀。

搭配

补骨脂单用有效，也常与杜仲、核桃仁、熟地黄、五味子、菟丝子等药材同用，以增强补肾壮阳、固精缩尿的效果。

用法用量

可煎汤、浸酒或入丸、散。煎服，用量在 5～15 克。

人群宜忌

适宜人群	不宜人群
✓ 适宜肾虚阳痿、腰膝冷痛、遗精、滑精、遗尿、尿频者 ✓ 适宜脾肾阳虚所致泄泻、老人五更泄泻者 ✓ 适宜小儿遗尿者	✗ 此药较温燥，能伤阴动火，凡阴虚火旺、小便短赤、大便燥结、内热烦渴者皆不宜服用

43

补骨脂酒

专家箴言

此方源自《太平惠民和剂局方》的青娥丸，能补益肾气，健腰壮骨，是治疗肾虚腰痛、阳痿的名方。此方可泡酒，也可泡茶、制丸，但酒更能活血通络，增强药效。如忌酒者可选择泡饮。

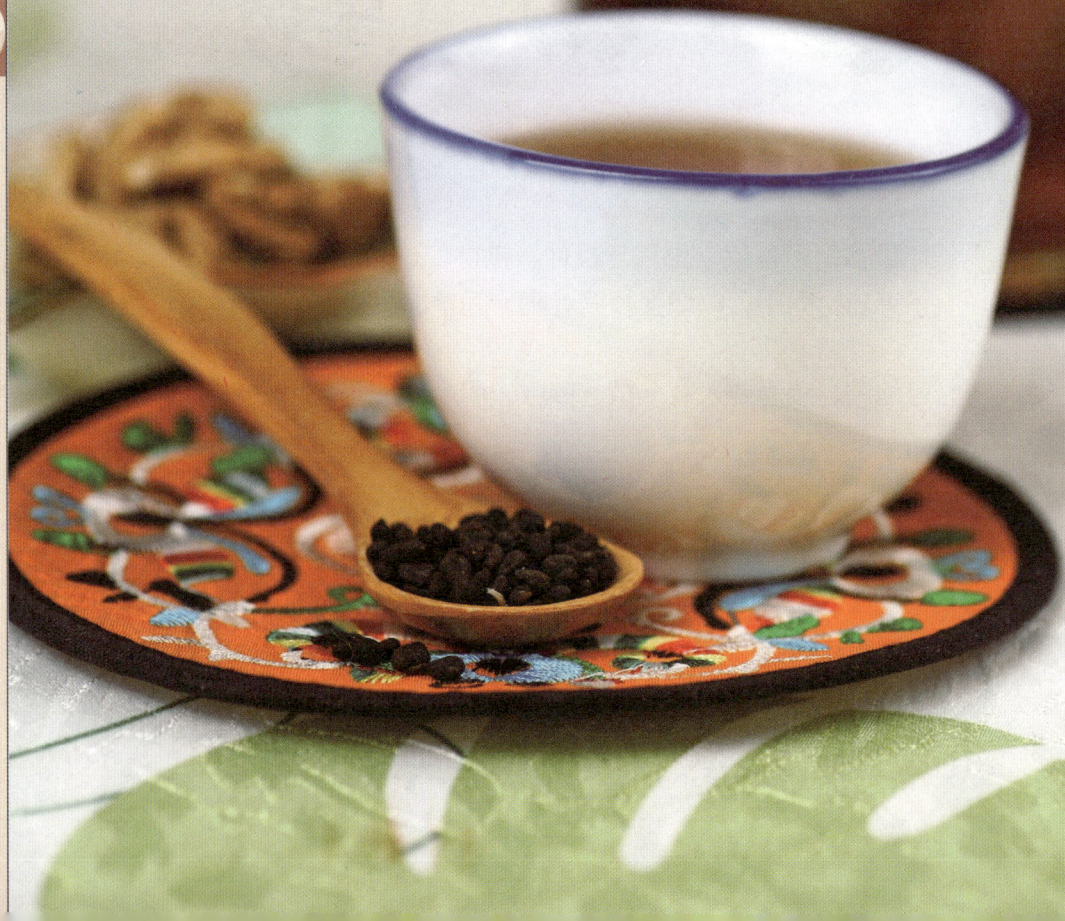

材料

补骨脂（盐炒）50克，核桃仁50枚，大蒜、生姜各20克，白酒1000毫升。

用法

每晚饮用10~15毫升。

宜忌

✔ 适于肾阳虚衰、风冷侵袭所致的腰膝冷痛、老年腰腿虚寒疼痛、转侧不利、足膝软弱者。

✔ 适于肾阳虚所致阳痿、早泄、遗尿、尿频、小便余沥者。

✔ 适于精神疲乏、腰膝酸冷、精力不足、畏寒冷痛者。

✔ 最宜秋冬寒冷季节饮用。

✖ 外感风寒或湿热引起的腰痛者不宜饮用。

✖ 阴虚内热者不宜饮用。

✖✖ 暑热季节不宜饮用。

✖✖ 不宜饮酒者慎用。

做法

1 将大蒜去皮，洗净，晾干后切碎；生姜洗净，晾干后切碎；核桃仁捣碎。

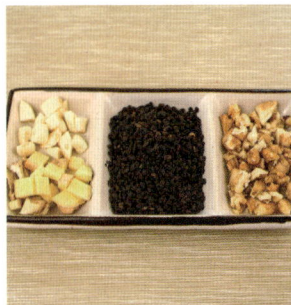

2 将各原料都盛入料包中，封紧口。

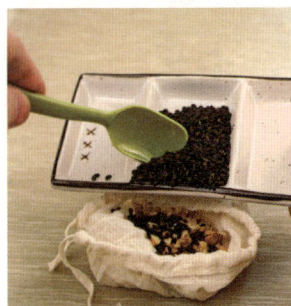

3 把料包放入广口瓶，灌入白酒，将瓶口密封严。

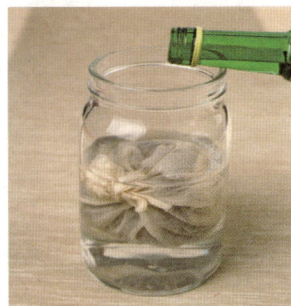

4 在阴凉通风处放置，15天后即可饮用。

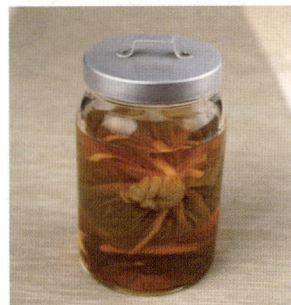

菜肴

补骨脂烤猪腰

专家箴言

此菜为《扶寿精方》中"五仙助肾丹"的改良药膳，有补肝肾、壮腰膝、强筋骨、止遗泄的功效，可用于肾虚腰痛、阳痿、遗精等症。

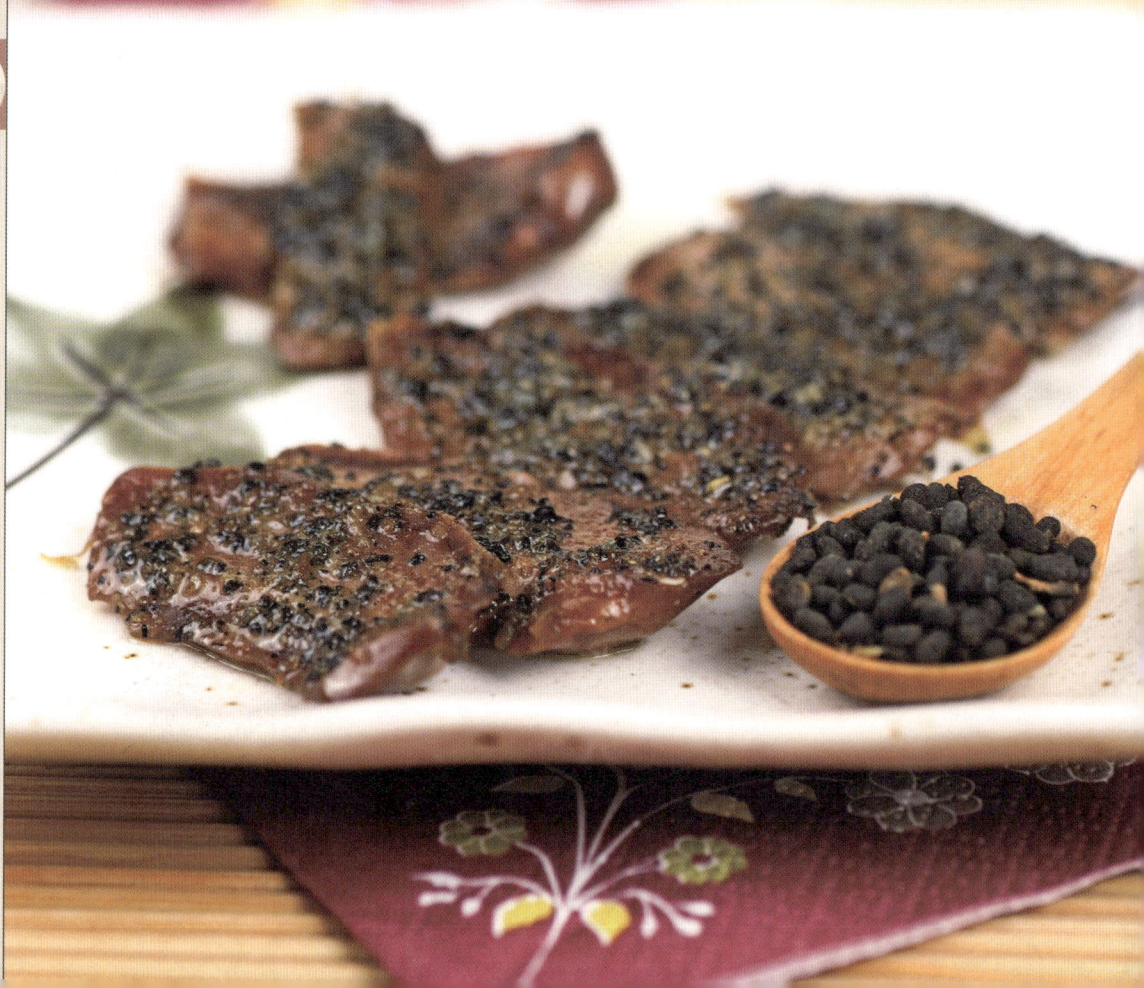

本草一味补肾虚

46

材料

猪腰子1个，补骨脂3克，杜仲2克，肉苁蓉2克。

调料

八角粉3克，盐2克。

用法

空腹食用，配酒效果更佳。

宜忌

✅ 特别适于中老年人肾虚腰痛、腰膝酸软、腿脚无力、骨质疏松者。

✅ 适于肾阳虚所致阳痿、遗精、遗尿者。

✅ 适于秋冬寒冷季节食用，补肾助阳的效果最佳。

❌ 猪腰的胆固醇含量较高，心血管疾病者不宜多吃。

❌ 暑热天，阴虚火旺、发热病人及热性病证者均不宜多吃。

❌ 阳亢、阳强不倒者慎用。

做法

1 将补骨脂、杜仲、肉苁蓉分别研为细末，和八角粉一起混合均匀。（此粉即为"五仙粉"）

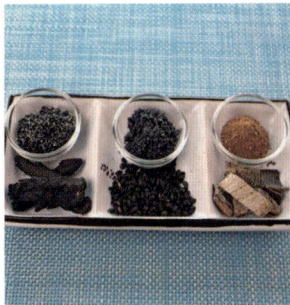

2 将猪腰子切去臊腺，洗净，切成片，码放在烤盘上。

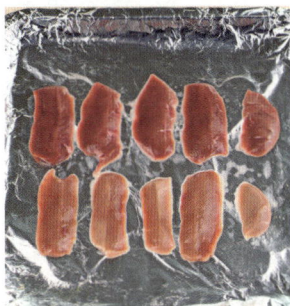

3 将五仙粉和盐均匀地撒在猪腰片上，淋上少许油。

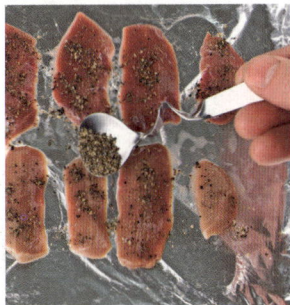

4 把烤盘放入预热的烤箱中，烤箱设置成上下火，180℃，烤制15分钟即成。

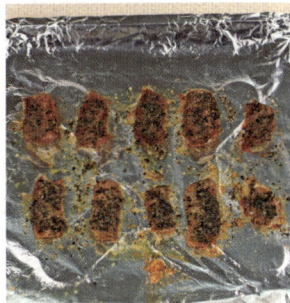

肉苁蓉

别名 肉松蓉、纵蓉、大芸、地精、金笋。

性味 味甘、咸，性温。

归经 归肾、大肠经。

专家箴言

肉苁蓉是常用的壮阳药，可补肾助阳，益精养血，润肠通便。多用于肾阳亏虚、精血不足、阳痿、早泄、宫冷不孕、腰膝酸痛、痿软无力、肠燥便秘等症。

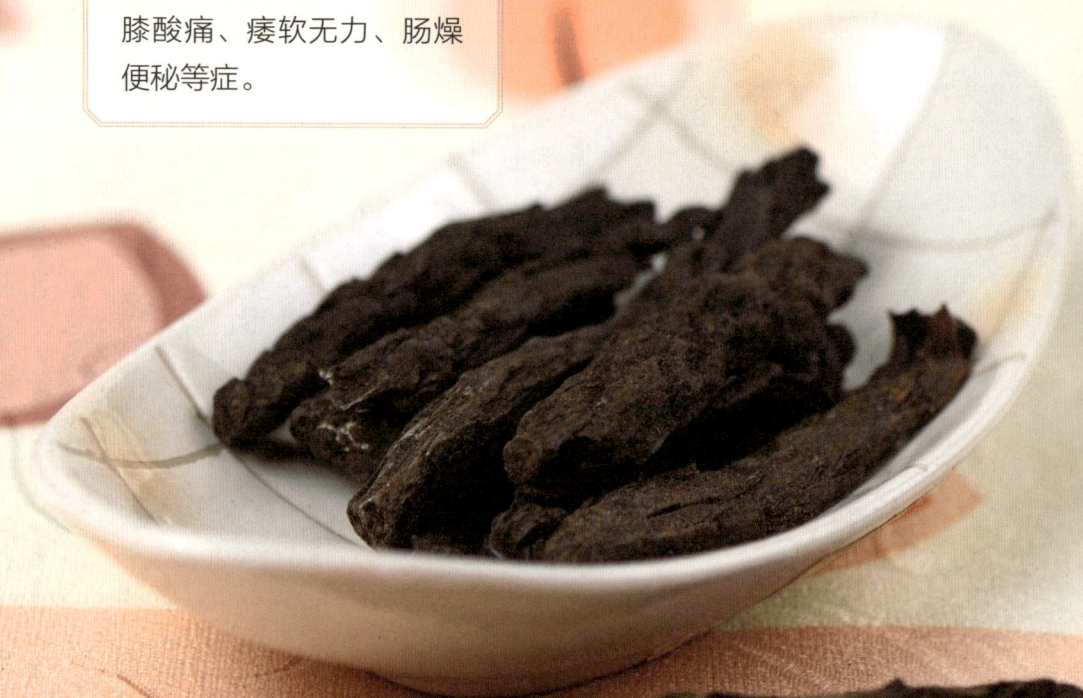

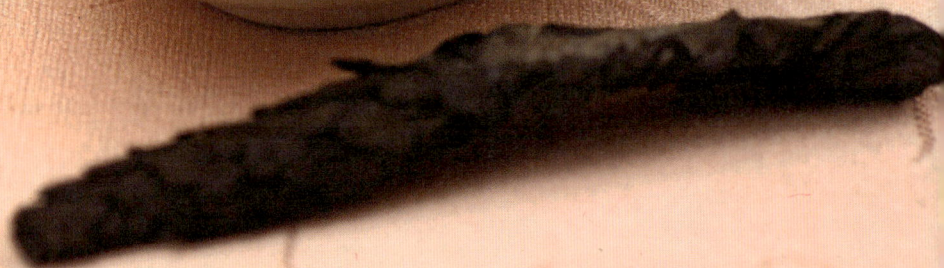

古籍说法

《神农本草经》："主五劳七伤，补中，除茎中寒热痛，养五脏，强阴，益精气，多子，妇人癥瘕。"

《日华子本草》："治男绝阳不兴，女绝阴不产，润五脏，长肌肉，暖腰膝，男子泄精，尿血，遗沥，带下阴痛。"

《药性论》："益髓，悦颜色，延年，治女人血崩，壮阳。"

药材选料

肉苁蓉为列当科植物肉苁蓉的干燥带鳞叶的肉质茎，主产自内蒙古及西北地区，以肉质厚、条粗长、棕褐色、柔嫩质润者为佳。要想补肾效果好，最好选择经过炮制的盐苁蓉或酒苁蓉。当然，鲜肉苁蓉和干肉苁蓉也有疗效，只是作用稍弱一些。

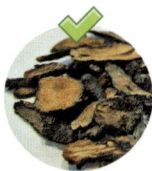 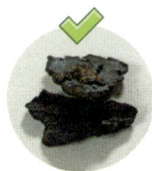 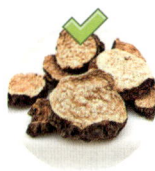 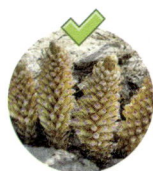

| 盐苁蓉 | 酒苁蓉 | 干肉苁蓉 | 鲜肉苁蓉 |

保存

置于阴凉干燥处。

搭配

肉苁蓉常与菟丝子、锁阳、巴戟天、续断、当归、牛膝等药材同用，以增强补肾壮阳的效果。

用法用量

可熬粥，与肉类炖汤、浸酒或入丸剂。煎服，用量在10～15克。

人群宜忌

适宜人群	不宜人群
✔ 适宜男子五劳七伤、阳痿、早泄、尿频、小便余沥，女子宫冷不孕、经期推迟者	✘ 本品助阳、滑肠，阴虚火旺及腹泻者
✔ 适宜肾阳亏虚所致筋骨痿软、腰膝酸痛者	✘ 肠胃实热、大便秘结者
✔ 适宜肠燥津枯所致大便秘结者	

49

泡酒

肉苁蓉酒

材料

肉苁蓉30克，枸杞子20克，白酒500克。

做法

将肉苁蓉和枸杞子放入广口瓶内，灌入白酒，密封浸泡15天后饮用。

用法

每日早、晚各1次，空腹温饮10~15毫升。

专家箴言

常饮此酒能补益肝肾，壮阳滋阴，补虚填精，对提高男女性功能十分有益。

宜忌

✔ 适宜阳虚阴亏所致性欲低下，性功能衰退，男子阳痿、遗精、早泄、不育，女子月经不调、不孕者。

✔ 适宜体质虚弱、年老肾亏、阳虚畏寒、腰膝酸痛者。

✔ 冬季饮用最宜。

✘ 暑热季节、体质偏热以及阴虚火旺、腹泻或便秘者均不宜饮用。

✘ 不宜饮酒者慎用。

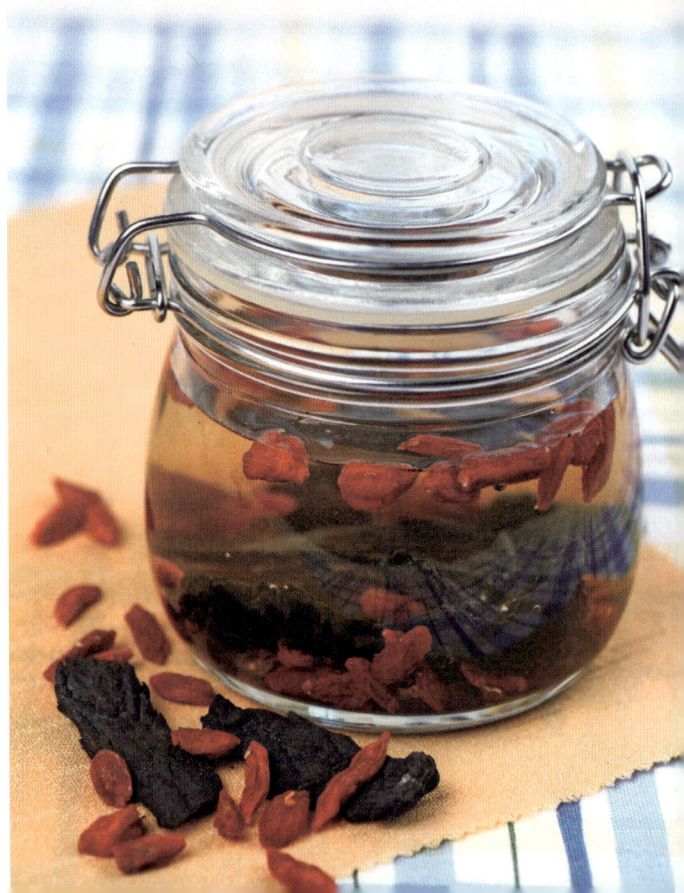

主食 苁蓉羊肉粥

材料

肉苁蓉15克，羊肉100克，粳米100克。

调料

盐、胡椒粉各少许。

做法

1 分别将肉苁蓉、羊肉洗净后切碎。

2 先用砂锅煎肉苁蓉，去渣取汁。再放入羊肉、粳米同煮30分钟，至粥稠时加入盐和胡椒粉调味即成。

用法

每日早、晚各1次食用。

专家箴言

此方出自《药性论》，可补肾阳，益精血，健脾胃，常用于阳虚所致的阳痿、腰痛、不孕、便秘等症。

宜忌

✅ 适宜肾阳虚所致阳痿、遗精、早泄、不孕不育者。

✅ 适宜老年肾虚腰痛、尿频、夜尿多、大便燥结者。

✅ 适宜体质羸弱、劳倦内伤、畏寒怕冷、四肢欠温、脘腹冷痛者。

✅ 冬季补益食用最佳。

❌ 暑热季节及性功能亢进、体质燥热、大便溏薄者均不宜食用。

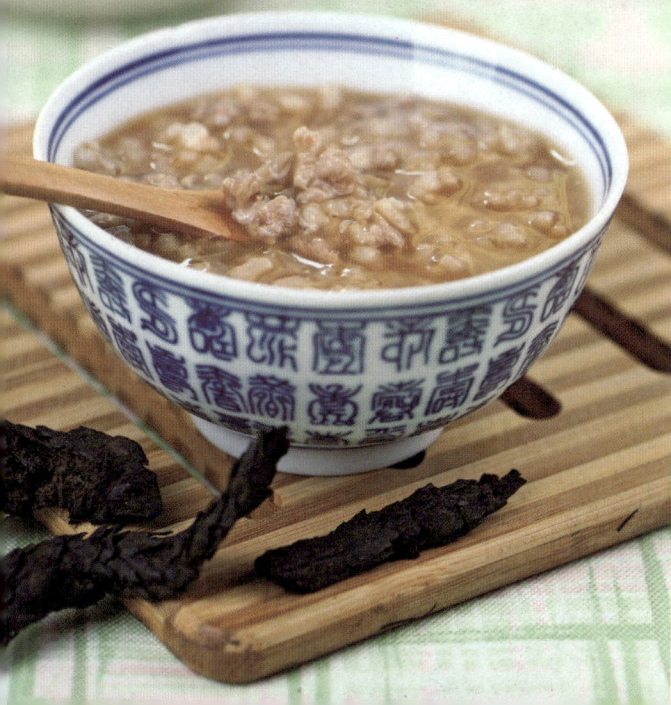

汤羹

白羊肾羹方

专家箴言

此方在《太平圣惠方》《普济方》《饮膳正要》等书均有记载，是助阳补虚的食疗名方。常食可壮阳补肾、益气强腰，用于治疗久虚积损、阳痿、腰膝无力等症。

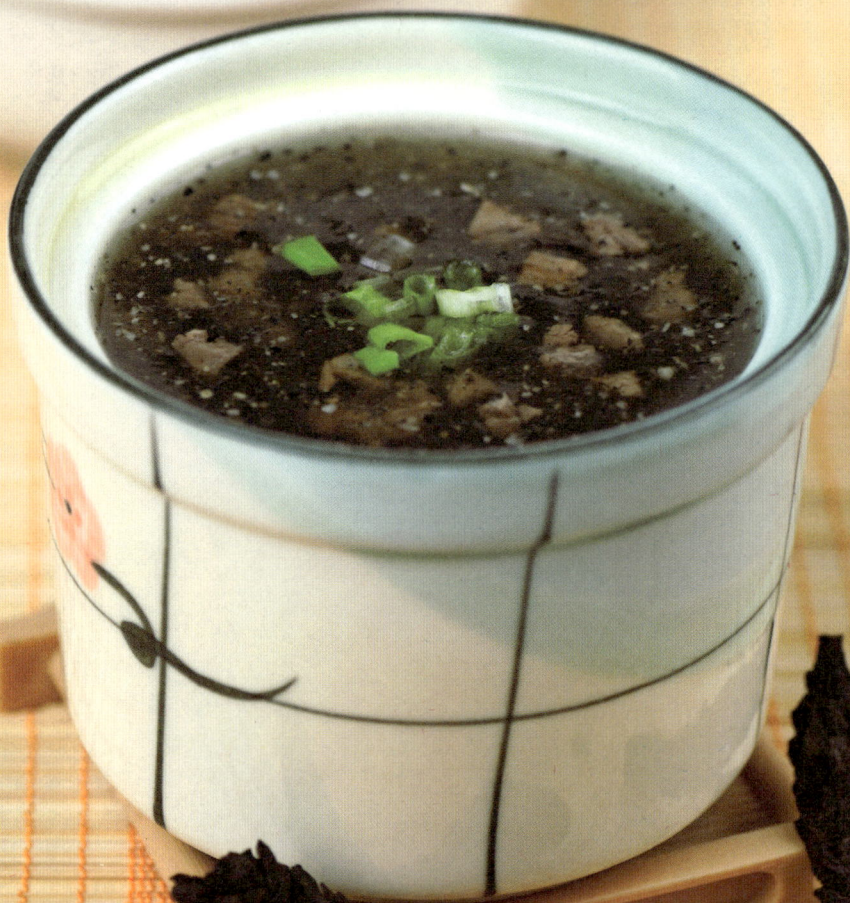

材料

白羊肾1对，酒制肉苁蓉30克。

调料

酱油15克，香葱末、水淀粉各20克，盐、胡椒粉各适量。

用法

随餐食用，吃肉喝汤。

宜忌

✅ 适于肾阳亏虚、肝肾不足所致阳痿、尿频、腰痛、足膝痿弱、不孕不育者。

✅ 适于老年人体质虚弱、神疲乏力者及久病体虚者。

✅ 适于体质偏虚寒、手脚冰冷、气血不足者。

✅ 秋、冬季食用最佳。

❌ 羊肾的胆固醇含量偏高，心血管病人不宜多吃。

❌ 暑热天，阴虚火旺、实热、阳亢者不宜食用。

做法

1 将羊肾去脂膜，切去臊腺，洗净后切成细末，入开水锅中焯烫一下。

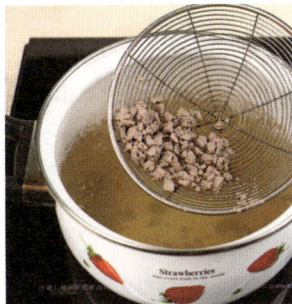

2 肉苁蓉研成末。锅中倒入水煮沸，放入羊肾末和酱油，开锅时倒入肉苁蓉末，煮5分钟。

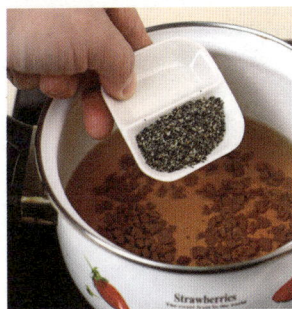

3 加盐、胡椒粉调味后用水淀粉勾芡。

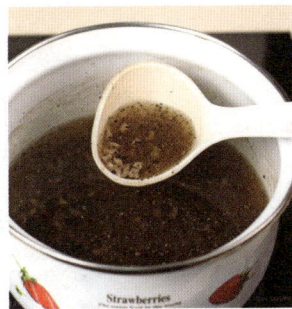

4 煮好的汤羹盛入容器，放入香葱末即可。

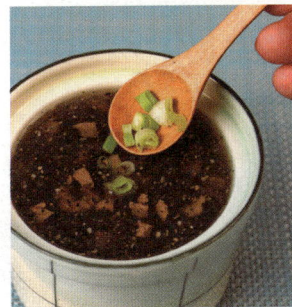

羊脊苁蓉汤

专家箴言

此方源自《本草纲目》。常食此汤可补肾虚，暖肾阳，填精髓，健筋骨，用于治疗肾虚腰痛、膝腿无力、筋骨挛痛、骨质疏松等症。

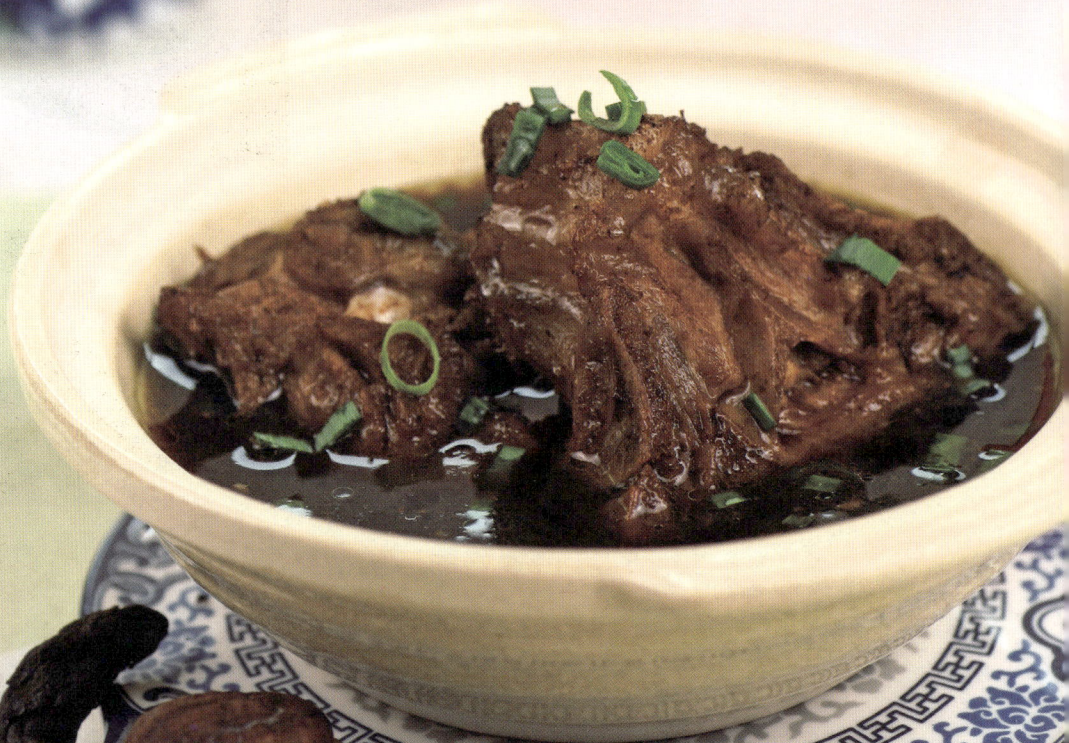

材料

羊脊骨500克，肉苁蓉20克，蒜苗末20克。

调料

草果10克，姜片20克，老抽、料酒各15克，盐适量。

用法

随餐分次食用，吸髓喝汤。

宜忌

✓ 适于肾虚腰痛、阳痿精衰、性功能下降者。

✓ 适于骨质疏松、腰膝酸软、腿脚无力者。

✓ 适于肾阳虚所致大便燥结、精神不振、疲倦乏力者。

✓ 最宜冬季食用。

✗ 羊脊髓的胆固醇含量偏高，心血管病人不宜多吃。

✗ 暑热天，热性病证者、阴虚内热者、阳亢者均不宜多吃。

做法

1 将羊脊骨斩成大块，入冷水锅中加热焯烫一下，捞出洗净，备用。

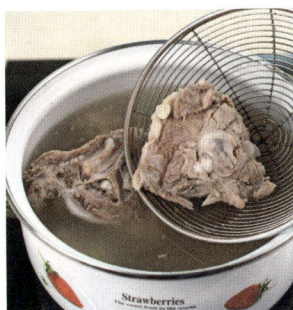

2 锅中放入羊脊骨和适量水，将水烧开，加入所有调料，肉苁蓉装入料包，也放入锅中，小火煮2小时。

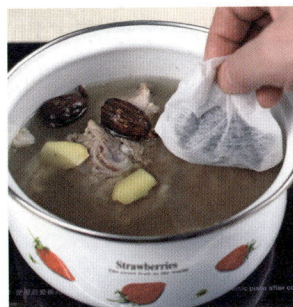

3 将煮好的汤盛入容器，撒上蒜苗末即可。

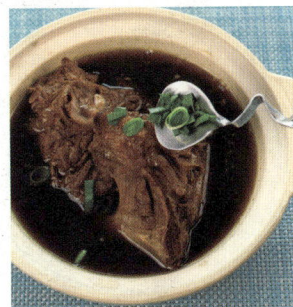

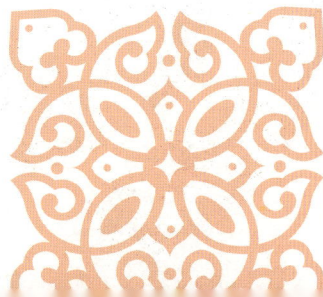

锁阳

别名 地毛球、锁严子、锈铁棒。

性味 味甘，性温。

归经 归肝、肾、大肠经。

专家箴言

锁阳可补肾助阳，润肠通便，因其有锁精壮阳的功效，因此得名。此药既可助阳，又可补阴，是阴阳双补的良药，可用于阳痿、滑精、腰膝痿软、肠燥便秘等症。

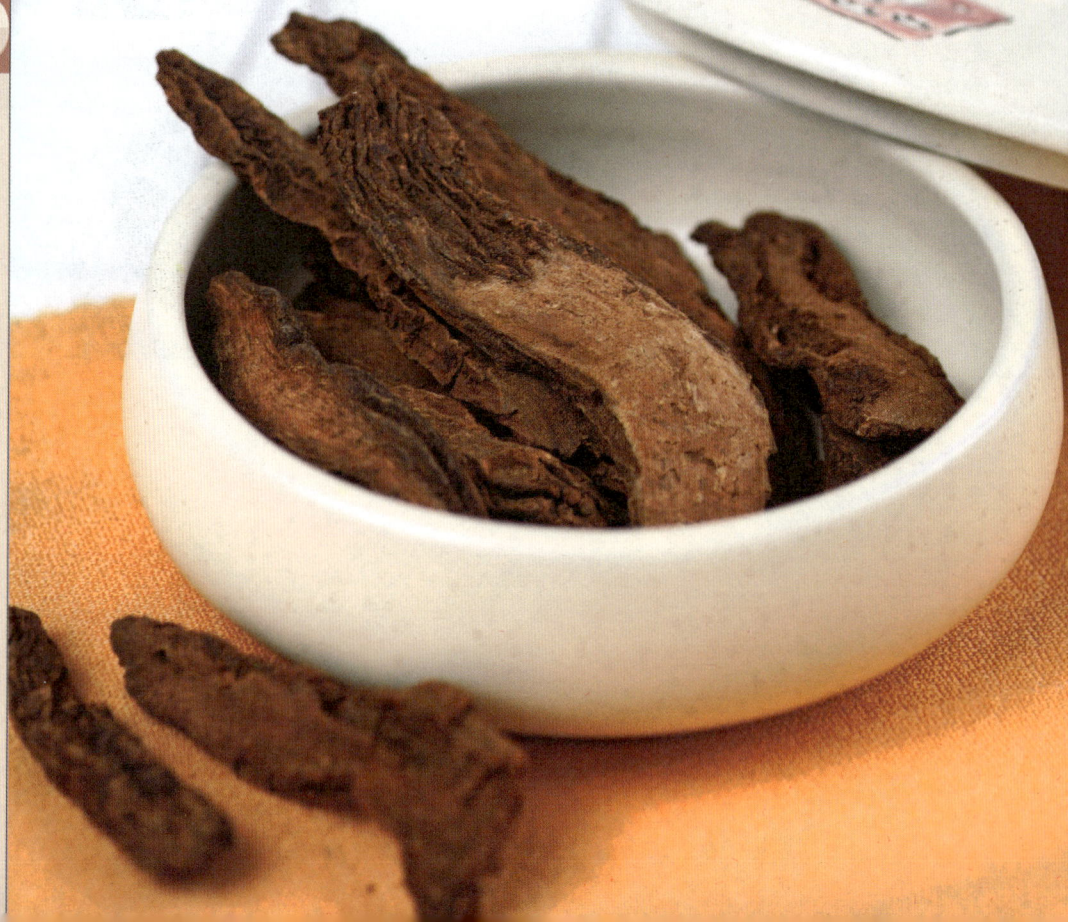

古籍说法

《本草纲目》："润燥养筋，治痿弱。"

《本草求真》："凡阴气虚损，精血衰败，大便燥结，治可用此以啖，并代苁蓉，煮粥弥佳。"

《本草蒙筌》："补阴血虚羸。兴阳固精，强阴益髓。"

药材选料

本品为植物锁阳的干燥肉质茎。生长于我国西北及内蒙古等干燥多沙的地带，春、秋采收，晒干即成，以春季采收、个肥大、色红、坚实、断面粉性、不显筋脉者为佳。

锁阳有野生锁阳、干锁阳、盐锁阳、酒锁阳等，其中以盐锁阳、酒锁阳的补肾效果最佳，生鲜品也可以选用。

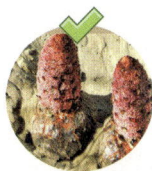
野生锁阳

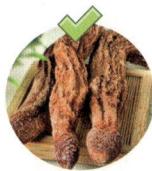
干锁阳

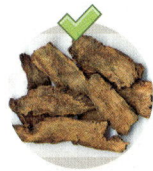
盐锁阳

保存

置于通风干燥处。

搭配

锁阳可单用，也可与肉苁蓉、鹿茸、菟丝子、桑椹、熟地黄、怀牛膝等药材合用，以增强补肾之功效。

用法用量

泡酒最宜，也可泡饮、煮汤、煮粥食用，或入膏、丸。煎服用量在10～15克。

人群宜忌

适宜人群	不宜人群
✔ 适宜肾阳亏虚、精血不足、阳痿、遗精、早泄、不孕不育者	❌ 阴虚阳亢、脾虚泄泻、实热便秘者均忌服
✔ 适宜肾虚骨瘦、筋骨痿弱、行步艰难者	
✔ 适宜血虚津亏、肠燥便秘者	

57

茶饮
锁阳桑椹茶

锁阳、桑椹各20克，蜂蜜10克。

做法

将锁阳、桑椹捣碎，装入料包，放入壶中，倒入沸水，加盖闷泡15分钟。每次倒出一杯，待温后调入蜂蜜拌匀饮用。

用法

可多次冲泡，代茶频饮。

专家箴言

此茶补肾阳，益肾精，阴阳同补，又能润肠通便，是肾虚的中老年人固精强体、益寿延年的保健良品。

宜忌

✔ 适于肾阳、肾阴两虚所致阳痿、精滑、不孕不育者。

✔ 老年体弱、腰膝酸软、肠燥便秘者宜饮用。

✔ 四季皆宜，冬季最佳。

✘ 大便稀溏者不宜多饮。

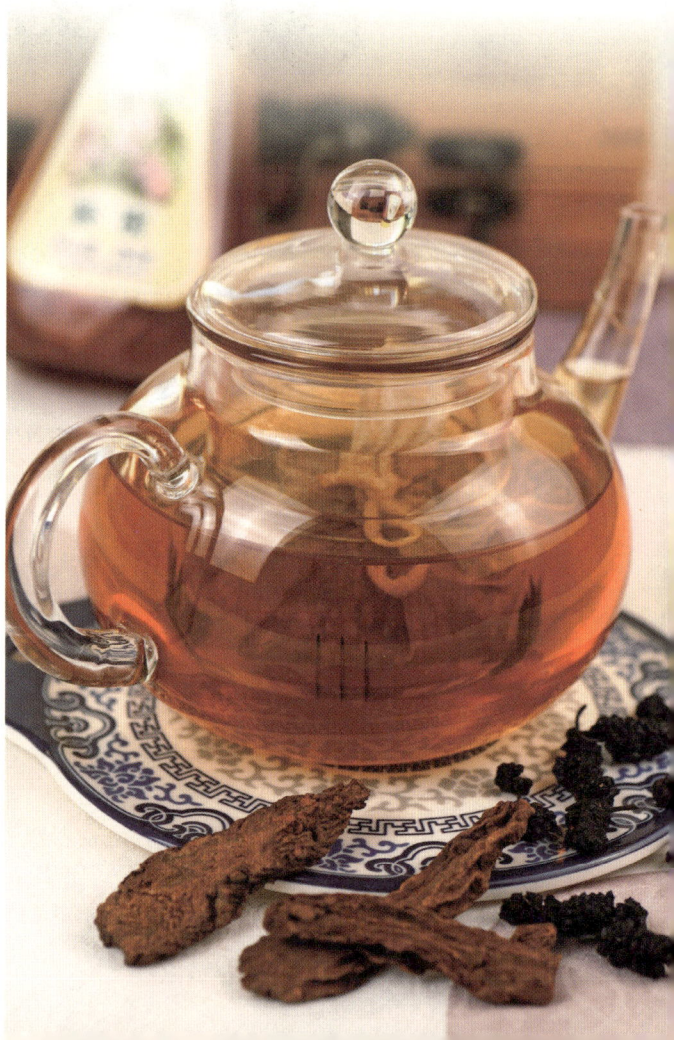

锁阳酒

材料

锁阳60克，白酒500毫升。

做法

将锁阳放入广口瓶中，灌入白酒，置于阴凉处密封存放。每日摇动数下，经45天后开封，滤去药渣饮用。

用法

每日早、晚各饮1次，每次10~20毫升。如果觉得口味不好，可加适量蜂蜜。

专家箴言

此方为民间验方。锁阳可补肾、润肠，借助酒力，补益功效更强。

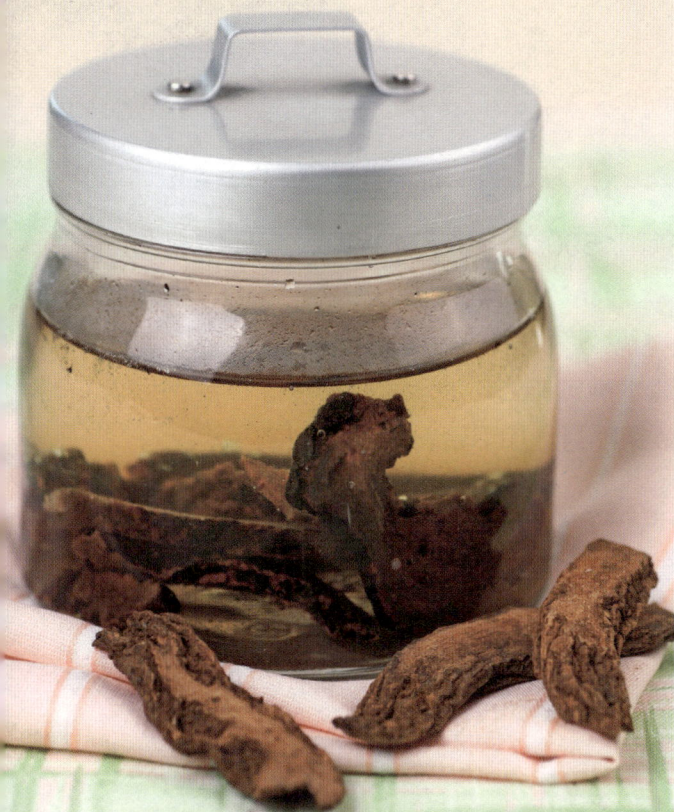

宜忌

✅ 适于阳痿、遗精滑泄者。
✅ 适于老年肾虚所致腰膝无力、肠燥便秘者。
✅ 体弱之人可常饮。
✅ 非暑热季节皆可饮用。

❌ 阴虚阳亢、脾虚泄泻、实热便秘者不宜饮用。
❌ 不宜饮酒者慎用。

膏方

锁阳膏

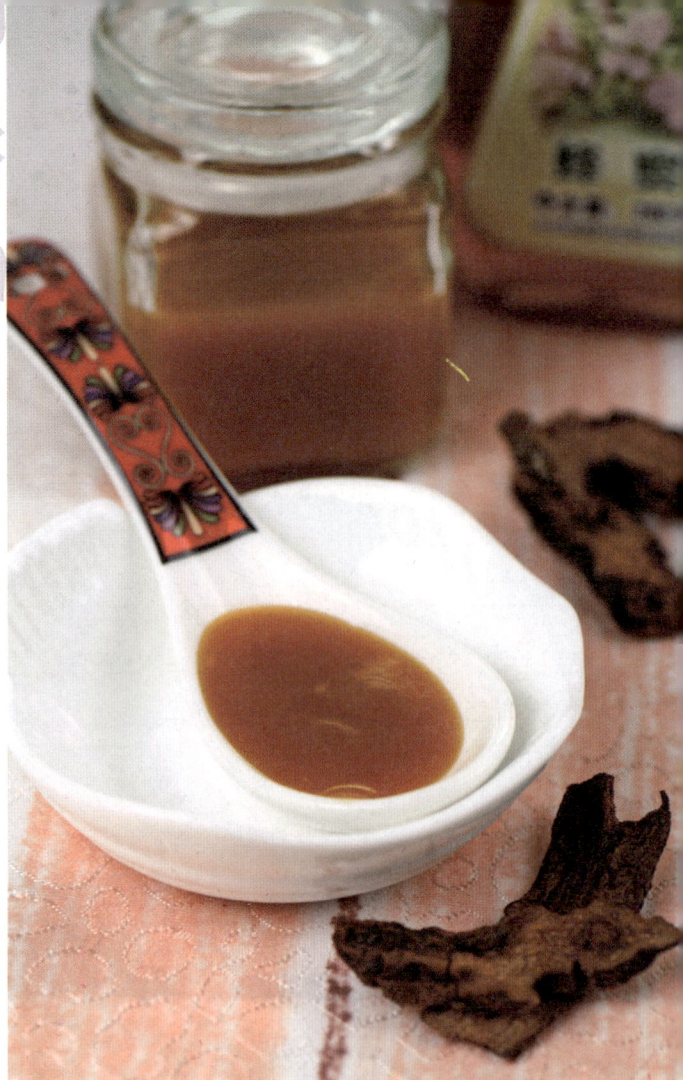

专家箴言

此方出自《本草切要》，常服有补肾益精、润燥通便的功效，是肾虚者固精健体的保健良方。

宜忌

✅ 适于阳弱精衰所致阳痿、遗精、早泄、不孕不育者。

✅ 对精衰血竭、肠燥便秘，尤其是老年习惯性便秘有改善作用。

✅ 适于体质虚弱、骨瘦无力者。

✅ 四季皆宜服用。

❌ 阴虚阳亢、腹泻便溏、实热便秘者不宜服用。

材料

锁阳1500克，炼蜜240克。

做法

清水煎锁阳2次，分别取其浓汁，混合后入砂锅熬膏，加炼蜜，入瓶内收贮。

用法

每日早、午、晚饭前各服1勺，温酒化服效果更佳。

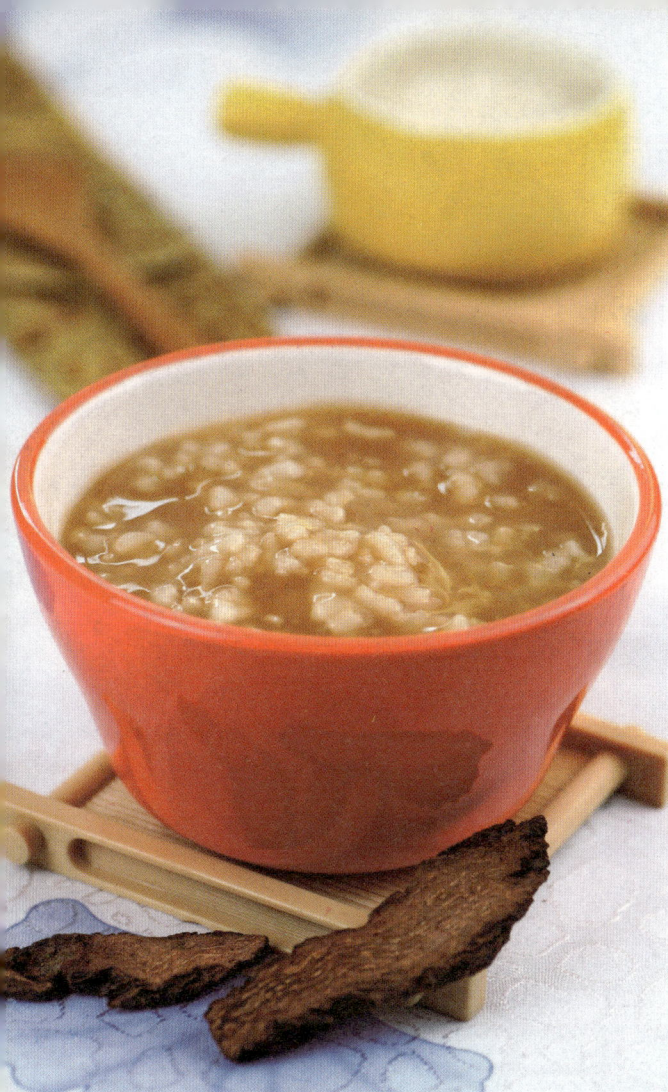

锁阳粥

专家箴言

此方出自《本草求真》，有兴阳固精的功效，常用于阳痿不育、腰膝酸软、筋骨无力、肠燥便秘等症。

材料

锁阳30克，粳米100克。

做法

将锁阳切碎，盛入药包，放入砂锅中，加水煎汤。除去锁阳药包，在药汤中加入粳米，煮成粥即可。

用法

每日分2次随餐温热食用。

宜忌

✓ 用于肾虚阳痿、早泄、遗精、不育者。

✓ 适于老年气弱阳虚、大便燥结、筋骨痿弱者。

✓ 四季皆可食用。

✗ 阴虚阳亢、腹泻、便溏、实热便秘者不宜食用。

益气助阳药

淫羊藿

别名 仙灵脾、三枝九叶草、放杖草、牛角花。

性味 味辛、甘，性温。

归经 归肾、肝经。

专家箴言

淫羊藿有补肾壮阳、祛风除湿的功效，主治阳痿、早泄、遗精，兼疗冠心病、神经衰弱、更年期高血压等，是一味十分重要的补肾药。

古籍说法

《神农本草经》："主阴痿（即阳痿）、绝伤、茎中痛，利小便，益气力，强志，令人有子。"

《日华子本草》："治一切冷风劳气，补腰膝，强心力，丈夫绝阳不起，女子绝阴无子，筋骨挛急，四肢不任，老人昏耄，中年健忘。"

药材选料

本品为小檗科植物淫羊藿和箭叶淫羊藿或柔毛淫羊藿等的全草。主产于陕西、辽宁、山西、湖北、四川等地。夏秋季采收，晒干，切碎。以梗少、叶多、色黄绿、不破碎者为佳。生用或炙用均可。炙淫羊藿一般是指用羊油炒过的淫羊藿，其温肾助阳、增强性机能的作用更强一些。

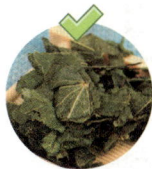 生淫羊藿

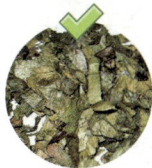 炙淫羊藿

保存

置于阴凉干燥处，防霉、防虫蛀。

搭配

可单味药煎煮常服，或搭配菟丝子、核桃肉、枸杞子、五味子、肉苁蓉等药材同用（选其中2~3味即可）。

用法用量

煎服、酒服或制成水丸、蜜丸长期服用。煎服用量在3～15克。

人群宜忌

适宜人群	不宜人群
✓ 适于肾阳虚衰、阳痿、遗精、尿频、腰膝冷痛无力者	✗ 阴虚火旺者
✓ 适于风湿痹痛、筋骨不利及肢体麻木者	
✓ 适于冠心病、神经衰弱及妇女更年期高血压者	

茶饮

淫羊藿枸杞核桃茶

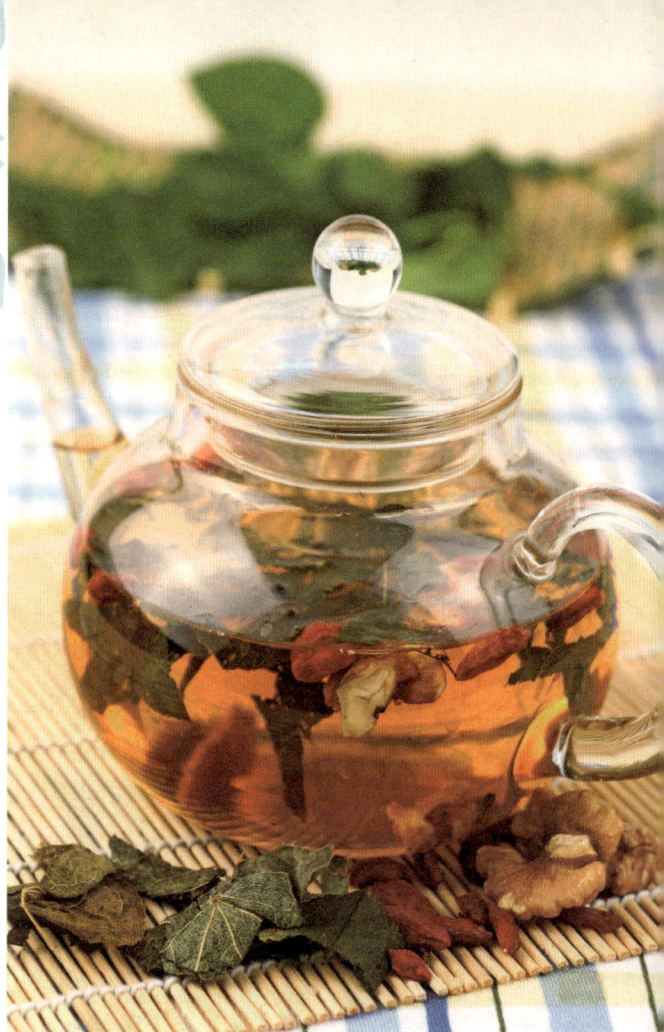

专家箴言

此茶补肾壮阳，适用于肾气不足所致诸症，是老年阳衰者的保健良方。

宜忌

✔ 适于肾气不足所致阳痿、早泄、遗精、尿频、遗尿、失眠、健忘者，老年阳衰者尤宜饮用。

✔ 四季皆可，秋、冬尤宜饮用。

✘ 阴虚火旺者不宜饮用。

材料

淫羊藿、枸杞子、核桃仁各10克。

做法

将淫羊藿、枸杞子、核桃仁一起放入茶壶中，冲入沸水，闷泡20分钟后饮用。

用法

可长期代茶频饮。

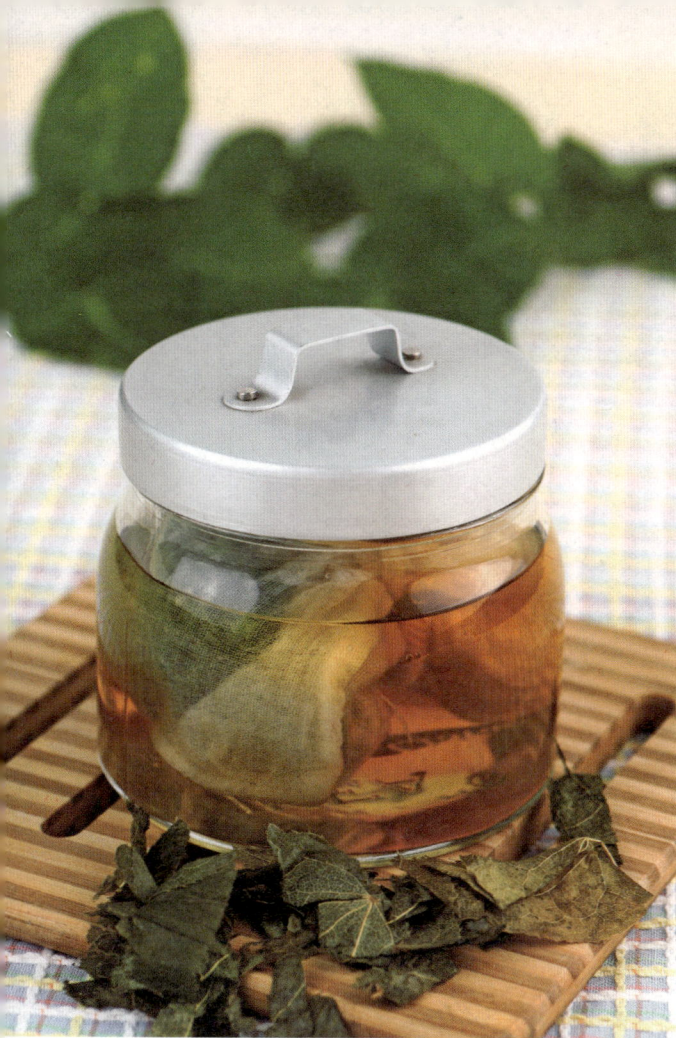

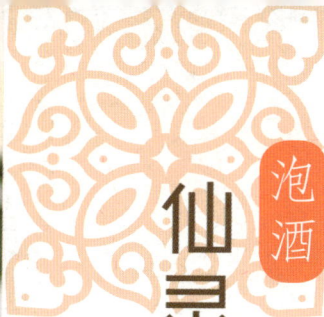

仙灵脾酒

专家箴言

此方出自《中国药酒大全》，是补肾壮阳、强壮筋骨的良方。

材料

淫羊藿60克，白酒500毫升。

做法

将淫羊藿装入布袋，浸入酒中，密封3日后即可饮用。

用法

睡前饮服30~50毫升。

宜忌

✅ 适于肾阳不足所致的男子阳痿、遗精、早泄、女子不孕者。

✅ 适于老年肾虚腰痛、尿频、腰膝酸软、四肢麻木、畏寒者。

✅ 秋、冬季尤宜饮用。

❌ 阴虚火旺者不宜饮用。

益气助阳药

巴戟天

别名 巴戟、鸡肠风、兔仔肠、鸡眼藤。

性味 味辛、甘，性微温。

归经 归肾、肝经。

专家箴言

巴戟天为补肾要药，可补肾阳，强筋骨，祛风湿。常用于阳痿、遗精、尿频、尿失禁、宫冷不孕、月经不调、少腹冷痛、风湿痹痛、筋骨痿软等症。

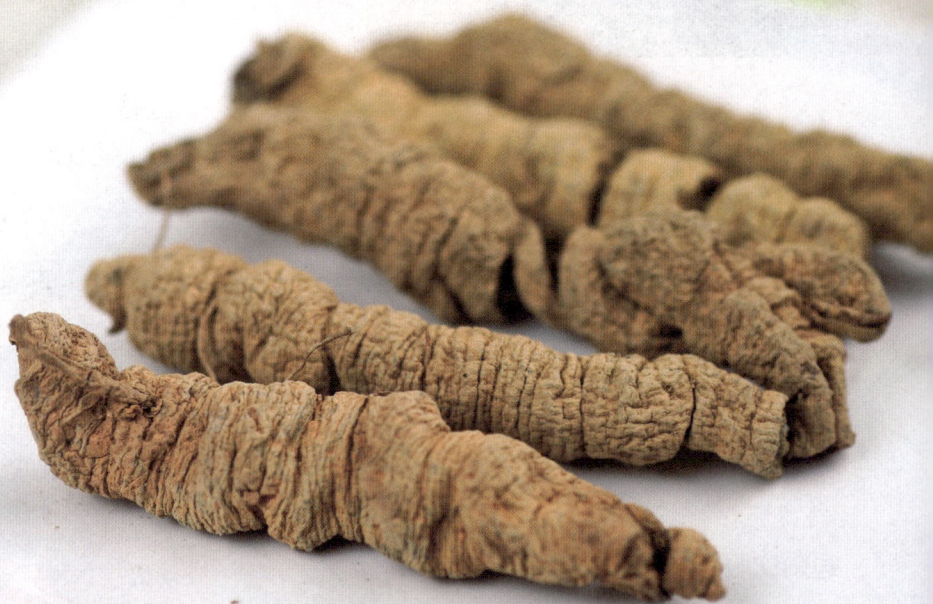

古籍说法 《神农本草经》："主大风邪气，阴痿不起，强筋骨，安五脏，补中，增志，益气。"

《本草求真》："补肾要剂，能治五劳七伤，强阴益精。"

《本草通玄》："肾家血分药也，强筋骨，起阴痿，益精气，止遗泄。"

《药性论》："治男子夜梦，鬼交泄精，强阴，除头面中风，主下气，大风血癞。"

药材选料 为茜草科植物巴戟天的根，拣去杂质，用热水泡透后趁热抽去木心，切段，晒干而成。巴戟天主产于广东、广西、福建等地，以条大、肥壮、连珠状、肉厚、色紫者为佳，条细瘦、肉薄、色灰者为次。巴戟天有生巴戟天、盐巴戟天（盐蒸）、制巴戟天（甘草煮制）之分。后二者在药效上更好一些。但对于食疗药膳来说，均可选用。

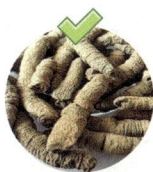
生巴戟天

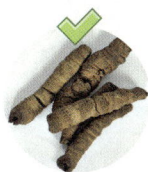
盐巴戟天

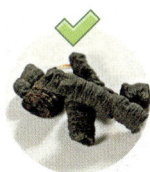
制巴戟天

保存 置通风干燥处，防霉，防蛀。

搭配 可单用，也可搭配淫羊藿、枸杞子、肉桂、益智仁、沙苑子、菟丝子、肉苁蓉、杜仲等药材。

用法用量 可浸酒、熬膏或制成汤、粥食用，也可入丸、散剂。煎服用量在5～15克。

人群宜忌

适宜人群	不宜人群
✔男子肾阳虚弱、命门火衰而致阳痿不举、遗精、早泄、不育、尿频者	❌ 阴虚火旺及有热者
✔女子下元虚寒而致宫冷不孕、月经不调、少腹冷痛者	
✔老年肾虚腰痛、腿脚无力、风湿骨痛、神经衰弱者	

巴戟天酒

材料

巴戟天20克，怀牛膝20克，白酒500毫升。

做法

将巴戟天切成小块，放入广口瓶中。灌入白酒，置于阴凉处密封存放，15天后即可饮用。

用法

每次取10~30毫升饮用。

专家箴言

此方源于《备急千金要方》，可补肝肾，强筋骨，用于肾阳虚衰、腰膝酸软、下肢无力等症。借助酒力药效更佳。

宜忌

✅ 适于肝肾不足所致的阳痿、腰膝酸软疼痛、腿脚无力、风湿骨痛者。

✅ 秋、冬寒冷季节最宜饮用。

❌ 阴虚火旺、热病发作、不宜饮酒者或酒精过敏者慎用。

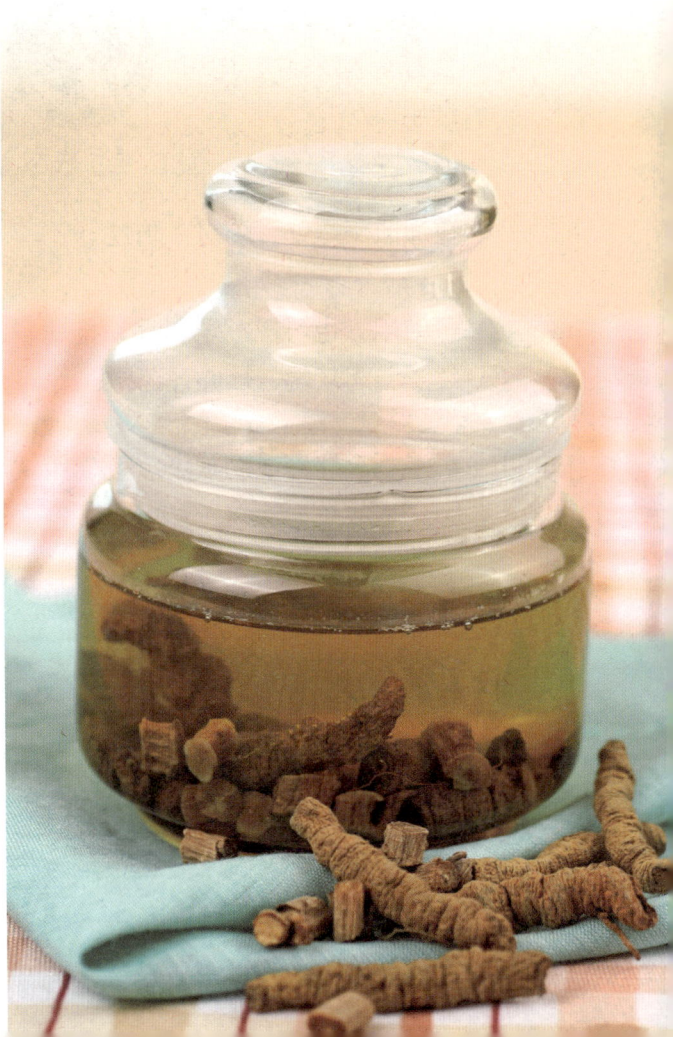

巴戟天羊肉粥

材料

巴戟天30克，粳米100克，羊肉100克。

调料

料酒、淀粉各15克，盐、胡椒粉各适量。

做法

1 将羊肉切片，用料酒和淀粉抓匀上浆；巴戟天放入砂锅中，加水煎汤后滤渣留汤。

2 药汤中加入粳米，小火煮至粥稠，放入羊肉片滑散，再开锅加入盐、胡椒粉即可。

用法

每日早、晚温热后食用。

专家箴言

常食此粥可温肾壮阳，益气补中，祛寒养胃，强筋壮骨，增强体质，增强性功能。

宜忌

✓ 适于阳痿、遗精、早泄、宫寒、不孕不育者。

✓ 适于体质瘦弱、神疲乏力、筋骨痿软、腰腿冷痛、畏寒怕冷、四肢不温者。

✓ 最宜秋、冬季节食用。

✗ 此粥热性较大，阴虚火旺、热病发作者及处于暑热季节者，均不宜食用。

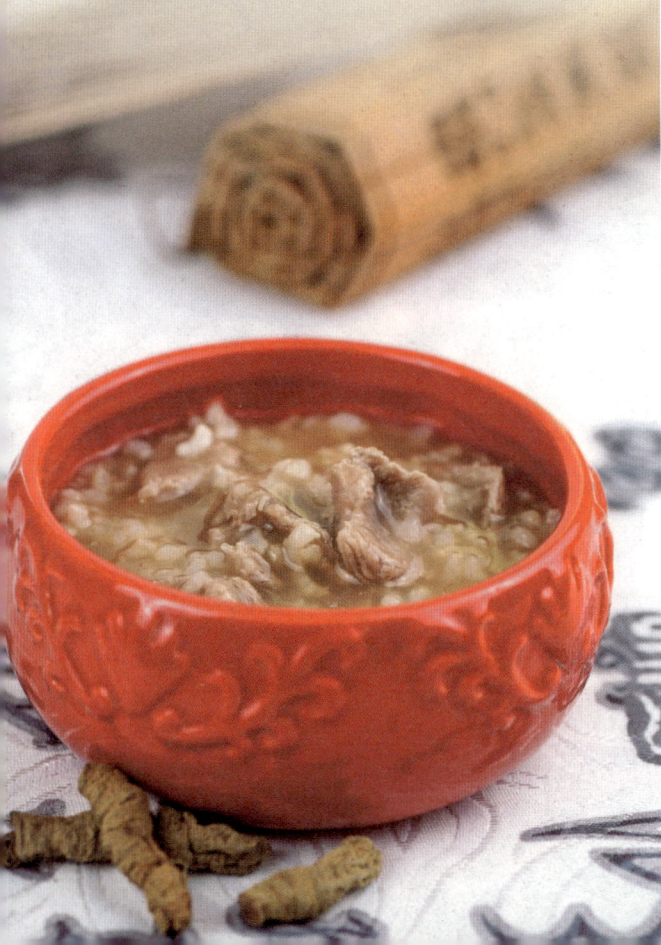

巴戟苁蓉鸡

专家藏言

鸡肉可调补气血，搭配温补肾阳的巴戟天和肉苁蓉能起到补肾阳、益精血、健脾胃的作用，对肾阳虚所致的性功能下降、虚劳羸弱、筋骨痿软等均有补益的作用。

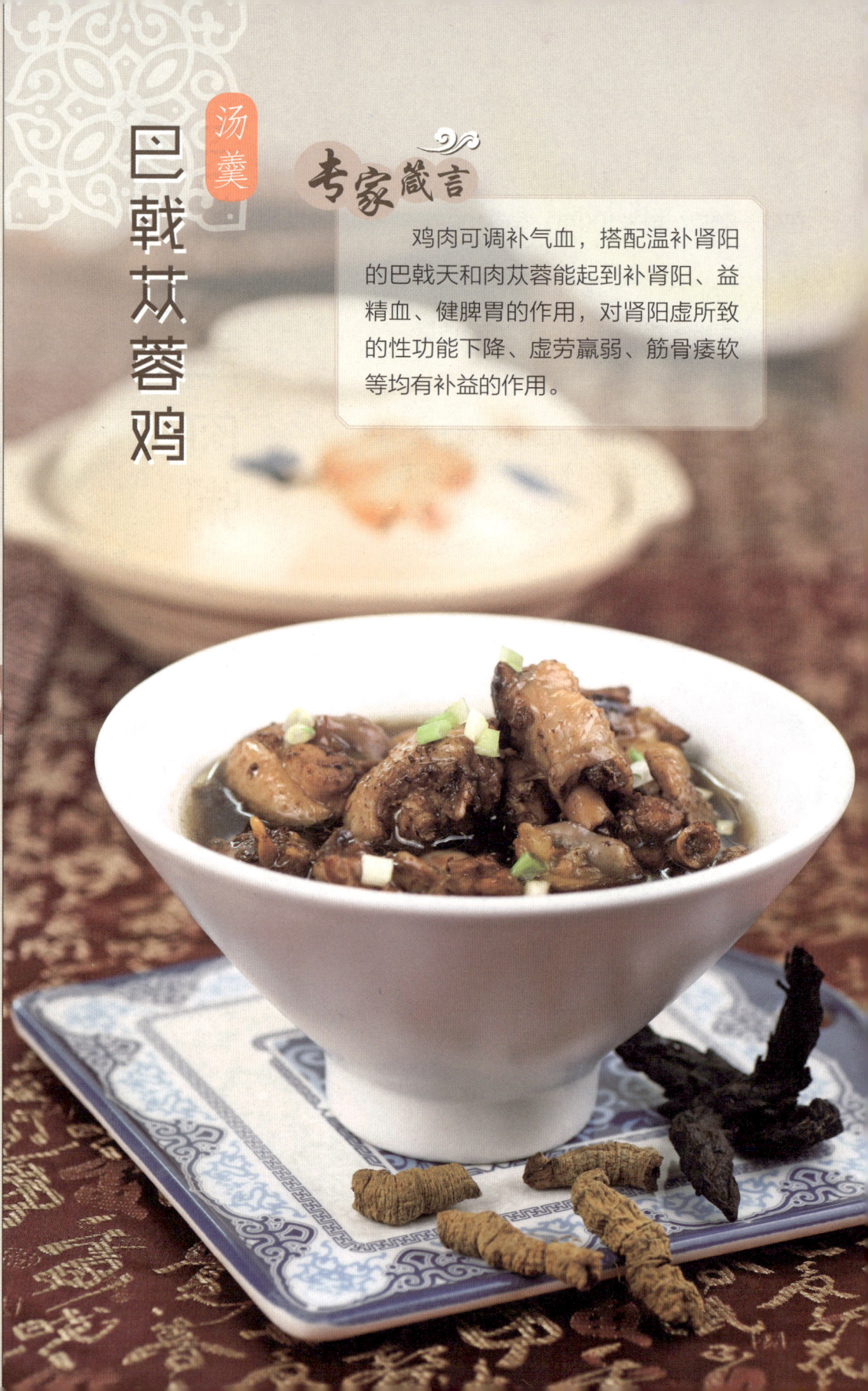

材料

巴戟天、肉苁蓉各15克，仔鸡500克。

调料

料酒20克，香葱末20克，盐适量。

用法

随餐食用，吃肉喝汤，药材可不吃。

宜忌

✅ 特别适于中老年人肾虚腰痛、阳痿精衰、气血两亏、免疫力低下者。

✅ 体质偏虚寒、手脚常冰冷、气血不足者宜多吃。

✅ 最适于冬季食用，补肾助阳的作用最佳。

❌ 在暑热天，发热病人及热性病患者、阳亢者均不宜食用。

做法

1 将仔鸡剁成小块，入冷水锅中加热焯烫一下，捞出，洗净。

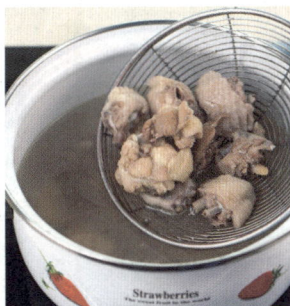

2 将巴戟天、肉苁蓉盛入药包内，封口。

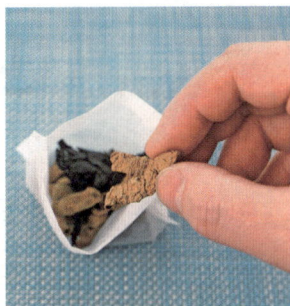

3 把仔鸡块放入锅中，加适量水煮沸，撇去浮沫，加入料酒，放入药包，小火煮1小时。

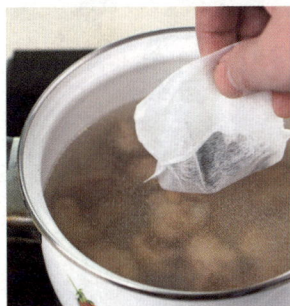

4 去除药包，加入盐调味，盛入碗中，撒上香葱末即可。

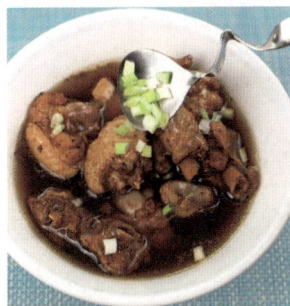

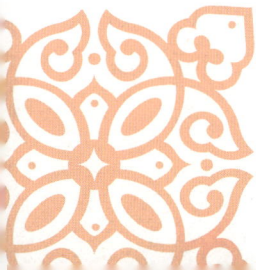

益气助阳药

冬虫夏草

别名 虫草、冬虫草、夏草冬虫。

性味 味甘，性平。

归经 归肺、肾经。

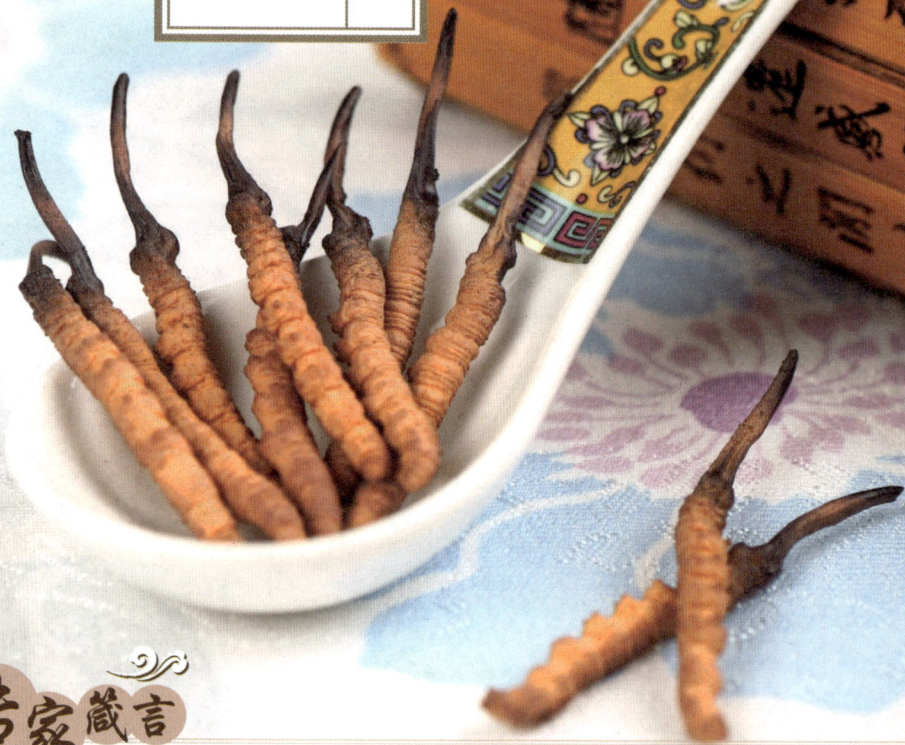

专家箴言

　　冬虫夏草是补肺益肾的滋补佳品，且是难得的阴阳双补品。可补虚损，益精气，有兴阳起痿的功效。常用于肾阳不足、肺部气阴偏虚、精血亏损引起的阳痿、遗精、腰膝酸痛、自汗、盗汗、虚喘等，为调补虚劳诸损的要药。

| 古籍
说法 | 《药性考》："秘精益气，专补命门。"
《柑园小识》："治腰膝间痛楚，有益肾之功。"
《本草从新》："保肺益肾，补精髓，止血化痰，已劳嗽。"
《云南中草药》："补肺，壮肾阳。治痰饮喘咳。" |

药材选料 本品为冬虫夏草菌寄生在昆虫幼虫上的子座及幼虫尸体的复合体，由虫体及从头部长出的真菌子座组成，西藏那曲和青海玉树较为多产。虫体以色泽黄亮、丰满肥大、断面黄白色、子座短小者品质最佳。由于价钱较贵，市场上的假虫草很多，在购买时要小心鉴别，最好去专卖店或正规药店购买。

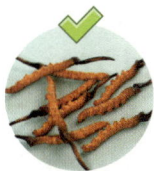

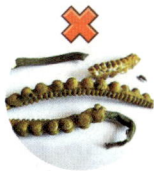

| 优质冬虫夏草 | 淀粉制作的
假冬虫夏草 | 低海拔地区
出产的其他冬虫夏草 |

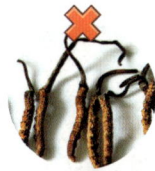

保存 置于阴凉干燥处，防虫蛀，打成粉，保存和服用都更方便。

搭配 冬虫夏草可单用，也可搭配核桃仁等同用，以增强温肾助阳、强健腰膝、抗衰老的效果。

用法用量 单品口服即有效，也可熬膏、泡饮、浸酒或入丸、散等。入药膳多与动物肉类炖汤食用。现多采用研末冲服法，用量为2～6克。

人群宜忌

适宜人群	不宜人群
✅ 体质虚弱、肾虚腰痛、久咳虚喘的老年人	
✅ 肾阳虚所致畏寒、阳痿、遗精者	❌ 有表邪者
✅ 阴虚劳损、免疫力低下者	

虫草酒

【材料】

冬虫夏草25克，白酒500毫升。

【做法】

将冬虫夏草研成末，装于药包中，放入广口瓶中，倒入白酒，加盖密封，置于阴凉处保存。经常摇动，经过15天后即可饮用。

【用法】

每日早、中、晚空腹各饮1次，每次10~20毫升。

专家箴言

此酒可补肺益肾，调补虚损，增强气力，提高人体免疫力。

宜忌

✓ 适于病后体弱、神疲乏力、饮食减少者。

✓ 适于阴阳两虚、自汗、盗汗、阳痿、遗精、腰酸、失眠、痰饮咳喘者。

✓ 老年诸虚百损、免疫力下降者。

✓ 四季皆可饮用。

✗ 有表邪、发热者及热性病患者不宜饮用。

✗ 不宜饮酒者慎用。

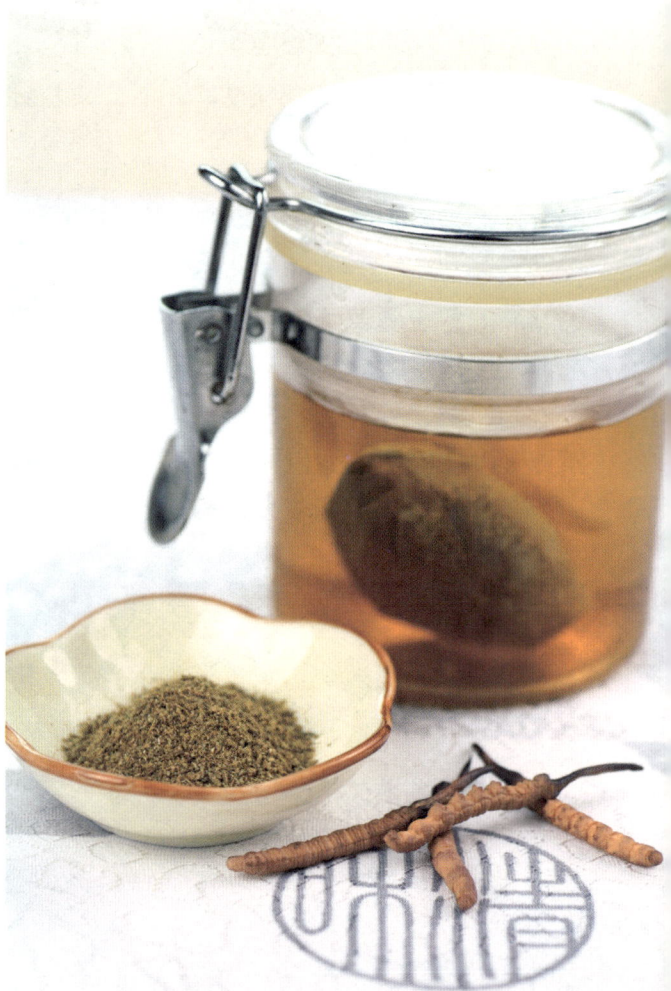

虫草补虚肉

材料

猪瘦肉250克，冬虫夏草5克。

调料

葱段、姜片各10克，料酒、酱油、盐、白糖各适量。

做法

1 猪瘦肉洗净，切块，焯水。
2 炒锅上火烧热，倒入油，至六成热时下葱段、姜片，炒香，放入肉块略煸炒，加入冬虫夏草、料酒、酱油、白糖和适量水，用小火煮1小时，放入盐，大火收浓汁即可。

用法

随餐食用。

专家箴言

此菜可补虚损，益精气，对于贫血、阳痿、遗精等症都有一定的食疗效果。

宜忌

✔ 适于阴阳两虚所致的腰痛、阳痿、遗精者。
✔ 中老年人体力透支、体虚乏力、免疫力低下宜食，男性更宜食。
✔ 四季皆可，秋、冬季尤宜食用。

✘ 有表邪者不宜多吃。

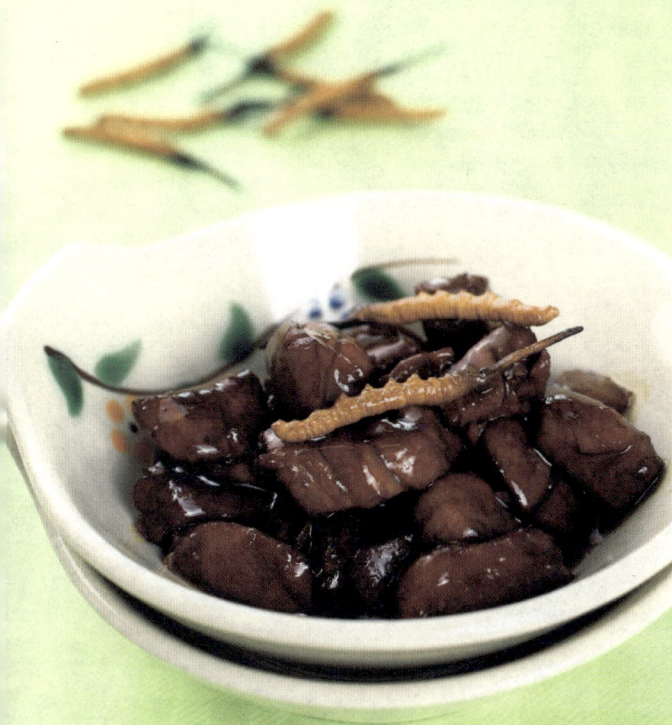

虫草甲鱼汤

甲鱼大补阴血，搭配冬虫夏草，有滋阴壮阳、益肾强精的功效。此汤可用于肾虚血亏所致的腰膝酸软，男性遗精、阳痿、早泄，女性月经不调、白带过多等症。

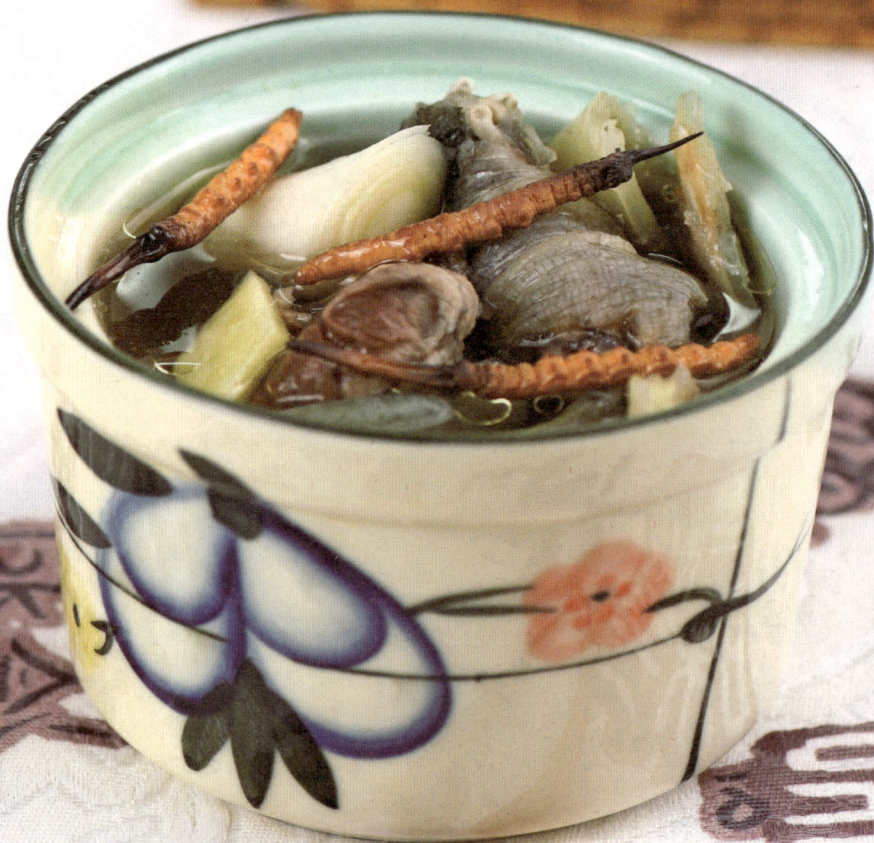

材料

治净的甲鱼500克，冬虫夏草6克。

调料

葱段、姜片各20克，鸡高汤、盐各适量。

用法

随餐适量食用，吃肉和冬虫夏草，喝汤。

宜忌

✅ 适于阴阳两虚、肾精亏虚所致的性欲低下、性功能下降者，对男女均有益。

✅ 一般人及亚健康人群食用可增强体质，缓解疲劳乏力，防病延年。

✅ 秋、冬季节最宜食用。

❌ 甲鱼较滋腻，不宜一次进食过多。尤其是消化不良、孕妇及产后泄泻者不宜食用。

❌ 外感期间不宜食用。

做法

1 将治净的甲鱼斩成块，入冷水锅中加热，焯烫一下，洗净，备用。

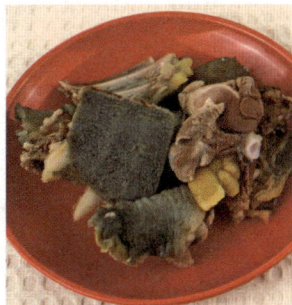

2 将甲鱼块放入蒸盅，码放葱段、姜片和冬虫夏草，加入适量鸡高汤和盐。

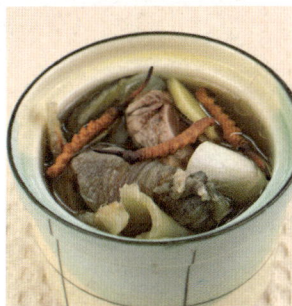

3 蒸锅上火烧至上汽，放入蒸盅，大火蒸1.5小时。

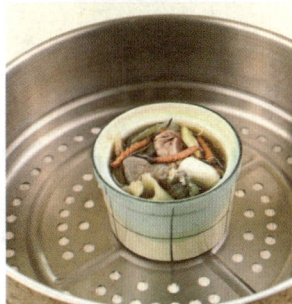

4 取出蒸盅，捡去葱段、姜片，撇去浮油即可。

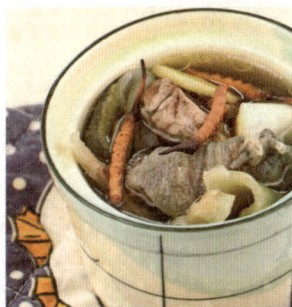

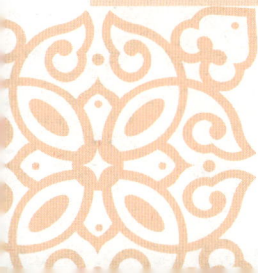

虫草炖鸭

专家箴言

本方出自《本草纲目拾遗》。鸭肉为凉补气血之品，搭配阴阳双补的冬虫夏草，既可补体虚，又不会上火，是阴阳两虚者补益身体的理想食疗方。

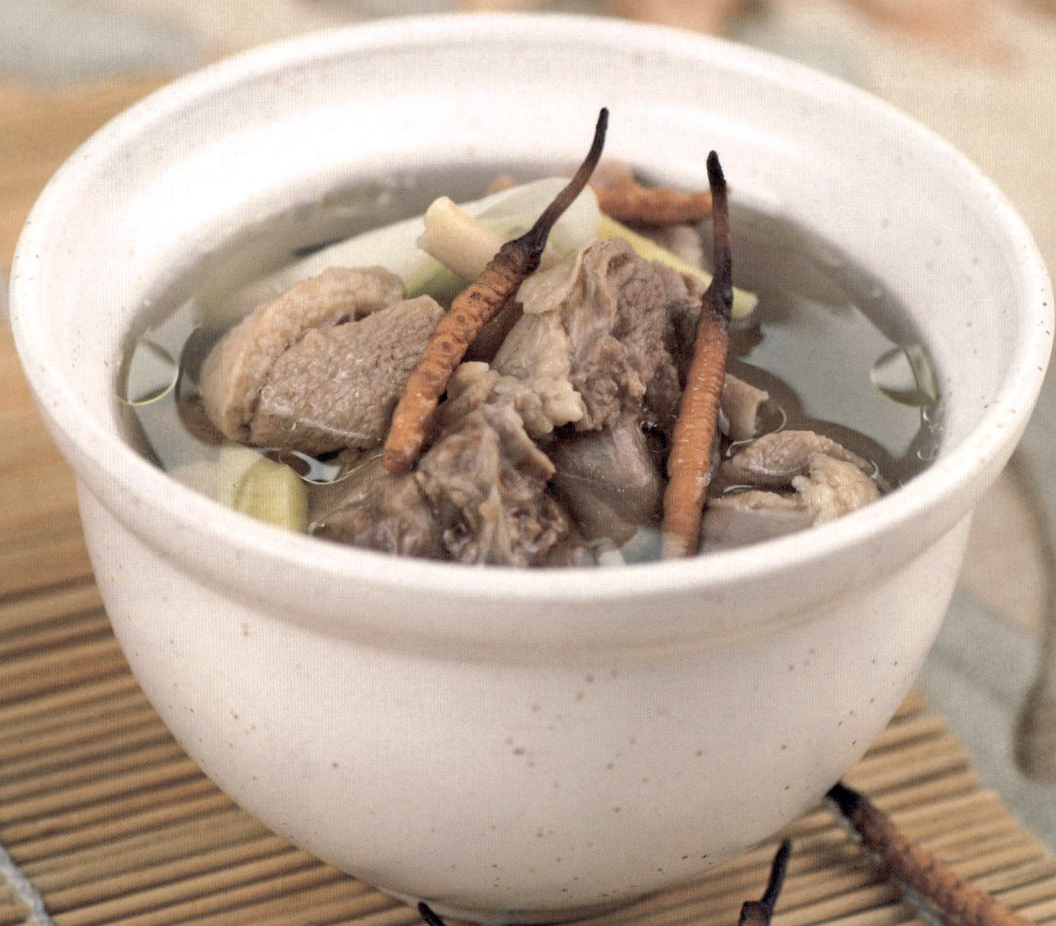

材料

老鸭半只，冬虫夏草6克。

调料

葱段、姜片、料酒各20克，盐适量。

用法

随餐适量食用，吃肉和冬虫夏草，喝汤。

宜忌

✅ 适于老年肾阳虚腰痛、阳痿、遗精及病后体虚者。

✅ 免疫力低下、体质虚弱、营养不良、食欲不振、阴虚内热、虚劳咳喘、水肿、失眠者宜食用。

✅ 适于夏季补益食用。

❌ 鸭肉性偏凉，有虚寒冷痛、腹泻清稀、寒性痛经者不宜多吃。

❌ 外感期间不宜食用。

❌ 不宜冬季食用。

做法

1 将冬虫夏草洗净，老鸭斩成块，洗净。

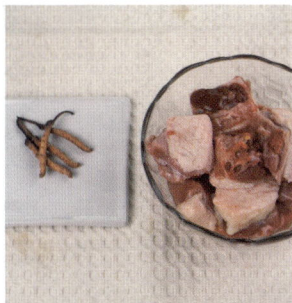

2 将鸭块入冷水锅中加热，焯烫一下，洗净，备用。

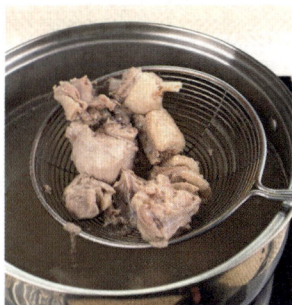

3 将鸭块放入蒸盅，码放葱段、姜片和冬虫夏草，加入适量盐调味。

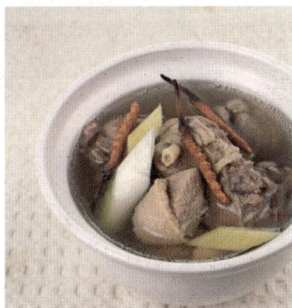

4 蒸锅上火烧至上汽，放入蒸盅，大火蒸制2小时即成。

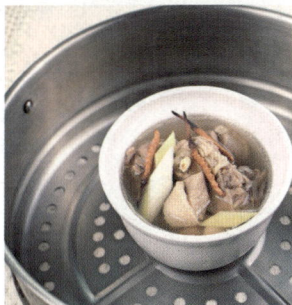

韭菜子

别名 韭子、韭菜仁。

性味 味辛、甘，性温。

归经 归肾、肝经。

专家箴言

韭菜子有温补肝肾、壮阳固精、提高肾功能的功效。因其既可补肾助阳，又兼有收涩之性，所以，常用于肾虚滑脱诸症，如阳痿、遗精、白浊带下、遗尿、尿频等。

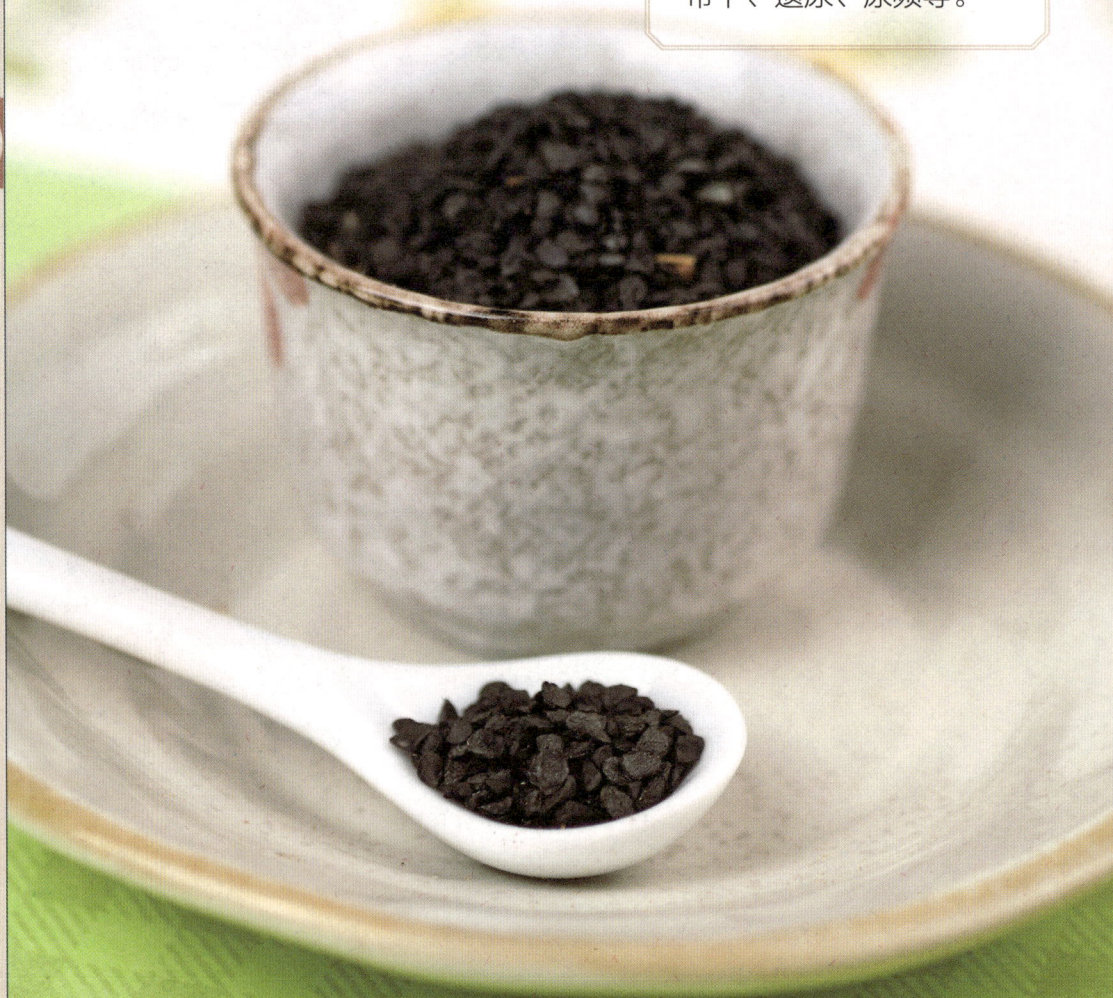

古籍说法

《名医别录》："主梦中泄精，溺白。"

《滇南本草》："补肝肾，暖腰膝，兴阳道，治阳痿。"

《本草纲目》："补肝及命门，治小便频数、遗尿等。"

药材选料

韭菜子为百合科植物韭菜的干燥成熟种子。秋季果实成熟时采收晒干，以色黑、饱满、无杂质者为佳。

一般有生韭菜子和盐韭菜子（盐水炙法炒干）两种。韭菜子较少应用生品，多用盐炙品，因盐炙后可引药下行，增强韭菜子补肾固精的作用。盐韭菜子可在中药房或保健品网店买到。

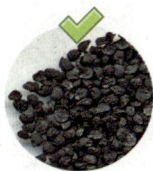
盐韭菜子

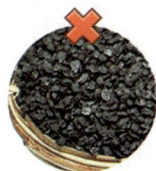
生韭菜子

保存

置于阴凉干燥处，防潮，防虫蛀。

搭配

韭菜子可单用，也可与菟丝子、车前子、补骨脂、益智仁等同用，以增强止遗的效果，与巴戟天、枸杞子同用，可补肝肾不足。

用法用量

韭菜子可加在汤、粥、面、饼中食用，也可入丸、散。煎服用量在3～9克。

人群宜忌

适宜人群	不宜人群
✅ 男子肾虚阳衰、下元虚冷所致阳痿不举、遗精、遗尿者，小儿遗尿者	❌ 阴虚火旺、阳亢者
✅ 女子肾阳不足所致白浊带下者	
✅ 肝肾不足所致筋骨痿软、步履艰难、屈伸不利者	

主食

韭菜子粥

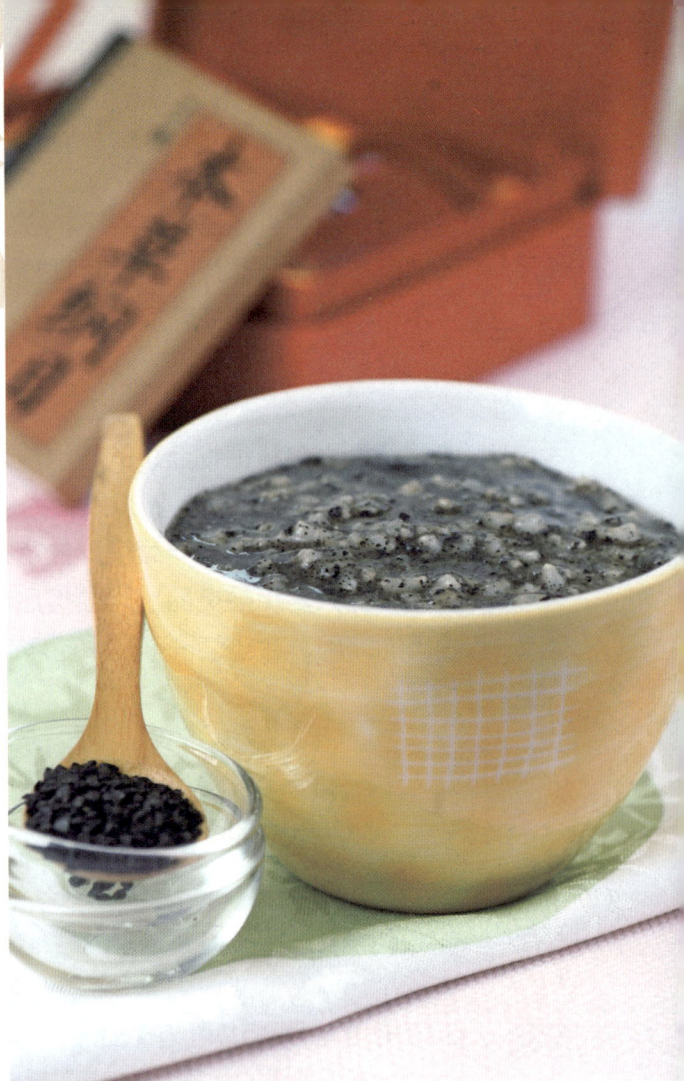

专家藏言

此方出自《备急千金要方》，有补肝肾、暖腰膝、壮阳固精的功效，可用于体虚、阳痿滑泄之症。

宜忌

✅ 适于肝肾不足所致阳痿、腰膝酸软冷痛者。

✅ 适于肾气不固所致遗精、尿频、女子白带过多者。

✅ 秋、冬季节最宜食用。

❌ 阴虚火旺、阳亢者不宜食用。

材料

韭菜子6克，粳米100克。

调料

盐适量。

做法

将韭菜子研成细末。以米煮粥，待粥沸后，加入韭菜子末和盐，同煮为稀粥。

用法

每日早餐或晚餐温热后食用。

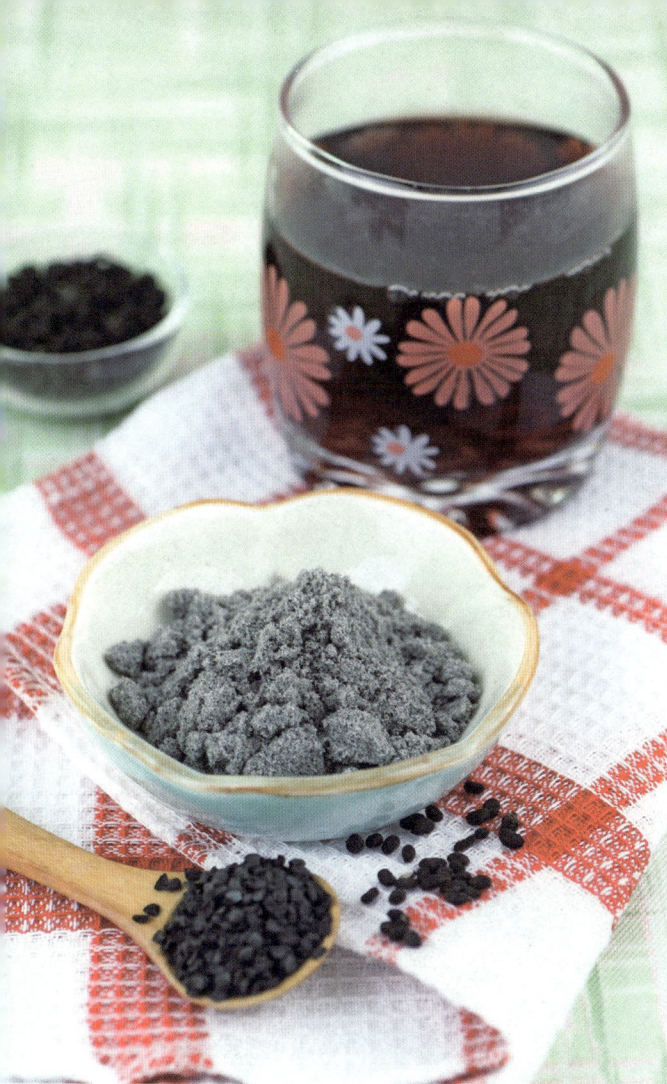

玉茎硬不痿方

专家箴言

此方出自《中国皇室秘方大全》，常用于肾中阴、阳两亏，虚火妄动所致的阳强。

材料

韭菜子、补骨脂各100克。

做法

1 韭菜子和补骨脂一起研为粗末，混匀备用。
2 每次取 10 克混匀的药末，加水 300 毫升，煎至剩 150 毫升即可。

用法

每日3次，温热后饮用，愈即停服。

宜忌

✓ 适于肾虚所致的阴茎异常勃起、性交排精后阴茎仍不倒且肿胀微痛，或伴有精流不止，兼有腰膝酸软、神倦无力、失眠盗汗、五心烦热等症状者。

✓ 四季皆宜食用。

✗ 性欲亢进者不宜服用。

五子鹌鹑肉

专家箴言

　　鹌鹑肉是补中益气的滋补佳品，搭配五种具有益肾固精作用的植物种子，可起到补肾壮阳、增强体质的作用，用于肾虚气衰、阳痿、早泄等症。

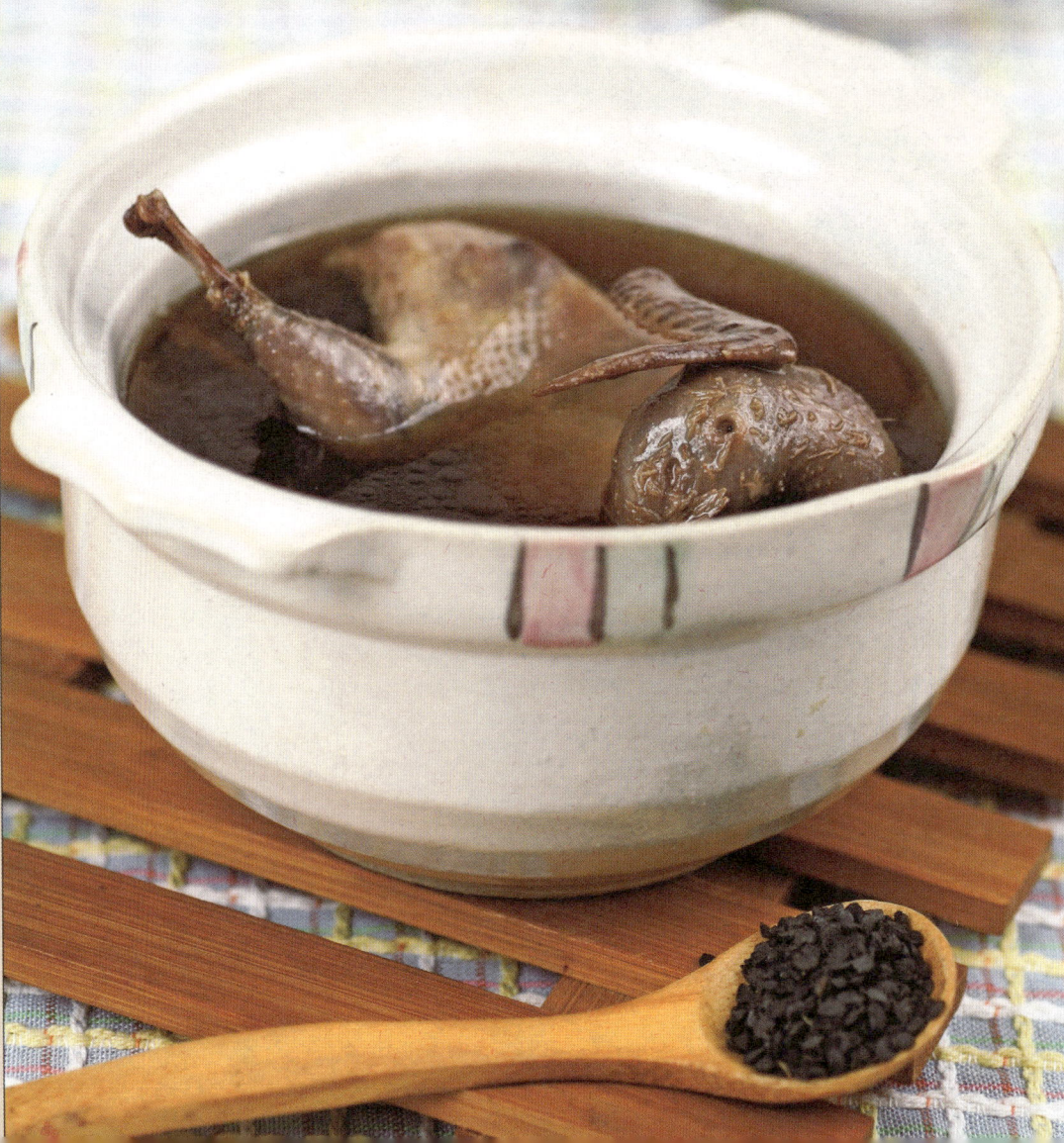

材料

韭菜子、枸杞子、菟丝子、覆盆子、五味子各30克，鹌鹑2只。

调料

料酒20克，盐适量。

用法

随餐食用，吃肉喝汤。常食见效。

宜忌

✅ 营养不良、体虚乏力、虚劳羸瘦、体弱多病者宜常食。

✅ 肝肾不足或肾阳虚衰、肾气不固所致阳痿、遗精、早泄、带下、腰膝酸软者宜食。

✅ 适于脾肾两虚所致的腹泻、便溏者。

✅ 最宜冬季补益食用。

❌ 阴虚火旺、阳亢、便秘者不宜多吃。

做法

1 将鹌鹑去毛，剖除内脏，洗净。

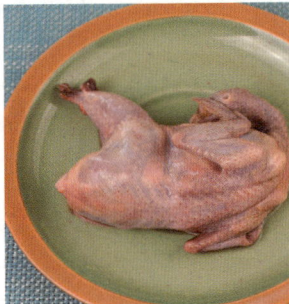

2 将五子（韭菜子、枸杞子、菟丝子、覆盆子、五味子）盛入药包，扎好口。

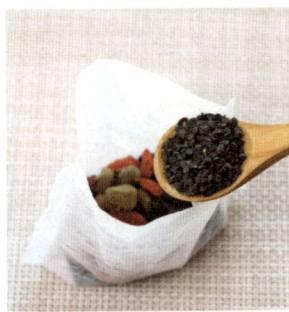

3 将鹌鹑入冷水锅中加热，焯烫一下，捞出，洗净备用。

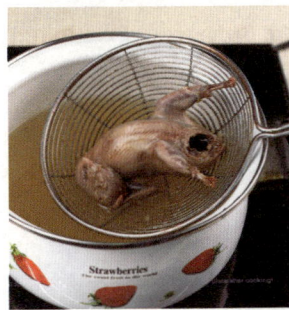

4 把鹌鹑放入锅中，加适量水煮沸，加入料酒和盐，放入药包，小火煮1小时，除去药包，盛出即可。

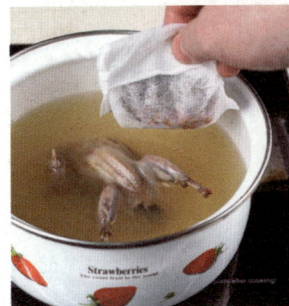

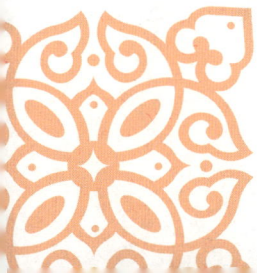

益气助阳药

肉桂

别名 桂皮、玉桂、大桂、桂、紫桂、牡桂。

性味 味辛、甘，性大热。

归经 归肾、脾、心、肝经。

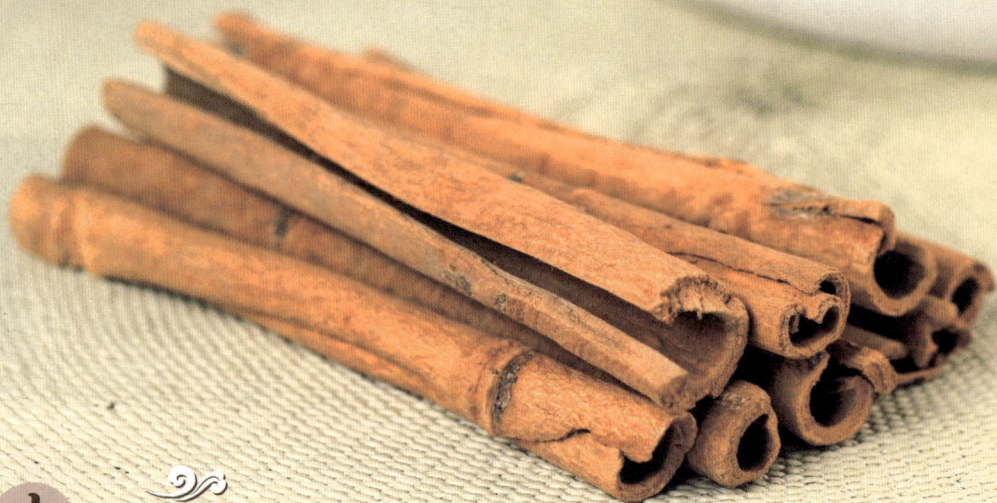

专家箴言

肉桂长于温里寒，止冷痛，活血通经，又能补火助阳，引火归原。常用于肾阳不足、命门火衰所致的阳痿、宫冷、腰膝冷痛、心腹冷痛、虚寒吐泻、肾虚作喘、阳虚眩晕、寒疝、经闭、痛经等症。

古籍说法

《汤液本草》："补命门不足，益火消阴。"

《本草经疏》："味厚甘辛大热，而下行走里，故肉桂、桂心治命门真火不足，阳虚寒动于中，及一切里虚阴寒，寒邪客里之为病。"

药材选料

本品为樟科植物肉桂的干燥树皮，多于秋季剥取，阴干。4~5月剥的称春桂，品质差，9月剥的称秋桂，品质佳。肉桂有官桂、企边桂、板桂等品种。药效最好的是板桂，其次为企边桂，官桂的药力稍弱一些，可根据自身情况选择。肉桂以越南清化及我国广西所产者最佳，以表面细致、皮厚体重、不破碎、油性大、香气浓烈、甜味浓而微辛、嚼之渣少者为佳。

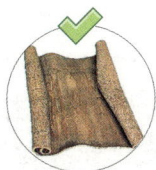

板桂
（取自老年桂树）

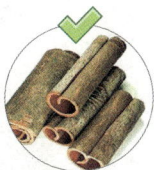

企边桂
（取自10余年生桂树）

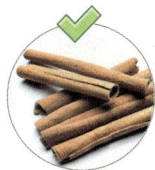

官桂
（取自5~6年的桂树）

保存

贮藏于干燥阴凉处，或入锡盒内密闭保存。

搭配

肉桂常与干姜、附子、熟地黄、山茱萸、川椒、五味子、当归、杜仲等同用，可增强补火助阳的功效。

用法用量

可煎服、泡酒、炖汤或入丸剂。用时刮去粗皮，捣碎。煎服用量多为2~6克，不宜久煎。研末冲服为每次1~2克。

人群宜忌

适宜人群	不宜人群
✔ 肾阳不足、命门火衰所致阳痿、宫冷、腰膝冷痛、夜尿频多、滑精、遗尿者	✘ 阴虚火旺、里有实热者
✔ 虚寒所致腰痛、腹痛、寒疝、虚喘、自汗、心悸、失眠者	✘ 血热妄行、有出血倾向、经量过多者
✔ 久病体虚、气血不足、畏寒怕冷、手脚冰凉、寒性痛经及经闭者	✘ 肉桂大热，易致堕胎，孕妇不宜服用

三物延年酒

专家箴言

此酒有补肾壮阳的功效。其中，猪肾、肉桂、杜仲三物都是常用壮阳品，制成酒剂，功效更加显著。肾气虚衰的中老年人常饮，有强壮助阳、益寿延年的作用。

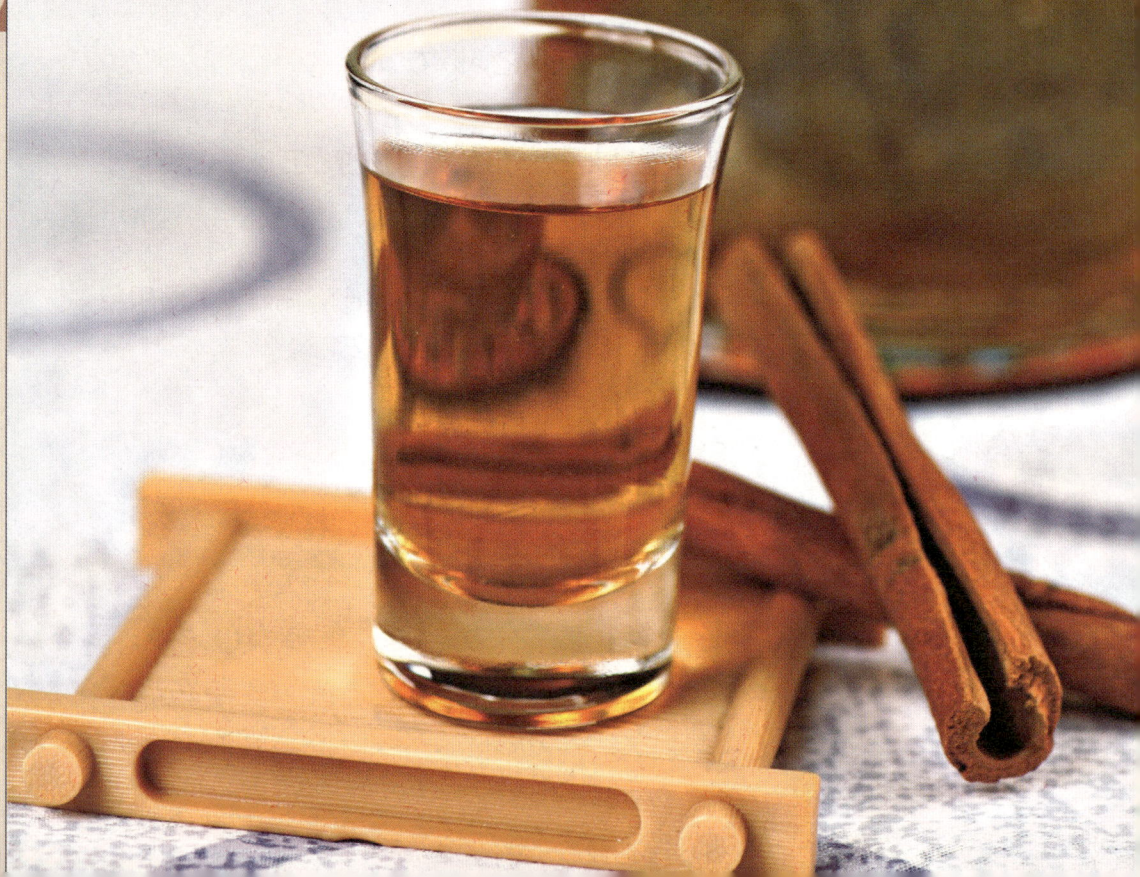

材料

猪肾2个，肉桂20克，杜仲60克，白酒2000毫升。

用法

每日早、晚各1次，每次空腹饮用10~15毫升。

宜忌

✅ 适于肾虚阳衰的中老年人，尤其是有腰膝疼痛、行走无力、体倦神疲、遗精等症状者。

✅ 体质虚寒、冷痛、畏寒怕冷、手脚冰凉者宜饮用。

✅ 体弱、病后体虚者也可常服。

✅ 最适于冬季饮用，补肾助阳的作用最佳。

❌ 此酒大热，有阳亢、实热、阴虚内热者及热性病患者和有出血倾向者、孕妇均不宜饮用。

❌ 暑热季节不宜饮用。

❌ 不宜饮酒者慎用。

做法

1 将猪肾去臊腺，洗净，用花椒盐水腌去腥味后切成小碎块；杜仲、肉桂掰碎。

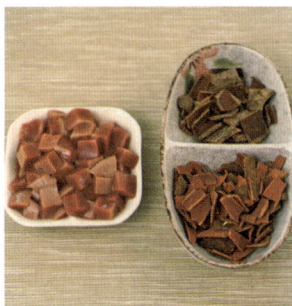

2 将杜仲、肉桂与猪肾（此为"三物"）一起装入药包内，扎紧口备用。

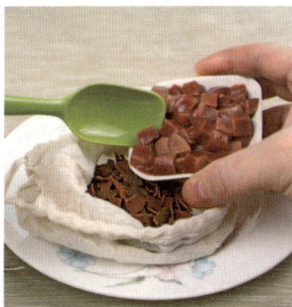

3 将药袋放入净瓶中，灌入白酒，加盖密封，置于阴凉处。

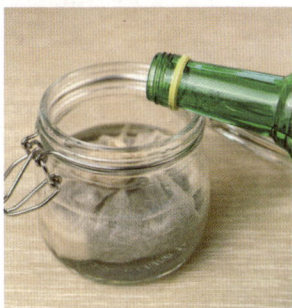

4 隔日摇动数下，15天后开封，去掉药包，再用细纱布或滤网过滤一遍，贮入净瓶中。

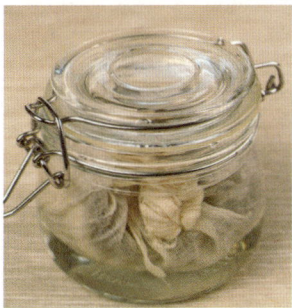

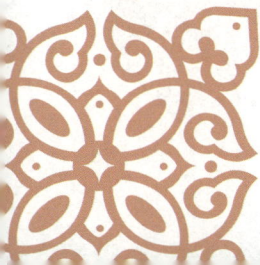

肉桂羊肉汤

专家箴言

肉桂、羊肉都是温里散寒、补肾壮阳之品，且羊肉有健脾胃、养气血的作用。常食此汤对脾肾阳气虚弱、虚寒痿软者非常有益。

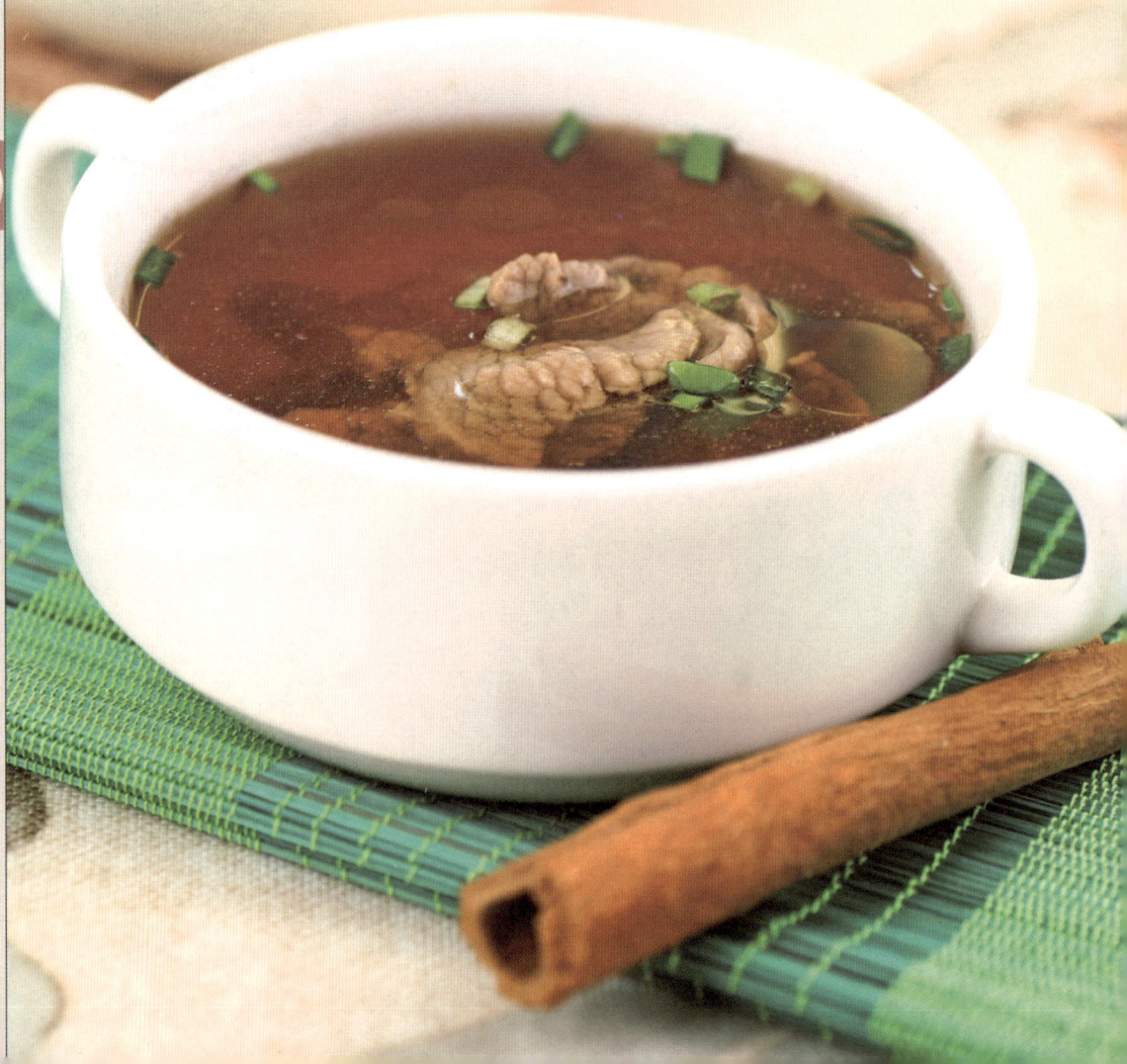

材料

羊瘦肉100克，肉桂10克。

调料

料酒、淀粉各15克，香葱末少许，盐适量。

用法

随餐食用，吃肉喝汤。

宜忌

✅ 脾肾阳虚所致阳痿、腰膝冷痛、虚寒腹痛、泄泻者宜常食。

✅ 体质瘦弱、四肢乏力、精神疲惫、食欲不振、虚寒怕冷、手脚常冰凉、气血不足者宜多吃。

✅ 虚寒痛经、经闭、宫寒者宜食用。

✅ 最适于冬季食用。

❌ 肉桂和羊肉都是热性大的材料，阳亢、实热、阴虚内热、发热病人，热性病患者及有出血倾向者、孕妇均不宜食用。

❌ 暑热季节不宜食用。

做法

1 将羊瘦肉洗净，切成片，用料酒和淀粉拌匀上浆。

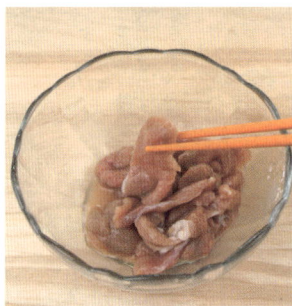

2 把肉桂放入锅中，加适量水，煮20分钟。

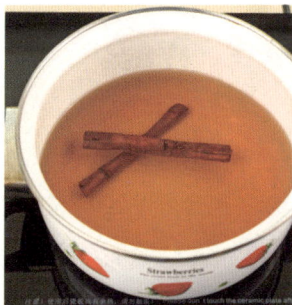

3 放入羊肉片，滑散，再开锅时撇去浮沫，加盐调味。

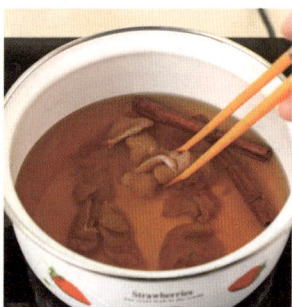

4 将羊肉汤盛入汤碗，撒上香葱末即成。

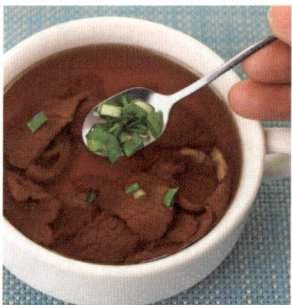

肉桂粥

材料

肉桂3克，粳米100克，红糖适量。

做法

1 将肉桂煎取浓汁待用。

2 把粳米加适量水熬成粥。粥将熟时加入肉桂汁再调入红糖，搅匀，稍煮即可。

❗ 肉桂不宜久煮，应将肉桂汁后下，否则煮时间太长会降低药效。

用法

每日早、晚温热后食用。

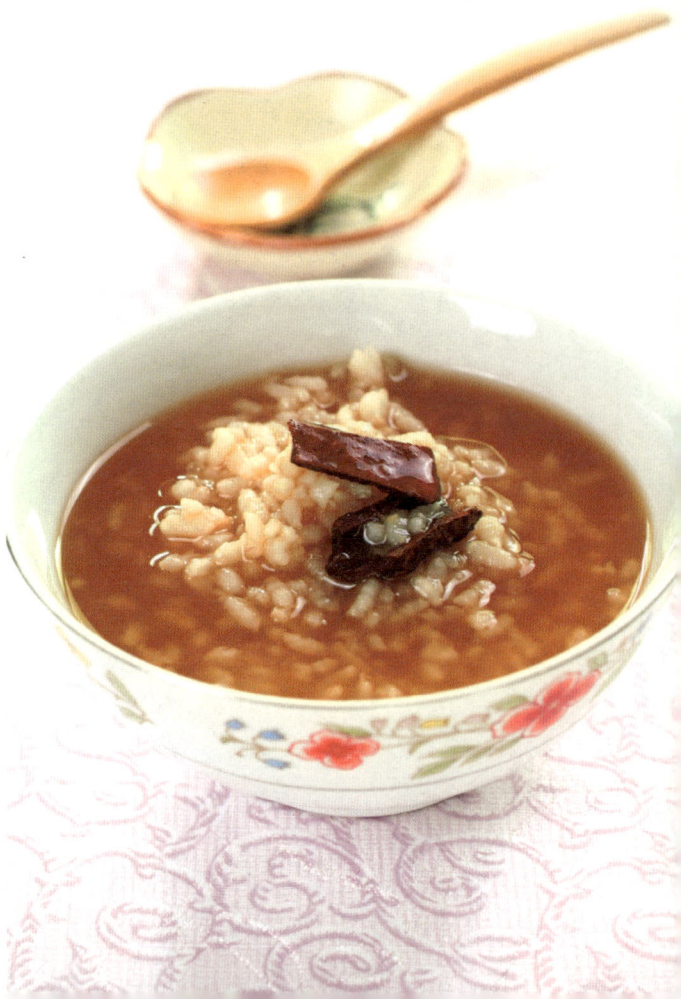

专家箴言

此方可补火助阳，暖宫祛寒，温里止痛，温经通脉，对肾阳不足所致的阳痿、宫冷、痛经等有特效。

宜忌

✔ 肾阳亏虚、命门火衰所致阳痿、尿频、腰痛、肢寒无力、腰膝酸软冷痛者。

✔ 肾阳不足所致女性小腹冷痛、痛经、经闭、宫寒、经量过少、经期推迟者。

✔ 虚寒腹痛、吐泻、咳喘者。

✔ 冬季寒冷时节最宜食用。

✘ 内有实热或阳盛阴虚、内热烦渴、血燥血热、易出血者不宜食用。

✘ 孕妇不宜食用。

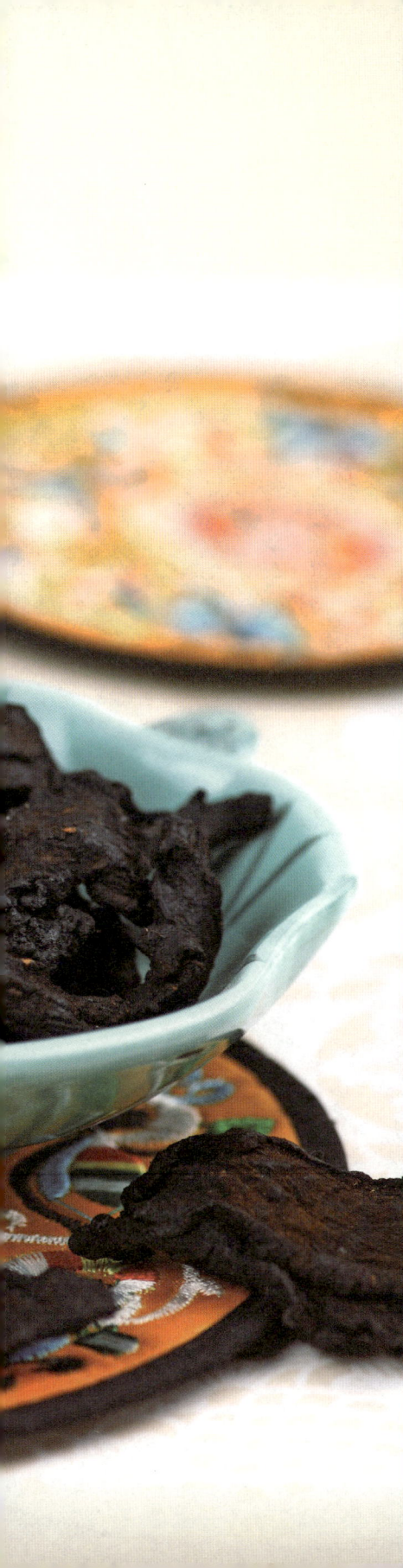

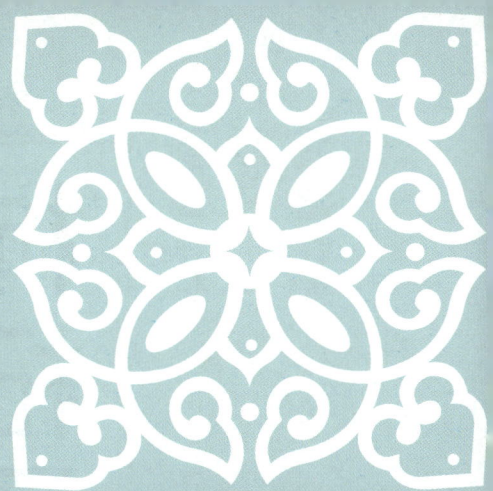

补阴填精药

枸杞子

补阴填精药

别名 枸杞、杞子、苟起子、枸杞果。

性味 味甘，性平。

归经 归肾经、肝经。

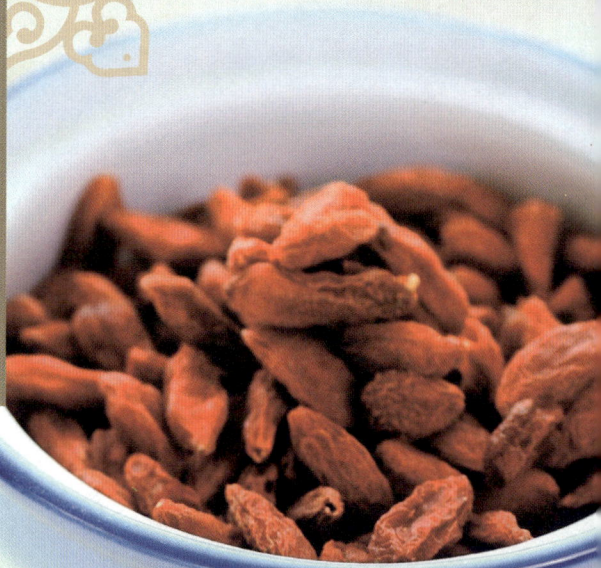

专家箴言

枸杞子能扶正固本，生精补髓，滋阴补肾，益气安神，强身健体，延缓衰老。常用于肾阴虚及早衰症，如因精血不足所致的腰膝酸软、遗精滑泄、失眠多梦、视力减退、头晕目眩、耳聋、须发早白等，又如肝肾阴虚引起的潮热盗汗、免疫力下降等。

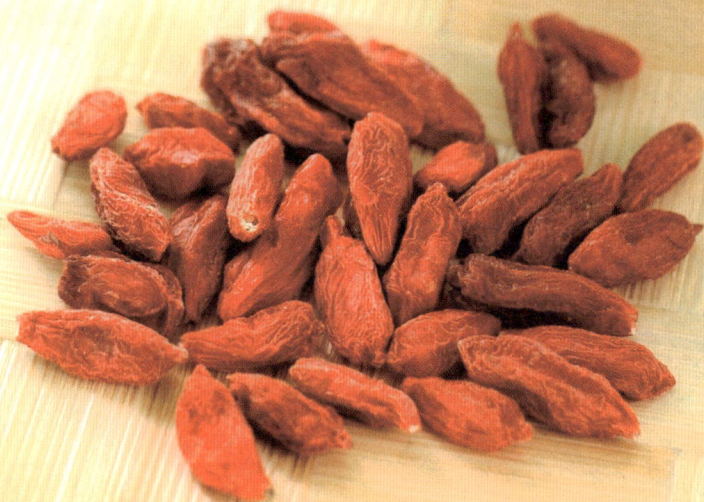

《神农本草经》："主热中、消渴，久服坚筋骨，耐寒暑。"
《本草经集注》："补益精气，强盛阴道。"
《药性论》："补益精，诸不足，易颜色、变白，明目，安神，令人长寿。"

药材选料 枸杞子为茄科植物宁夏枸杞子的干燥成熟果实。以宁夏产、粒大、色红发紫、肉厚、质柔润、籽少、味甜者为佳。粒小、肉薄、籽多、色灰红者质量较差。颜色过于红艳鲜亮的枸杞子可能是经硫黄熏制的，不宜选择。
枸杞子在中药店、大型超市、农贸市场等地均可买到。

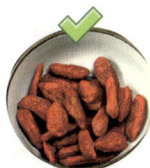

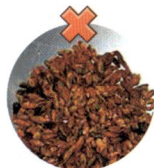

优质天然的枸杞子　　　　劣质发灰的枸杞子　　　　硫黄熏制的枸杞子

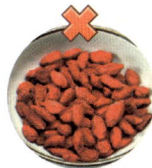

保存 置于阴凉干燥处，防闷热，防潮，防虫蛀。

搭配 枸杞子可单用，也可与补肝肾、益精补血的其他药材、食材搭配，如山药、羊肉、菊花、西洋参、五味子、熟地黄等。

用法用量 枸杞子可直接生食，也可泡茶、浸酒、入菜、做汤羹，或熬膏、制丸。煎服用量在6～12克。

人群宜忌

适宜人群	不宜人群
✔ 腰膝酸软、筋骨无力、阳痿、遗精、早泄、须发早白者	✖ 外邪实热、脾虚有湿及泄泻者
✔ 阴虚内热、头晕眼花、耳鸣耳聋、失眠多梦、潮热盗汗者	
✔ 长期疲劳、倦怠乏力、免疫力低下者	

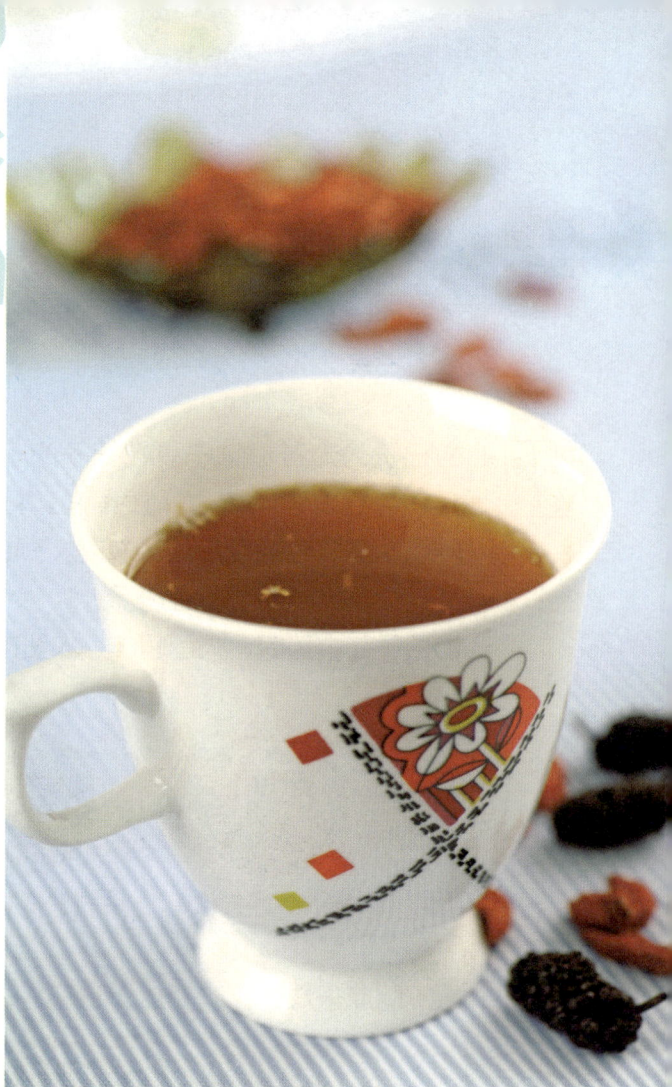

茶饮

枸杞桑椹饮

专家箴言

此饮能补阴益精，乌发明目，对肝肾阴虚、精血不足所致的眼睛干涩、视力减退、头晕眼花、须发多白等有食疗效果。

宜忌

✔ 老年肝肾亏虚所致头晕眼花、视力衰退、眼睛干涩者宜多饮。

✔ 经常熬夜加班、阴虚内热所致免疫力低下、精力不济者可常饮。

✔ 须发早白、面容憔悴、腰腿无力的早衰者宜多饮。

✔ 此茶四季皆可饮用。

✘ 脾虚泄泻者慎服。

材料

鲜桑椹100克，枸杞子10克。

做法

鲜桑椹去蒂，洗净；枸杞子泡软。将二者一同放入榨汁机，加适量水，搅打成汁即成。

用法

每日1剂，可分次温热饮用。

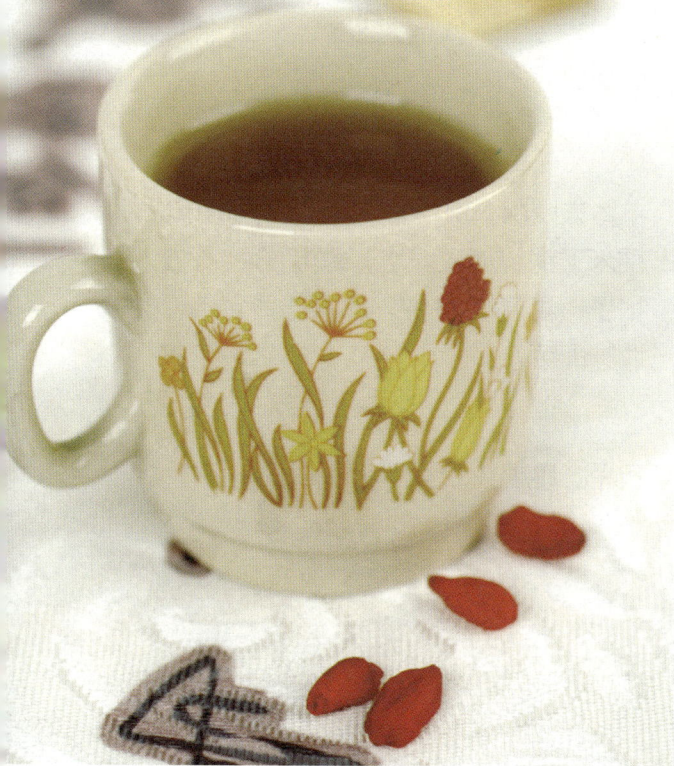

泡酒

枸杞酒

专家藏言

　　此方出自《饮膳正要》，枸杞子借助酒力，可增强补益精血、驻颜美容、延缓衰老的功效。

材料

枸杞子60克，白酒500毫升。

做法

将枸杞子倒入干净的瓶中，灌入白酒，密封，放置阴凉通风处15日以上即可。

用法

每次取10~30毫升，温热后饮用。

宜忌

✓ 适于肝肾阴亏所致腰膝酸软、四肢困倦、阳痿、早泄的中老年人。

✓ 白发、脱发、皮肤干皱、多斑、面色萎黄者饮用可美容抗衰。

✓ 四季皆可饮，冬季最宜。

✗ 热病发作、不宜饮酒者或酒精过敏者慎用。

枸杞羊肾粥

材料

枸杞子15克，羊肾2个，粳米100克。

调料

盐适量。

做法

1 羊肾去臊腺，洗净，切花刀后再切成块。
2 粳米下锅，加适量水，煮10分钟，放入枸杞子，再煮15分钟，放入羊肾煮沸，加盐调味即可。

用法

每日早、晚温热后食用。

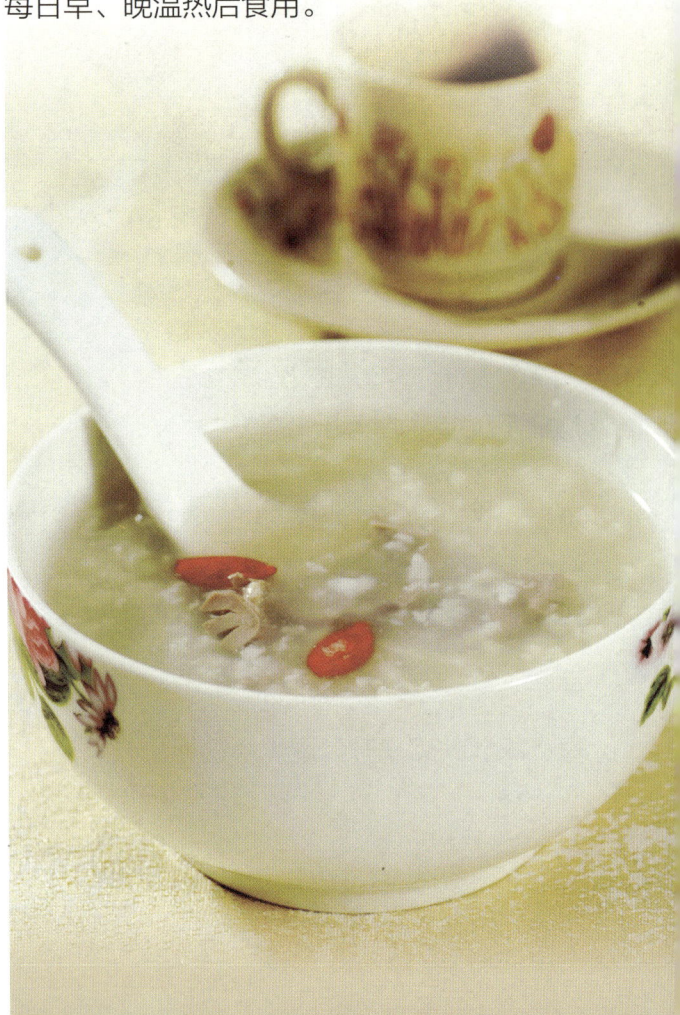

专家箴言

此粥益肾阴，补肾阳，可用于肾阴虚损、肾阳衰弱、腰脊疼痛、腿脚痿弱、头晕眼花、耳鸣、阳痿、遗尿等症。

宜忌

✓ 适于肾阴、肾阳俱虚者，老年肾虚者更宜食用。

✓ 体弱消瘦、过于劳累者宜常吃。

✓ 最宜冬季食用。

✗ 动物内脏的胆固醇含量偏高，高血脂及心血管病患者不宜多吃。

枸杞炒里脊

材料

枸杞子15克，猪里脊150克，冬笋50克。

调料

酱油、料酒、淀粉各15克，盐、香油各适量。

做法

1 将猪里脊洗净、切片，用料酒、淀粉上浆；枸杞子用水泡软；冬笋切成丝。

2 炒锅中倒入油烧热，放入肉片，炒至肉色变白，放入冬笋丝和枸杞子，加酱油、盐、香油炒匀即可出锅。

用法

随餐食用。

专家箴言

此菜可滋补肝肾，抗衰延年。用于肾虚阳痿，贫血致视物模糊、体弱乏力、妇女经少等症。

宜忌

✓ 适于男女老少各年龄层人群食用。肾虚者食用可补肾益精；健康人食用可强身益寿，增强体质，提高免疫功能。

✓ 此菜四季皆宜食用。

✗ 脾虚腹泻者不宜多吃枸杞子。

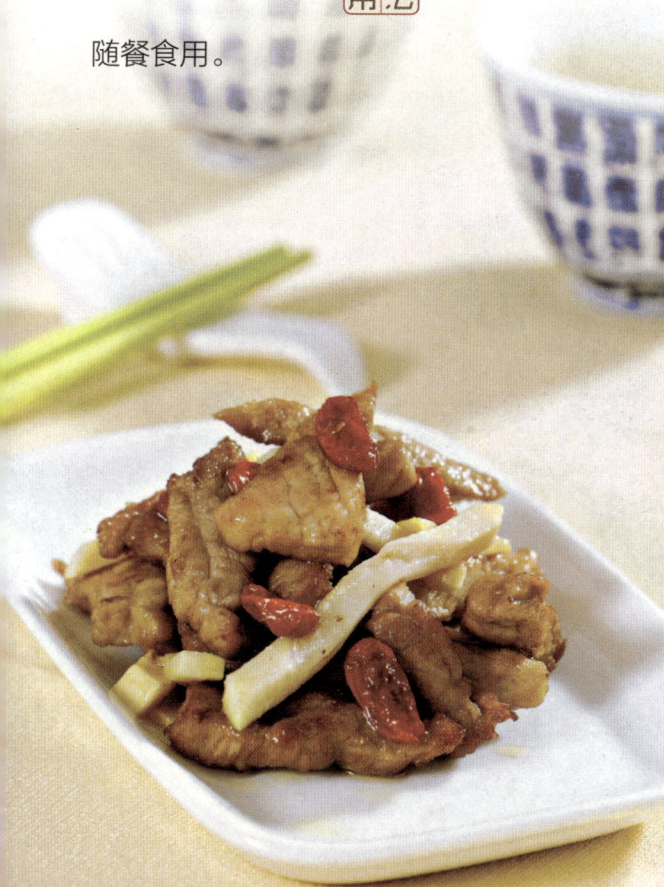

韭杞虾

专家箴言

韭菜、大虾都是补肾阳的食材，搭配补肾阴的枸杞子，可以起到补肾壮阳、益精养血的作用。用于肾阳虚衰、精血不足所致的阳痿、遗精、早泄、腰膝酸软、手足不温等症。

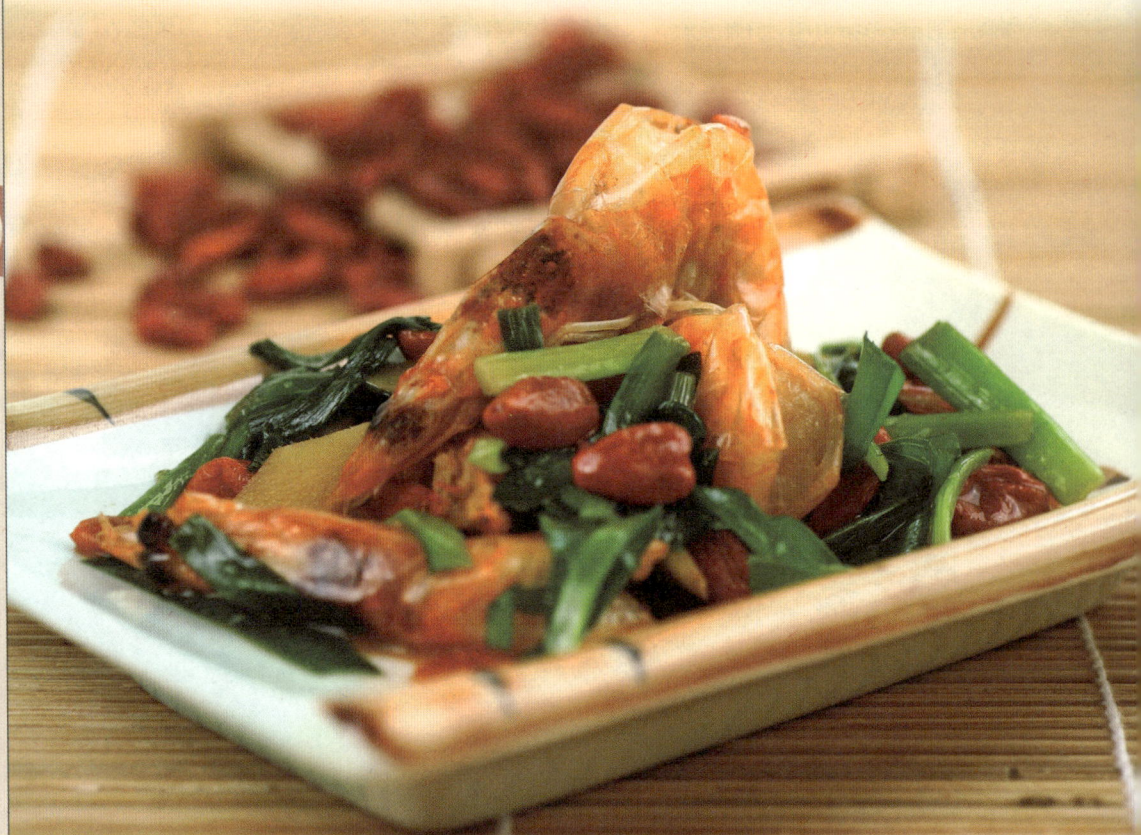

材料

枸杞子15克，大虾150克，韭菜150克。

调料

生姜片15克，料酒20克，盐适量。

用法

随餐食用，连食数日。

宜忌

✅ 性功能下降，尤其是男性出现阳痿、遗精、早泄者宜常吃。

✅ 肾阴阳两虚者最宜食用。

✅ 四季皆宜食用。

❌ 韭菜、大虾均为发物，有一定的壮阳作用，因此，阳亢、阴虚内热及有疮疡、目疾者不宜多吃。

做法

1 将大虾挑去沙线，洗净；韭菜择洗干净，切段；枸杞子用水泡软。

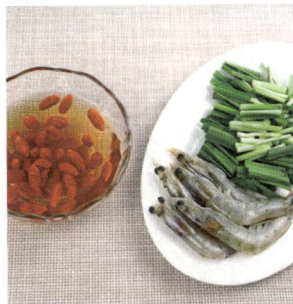

2 炒锅中倒入油烧热，下姜片炒香，放入大虾，炒至变色，烹入料酒。

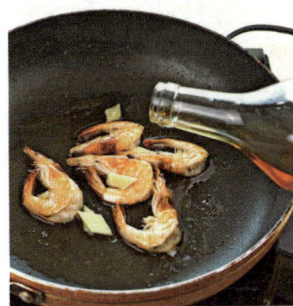

3 将枸杞子连同泡水一起倒入，烧5分钟，将汁收干。

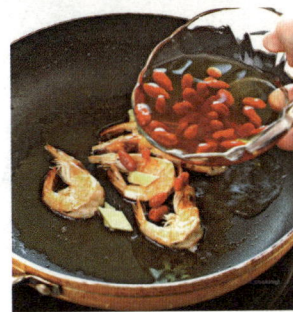

4 放入韭菜段快速翻炒，待韭菜炒软，加盐调味即成。

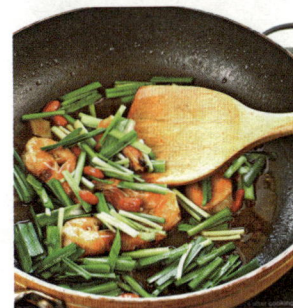

枸杞甲鱼滋肾汤

专家箴言

甲鱼是大补阴血之品，可滋肝肾之阴，清虚劳之热。搭配补肾阴、填肾精的枸杞子和熟地黄，滋阴补肾的效果更好。此汤可用于肝肾阴虚所致的腰膝酸软、头晕眼花等症。

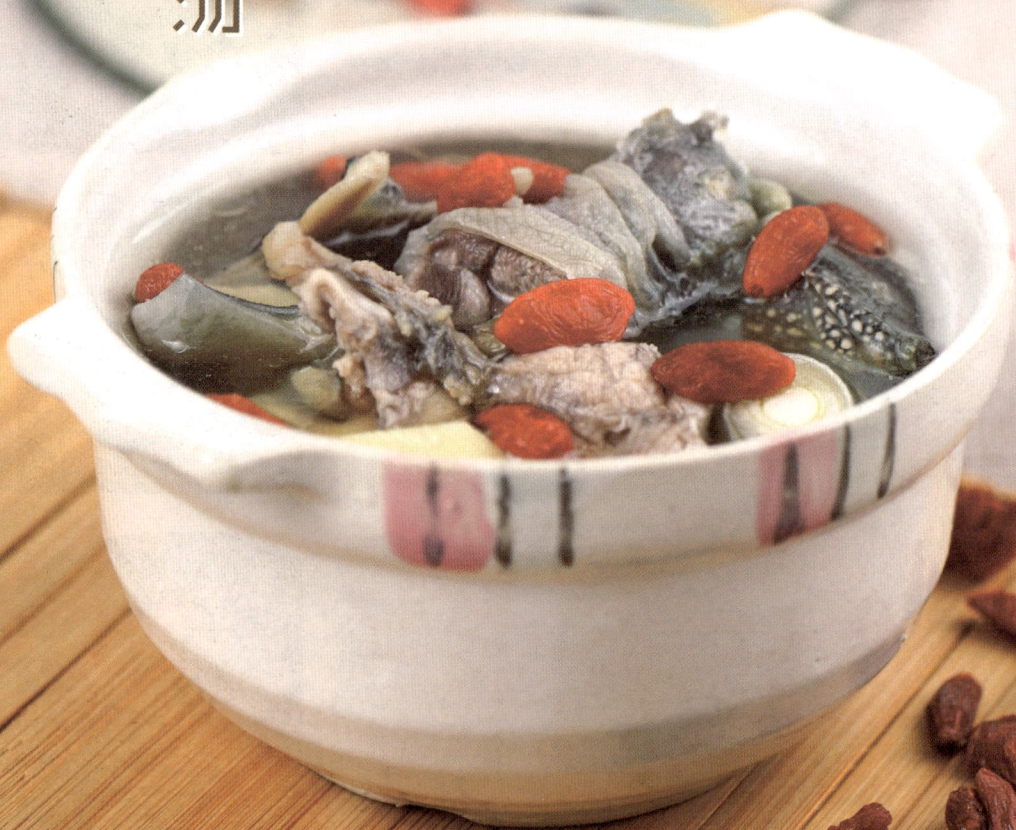

材料

治净的甲鱼1只，枸杞子30克，熟地黄15克。

调料

葱段、姜片各20克，料酒15克，盐适量。

用法

随餐食用，吃肉喝汤。

宜忌

✅ 适于阴虚阳亢、虚劳盗汗、腰酸腿痛、免疫力低下、身体瘦弱乏力者。

✅ 妇女闭经、崩漏、更年期综合征、产后虚弱腰痛者宜食用。

✅ 秋、冬季节食用，滋阴效果更显著。

❌ 甲鱼较滋腻，脾虚、湿重、消化不良、泄泻者不宜多吃。

❌ 孕妇不宜多吃甲鱼。

做法

1 将治净的甲鱼切大块，入冷水锅中加热，焯烫一下，捞出洗净；枸杞子、熟地黄分别洗净。

2 将熟地黄煎煮后过滤，取汁100毫升。

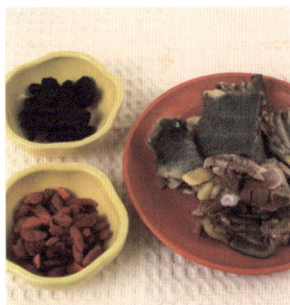

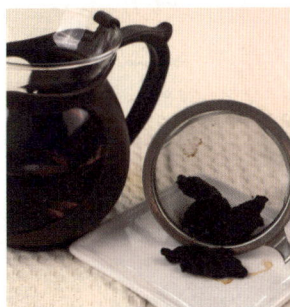

3 将甲鱼放入砂锅，加入适量水、枸杞子和所有调料，小火炖煮1.5小时。

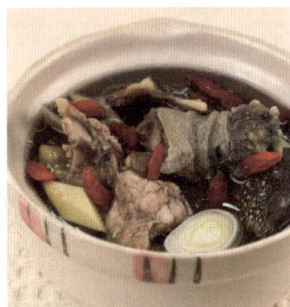

4 往煮好的甲鱼汤中兑入熟地黄煎汁即可。

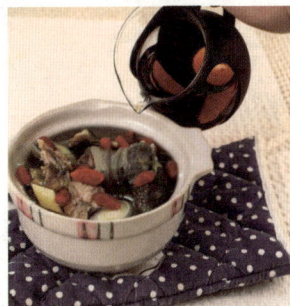

补阴填精药 · 枸杞子

103

清炖枸杞鸽子

专家藏言

俗话说"一鸽胜九鸡"，鸽肉有补肝强肾、益气补血的功效，搭配滋补肾阴的枸杞子，可气阴双补，增强性功能，用于肾虚所致的性欲低下、虚劳乏力。

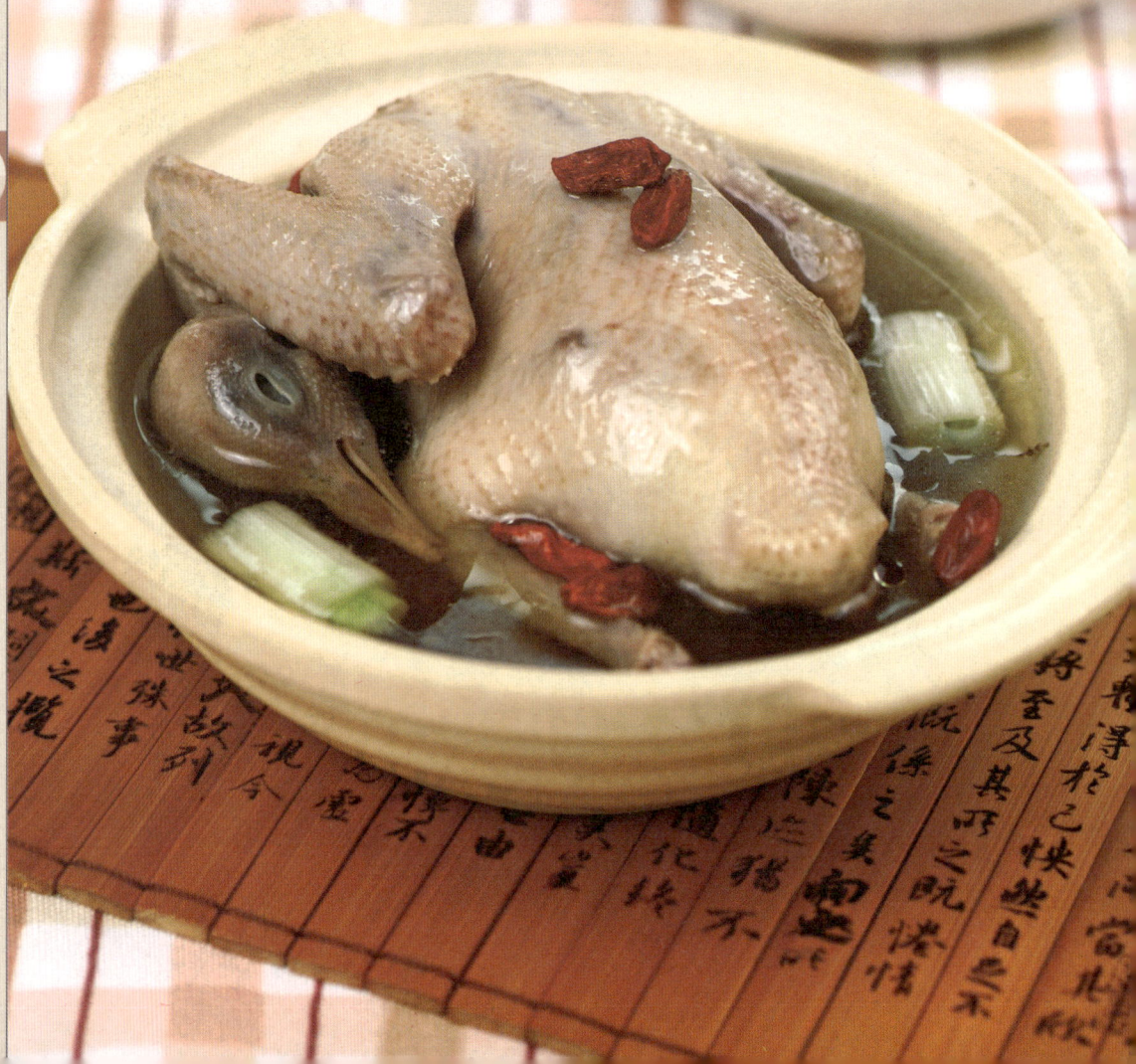

材料

乳鸽1只，枸杞子20克。

调料

葱段、姜片各20克，料酒15克，盐适量。

用法

随餐食用，吃肉喝汤，每日1次，连吃3~5日。

宜忌

✅ 适于体虚疲乏、身体瘦弱、日常缺乏活力、男女性欲低下、性功能下降、妇女血虚经闭者。

✅ 可改善皮肤多皱、多斑点、肤色不良等，适于肾虚早衰的人群。

✅ 四季皆宜，秋、冬季节食用更佳。

❌ 性欲亢进者不宜多吃鸽肉。

❌ 孕妇不宜。

做法

1 将乳鸽去毛、内脏，清洗干净，剁去爪。

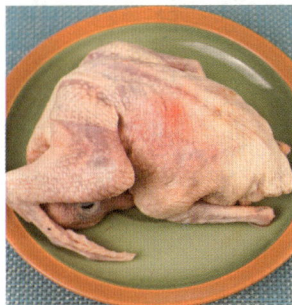

2 将乳鸽入冷水锅中焯烫一下，捞出洗净。锅中换净水，放入乳鸽，煮沸，撇去浮沫。

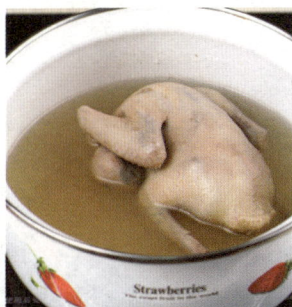

3 倒入料酒，放入葱段、姜片和枸杞子，小火炖煮1小时。

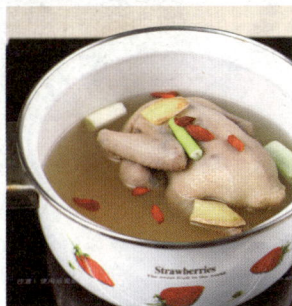

4 加入盐调味后盛入汤盆中即可。

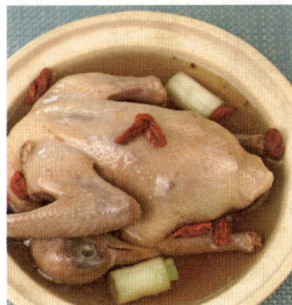

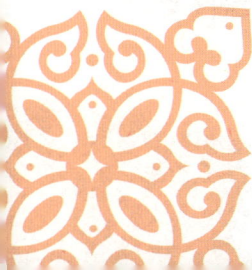

桑椹

补阴填精药

别名
葚、桑实、黑椹、桑葚子、桑果、桑枣。

性味
味甘、酸，性寒。

归经
归心、肝、肾经。

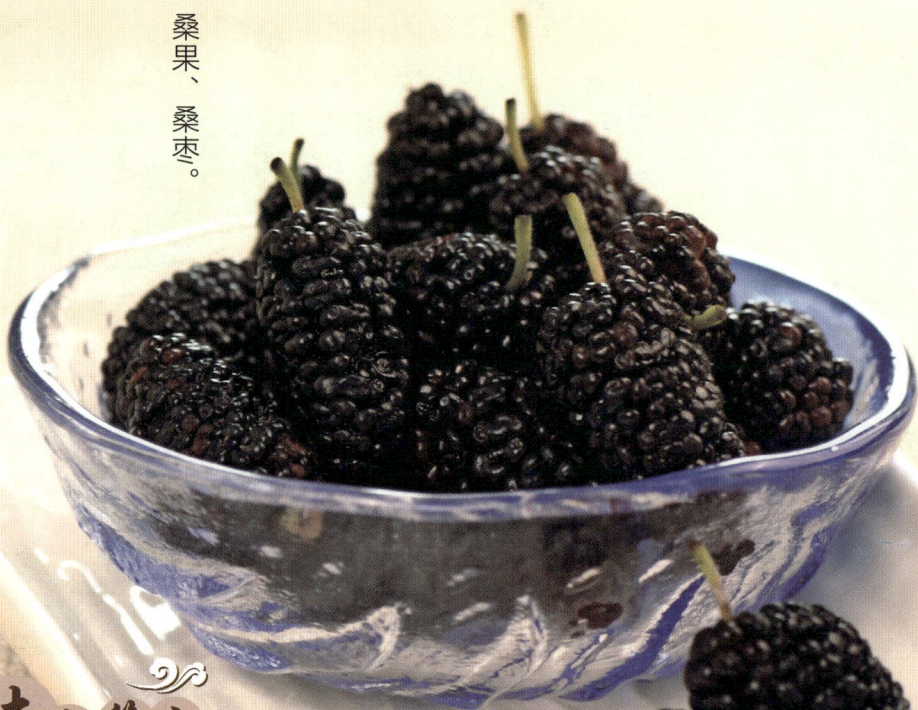

专家箴言

桑椹可滋阴补血，生津润燥，补益肝肾之阴。常用于肝肾阴虚引起的眩晕耳鸣、目暗昏花、关节不利、失眠、须发早白等症，对肝肾阴虚兼血虚者，还能起到补血养肝的作用。

古籍说法 《滇南本草》："益肾脏而固精，久服黑发明目。"
《本草经疏》："为凉血补血益阴之药。"
《随息居饮食谱》："滋肝肾，充血液，祛风湿，健步履，息虚风，清虚火。"

药材选料 桑椹为桑树的果穗。鲜桑椹作为一种常见的水果，一般在 4 ～ 6 月份上市，在大型超市、农贸市场均可买到。将刚刚变红的鲜桑椹果实采收、晒干或略蒸后晒干，制成的干桑椹，可在中药店买到。品质优良的桑椹应以个大、肉厚、色紫红或紫黑、糖度高、味微酸甜、质油润者为佳。

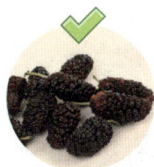

优质鲜桑椹

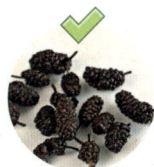

优质干桑椹

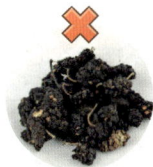

劣质干桑椹

保存 鲜桑椹不易保存，需尽快食用。干桑椹置于通风透气处可保存 1～3年。

搭配 单独食用鲜品就有效，也经常与何首乌、核桃仁、枸杞子、山药、黑豆、黑芝麻等同用，以加强补肾、抗衰老的作用。

用法用量 适合熬膏常服，也适合泡茶、泡酒及制成粥、羹、酱食用。一般干品用量为9～15克，鲜品可达30克。

人群宜忌

适宜人群	不宜人群
✅ 皮肤早衰多皱，脱发或白发者	❌ 本品性寒，脾虚、腹泻便溏者勿用
✅ 经常目暗不明、头晕眼花、失眠、健忘者	
✅ 阴虚内热所致大便秘结、遗精、盗汗者	❌ 孕妇、儿童
✅ 免疫力低下或患有"三高"的老年慢性病患者	

茶饮

桑椹茶

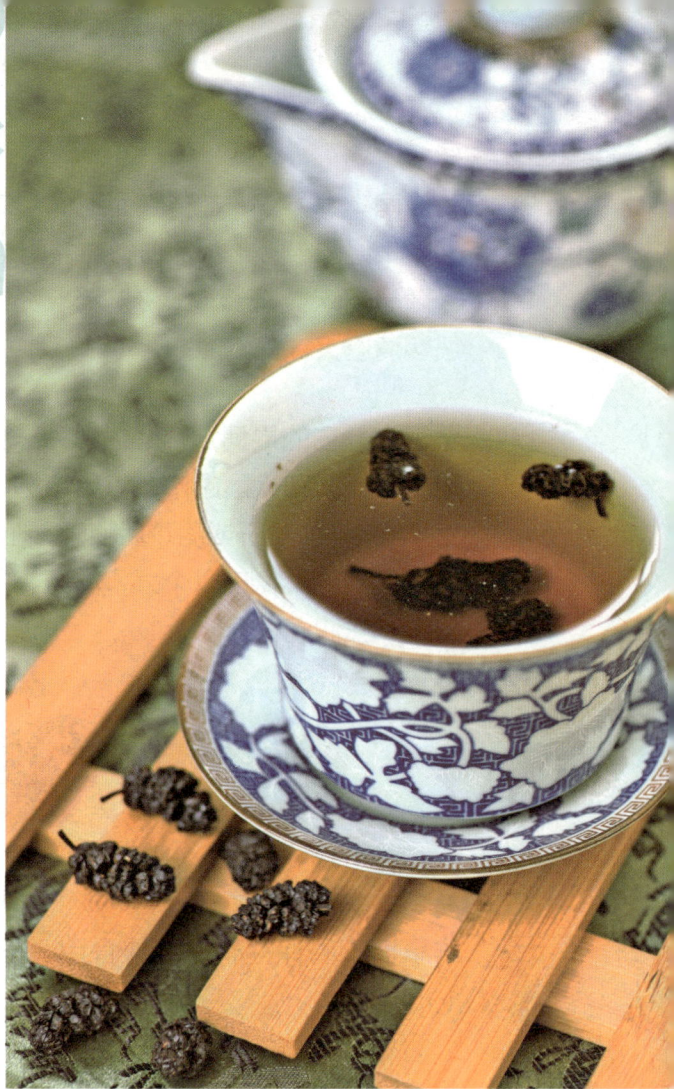

专家箴言

此茶益肝肾，滋阴液，可用于神经衰弱、膝腿疼痛、大便干结等症，是肝肾阴虚者的保健茶。

宜忌

✓ 适于工作劳累、经常熬夜、失眠、眼睛干涩、精力不济、须发早白、免疫力低下的上班族饮用。

✓ 阴虚肠燥、大便秘结的老年人可常饮用。

✓ 此茶四季皆宜饮用。

✗ 脾胃虚寒泄泻者不宜饮用。

材料

干桑椹9~15克。

做法

将干桑椹放入杯中，冲入沸水，加盖闷泡15分钟即可饮用。

用法

每日冲泡1杯，代茶频饮。

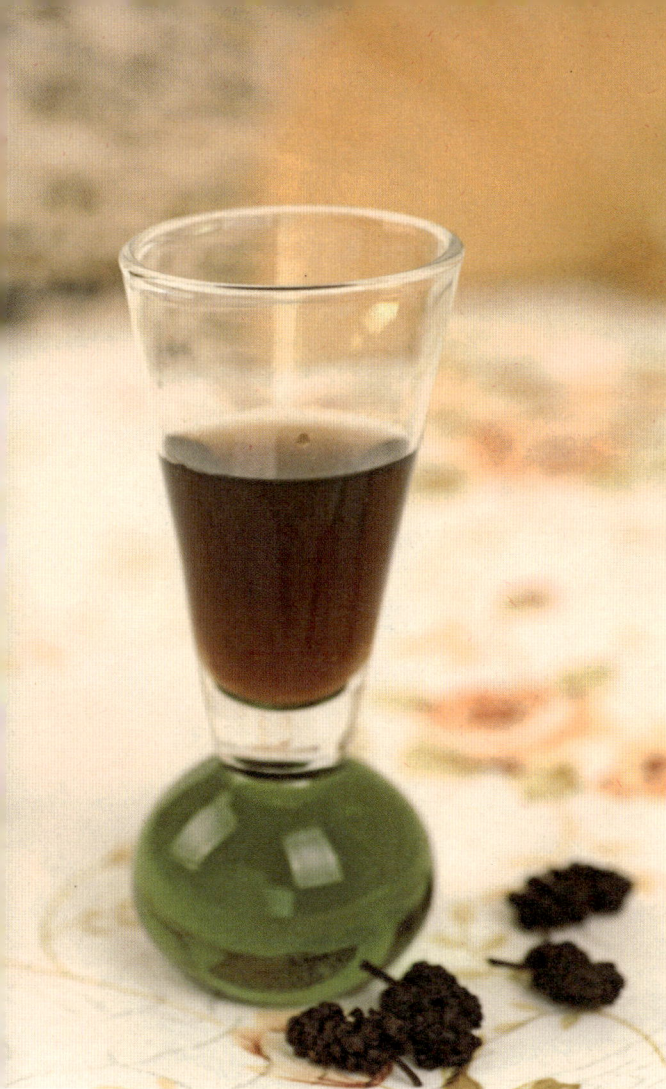

桑椹酒

专家箴言

　　此方出自《饮食辨录》，有补益肝肾、聪耳明目、美容养颜、利水消肿、延年益寿的功效。

材料

干桑椹50克，白酒500毫升。

做法

将干桑椹倒入酒瓶中，灌入白酒，密封，放置于阴凉通风处半月以上即可开封饮用。

用法

每次取10~30毫升饮用。

宜忌

✅ 适于肝肾阴亏所致视物不清、听力减退、腿脚浮肿、口渴、耳鸣者饮用。

✅ 容颜衰老、须发早白、气色不佳、虚劳疲惫者宜常饮。

✅ 秋、冬季饮用最宜。

❌ 热病发作、不宜饮酒者或酒精过敏者慎用。

桑椹粥

主食

材料

桑椹15克（鲜品30克），糯米100克。

做法

1 将桑椹浸泡一会儿，洗净；粳米淘洗净。

2 桑椹、糯米一起放入砂锅内，加适量水烧开，撇去浮沫，改小火煮30分钟，至粥成。

用法

每日早、晚温热后食用。

专家箴言

此粥出自清代的《粥谱》，有补益肝肾、养血填精、生津润燥的作用。

宜忌

✓ 适于因肝肾阴亏所致眩晕、耳鸣、失眠、须发早白、眼目昏花、肠燥便秘者食用。

✓ 四季皆宜食用，春、夏季宜用鲜品，秋、冬季可用干品。

✗ 脾胃虚寒腹泻者不宜食用。

✗ 忌用铁锅煮此粥，以免桑椹与铁发生不良反应而产生有毒物质。

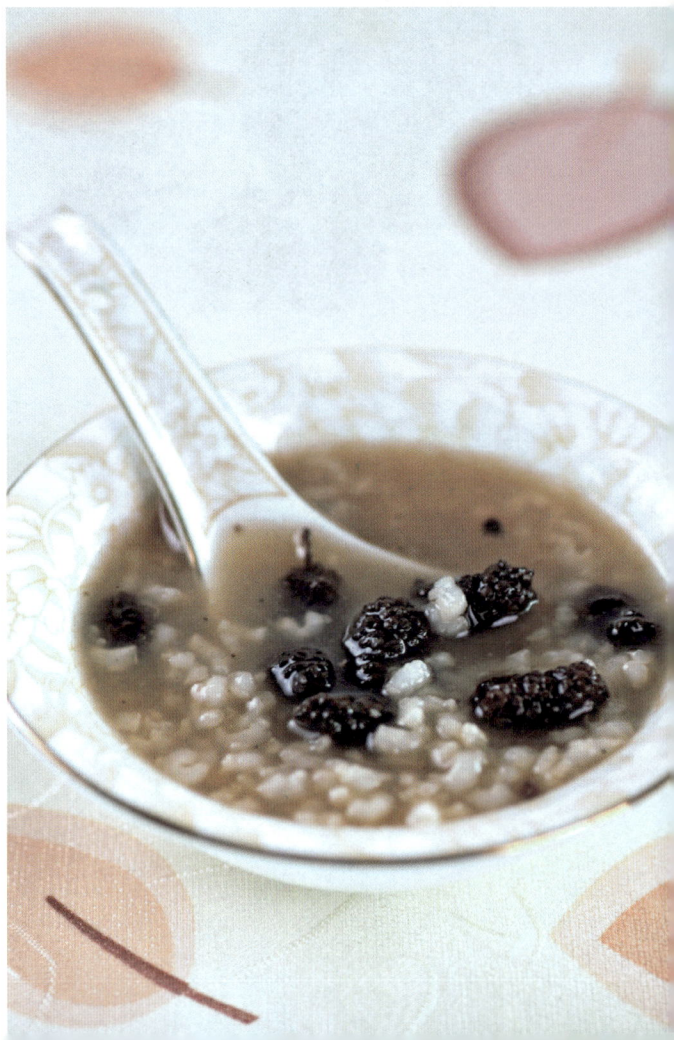

膏方 桑蜜膏

材料

桑椹500克，蜂蜜100克。

做法

1 桑椹放入锅内，加适量水，煎汁，过滤去渣，取汁。
2 加入蜂蜜，小火熬成膏，密封保存。

用法

每日早、晚各服1勺（12~15克），温开水送服。

专家箴言

此膏能滋阴润燥，补益肝肾，乌须发，美肌肤，明目，止消渴。

宜忌

✔ 可美容、抗衰老，适合须发早白、发质干枯、面部多斑点、多皱纹、有黑眼圈者。
✔ 老年人肾虚所致大便秘结者宜常吃。
✔ 阴虚火旺导致眼睛干涩、虚烦口渴、津少咽干者宜多吃。
✔ 四季皆宜食用。
✘ 虚寒腹泻者不宜食。
✘ 熬桑椹时忌用铁器。

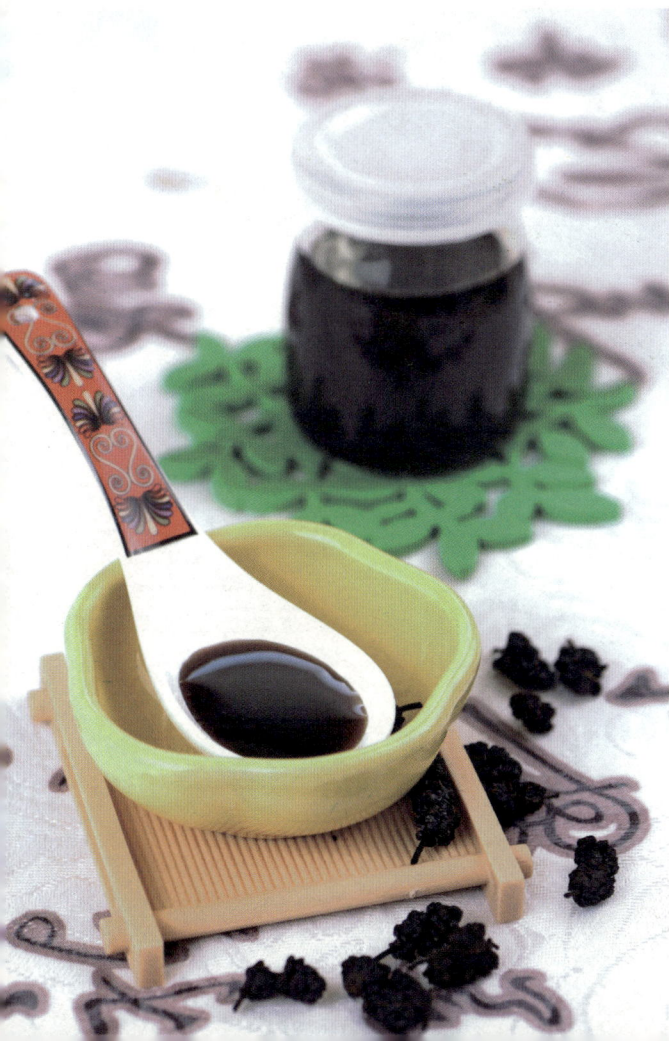

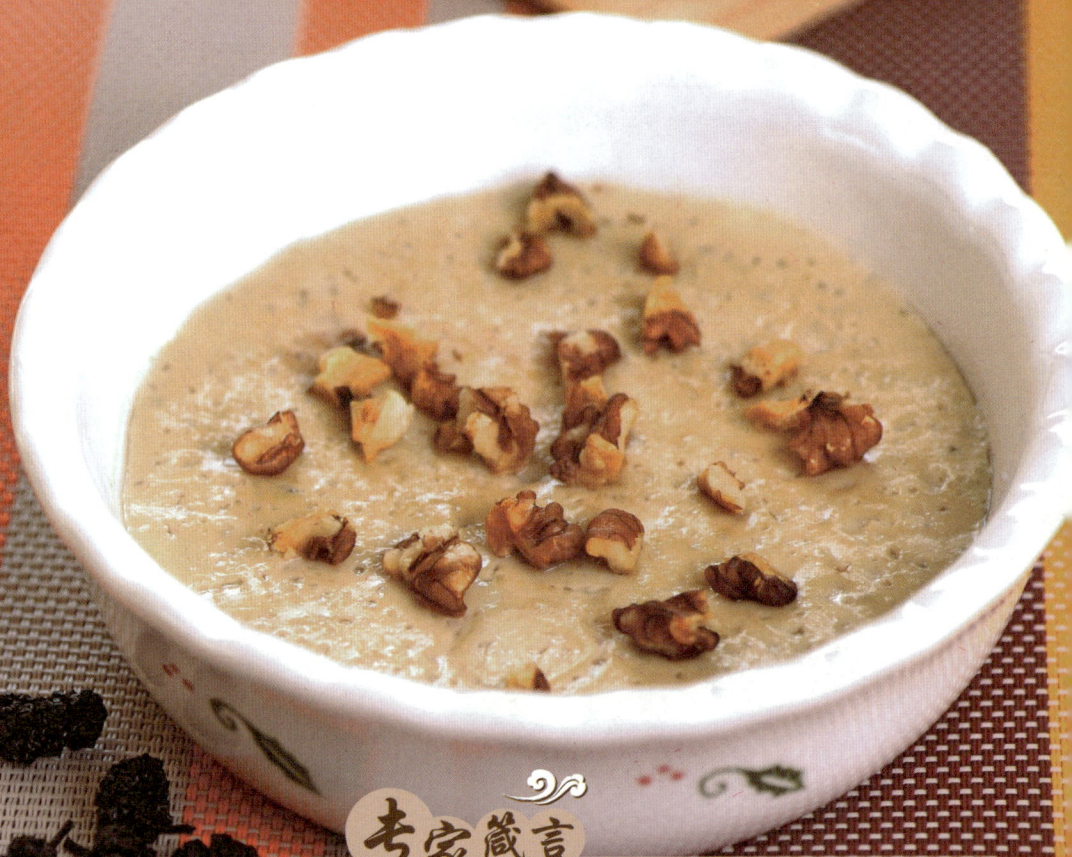

桑椹蒸蛋

专家藏言

　　桑椹育肾阴，核桃仁补肾气，鸡蛋养阴补血。此蛋羹可养血，润燥，补益肝肾，用于肝肾不足所致头昏眼花、须发早白、脑力衰退、大便秘结等症。

材料

桑椹20克，核桃仁15克，鸡蛋2个。

调料

盐少许。

用法

每天1次，早餐食用最佳。

宜忌

✅ 老年肾虚者，尤其是气阴两虚、血虚津枯、体虚瘦弱者最宜多吃。

✅ 白发、脱发、容颜衰老多皱、记忆力减退、肠燥便秘者宜多吃。

✅ 秋、冬季节食用，补益润燥效果更好。

❌ 脾胃虚寒腹泻者不宜多吃。

❌ 鸡蛋的蛋白质及胆固醇含量较高，有蛋白尿的肾病患者、高脂血症患者不宜多吃。

做法

1 将桑椹用砂锅加水煎煮，滤渣，取100毫升汤汁。

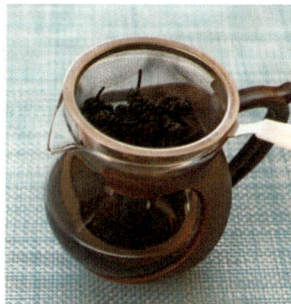

2 将核桃仁倒入炒锅中，炒至微黄，取出，捣碎备用。

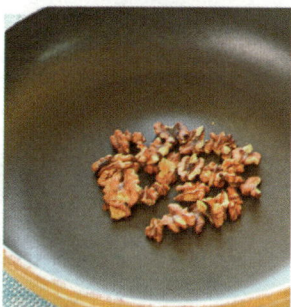

3 把鸡蛋打入碗中，放入盐，倒入桑椹煎汁，边倒边搅拌，搅至均匀。

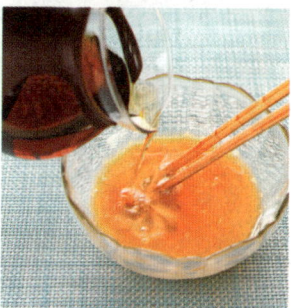

4 将鸡蛋液倒入蒸碗，上蒸锅蒸10分钟，取出蒸碗，撒上打碎的核桃仁即成。

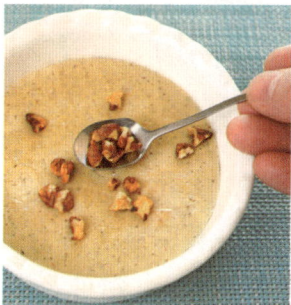

补阴填精药 · 桑椹

113

汤羹

桑椹黑豆羹

专家藏言

桑椹、黑豆都是补肾阴、益肾气的佳品，此羹有利于乌发明目、强腰填精，可缓解腰膝酸软、性功能减退、容颜早衰、视力及脑功能下降等各种老化现象。

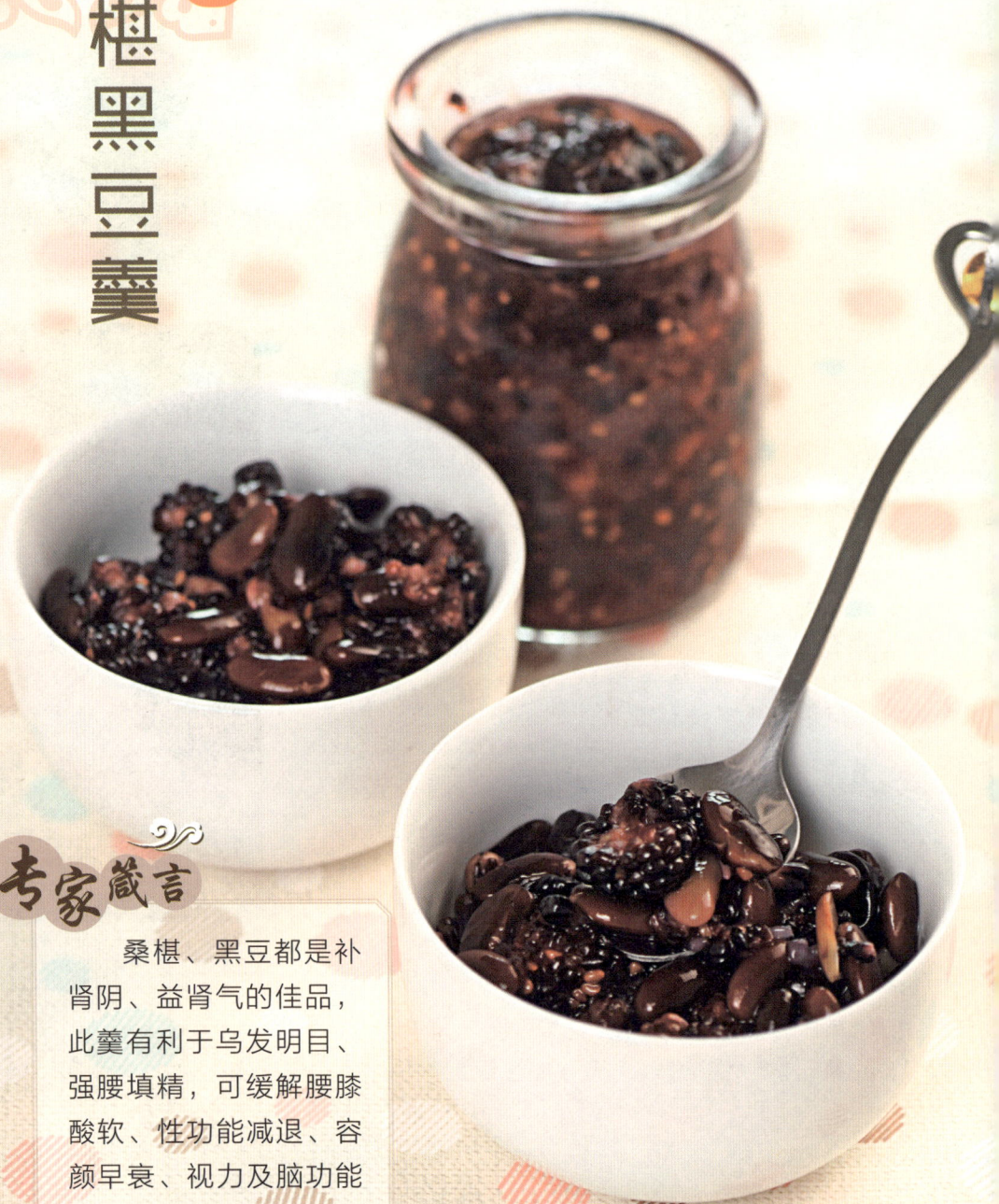

材料

鲜桑椹200克，黑豆100克。

调料

白糖15克，蜂蜜30克。

用法

作为甜点或加餐，两餐之间食用。

宜忌

✅ 适于肾阴虚的中老年人食用，抗衰老功效明显。

✅ 工作过于劳累、容颜早衰、眼目昏花、视力不佳、失眠、健忘者宜多吃。

✅ 女性常吃可改善月经不调及更年期综合征，预防一些妇科病。

✅ 适于鲜桑椹上市的春、夏季节食用，祛除阴虚燥热的效果好。

❌ 桑椹性偏寒凉，肾阳虚、腹泻者慎食。

做法

1 将黑豆浸泡一夜，待涨发后用煮锅煮至软烂，捞出，沥水备用。

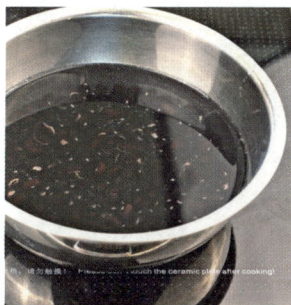

2 将鲜桑椹去蒂，洗净，放入煮锅中，加白糖和少许水，煮至软烂，晾凉后加蜂蜜捣成桑椹酱。

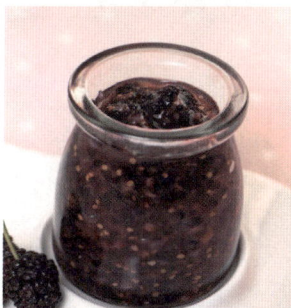

3 将煮好的黑豆和桑椹酱充分拌匀即成。

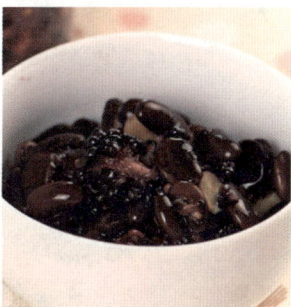

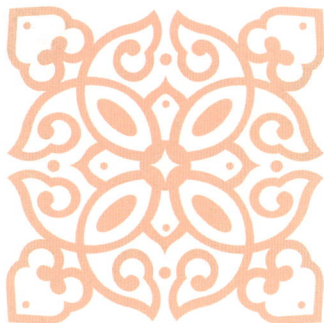

何首乌

别名 首乌、赤首乌、地精、小独根、红内消。

性味 味苦、甘、涩，性微温。

归经 归肝、肾经。

专家藏言

何首乌是补肝肾、益精血、乌须发、抗衰老的滋补良药。常用于精血亏虚、头晕眼花、须发早白、腰膝酸软等症。

古籍说法 《本草纲目》："养血益肝，固精益肾，健筋骨，乌髭发，为滋补良药。不寒不燥，功在地黄、天门冬诸药之上。"

《滇南本草》："涩精，坚肾气，止赤白便浊，缩小便，入血分，消痰毒。"

药材选料 何首乌为蓼科植物何首乌的块根。何首乌有生、熟之分。

生何首乌为红棕色，主要功效是解毒、截疟、润肠通便，补肾效果较差，且有一定的毒性，不宜用于补肾。

制首乌是将生何首乌用黑豆久蒸久煮、晒干后制成，无毒，主要功效是益精补血，这才是补肾的好材料，选料时一定要分清。制首乌以表面色黑、略有酒香、味微甜者为佳。

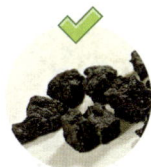

制首乌

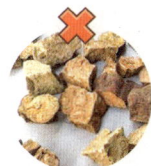

生何首乌

保存 在阴凉干燥处保存即可，防潮，防虫蛀。

搭配 制首乌可单用，也常与熟地黄、当归、大枣、枸杞子、菟丝子、桑椹、黑芝麻、杜仲、牛膝等搭配合用。

用法用量 可泡茶、泡酒、熬膏，或煎汤后入粥、汤等。制何首乌每日煎服用量在3~12克，生何首乌每日煎服用量在3~6克。

人群宜忌

适宜人群	不宜人群
✓ 须发早白、毛发干枯易脱落者	
✓ 肾精亏虚所致腰腿酸软乏力者	✗ 大便溏泄及有湿痰者
✓ 肝肾亏虚所致头晕眼花、耳鸣耳聋、失眠健忘者	

117

苗乌牛膝茶

材料

制首乌粉10克，怀牛膝粉6克，蜂蜜适量。

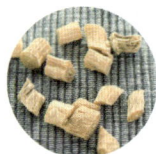

怀牛膝

做法

1 将制首乌粉、怀牛膝粉放入茶包内，置于壶中，冲入沸水，加盖闷泡15分钟。

2 倒出一杯，待温添加适量蜂蜜饮用。

用法

可多次冲泡，代茶频饮。

专家箴言

此茶能补肝肾，强筋骨，用于肝肾阴亏所致的腰膝酸痛、软弱无力。

宜忌

✔ 适于老年人肾虚腰痛、腰酸、膝盖腿脚疼痛、不能屈伸、行走无力者。

✔ 四季皆可饮用，秋、冬季最宜。

✘ 大便溏泄者不宜饮用。

✘ 牛膝有通经、引血下行的作用，月经过多者及孕妇忌用。

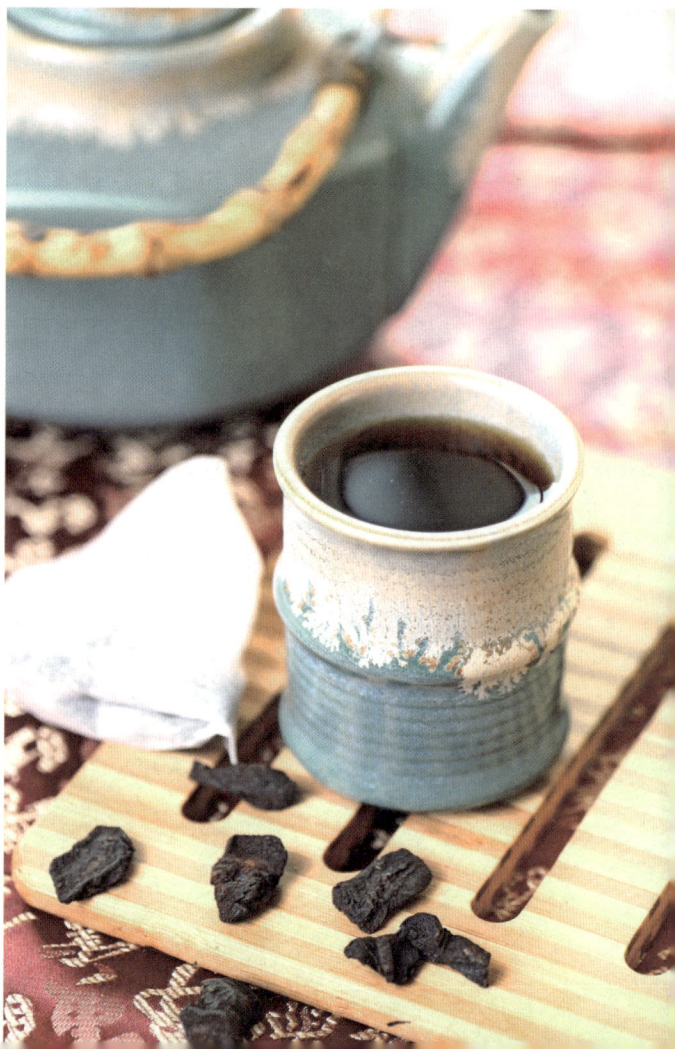

苗乌酒

材料

制首乌30克，熟地黄、当归各15克，白酒500毫升。

做法

将制首乌、熟地黄、当归分别切碎，用细纱布袋装好，浸于白酒中，密封好，1个月后可开封服用。

用法

每次取10~15毫升饮用。

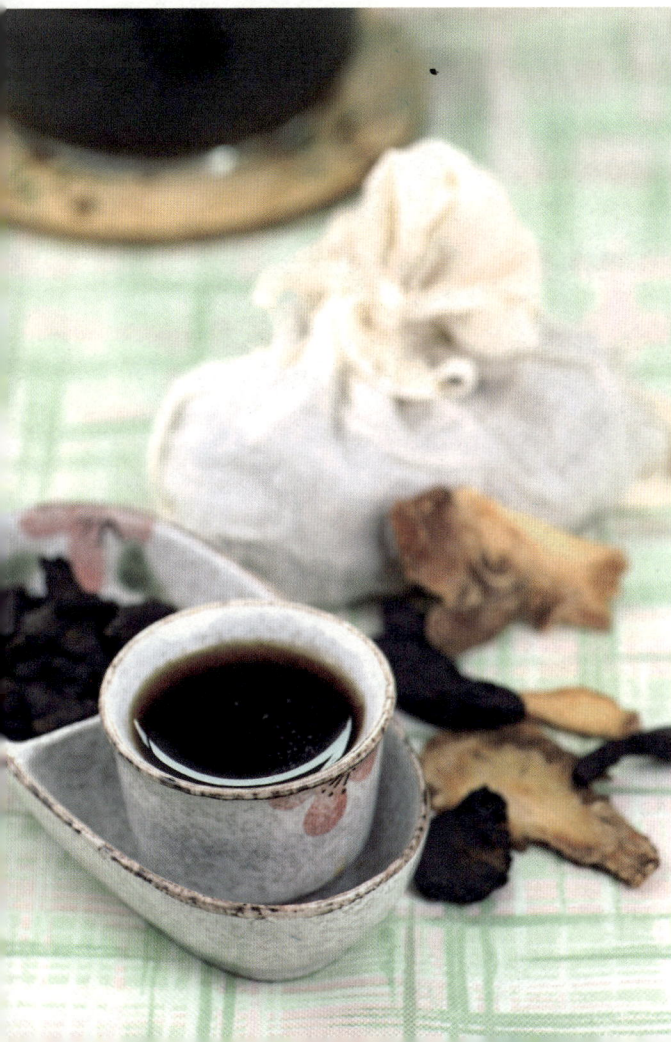

专家箴言

此酒可补肾益精，延年益寿。适用于肝肾不足、精亏血少引起的头晕耳鸣、腰酸、须发早白等症。

宜忌

✓ 适于肾精亏虚的中老年人饮用，尤其是白发早生、腰膝酸软、筋骨酸痛、妇女带下者更宜多饮。

✓ 秋、冬季节饮用最佳。

✗ 热病发作、不宜饮酒者或酒精过敏者慎用。

苘乌仙人粥

专家箴言

此方出自《太平圣惠方》，《遵生八笺》中也有记载，又叫"仙人粥"。此粥补肝肾，益精血，用于肝肾不足、精血亏虚等症，常食能延缓衰老，养颜驻容，延年益寿，防治老年慢性病。

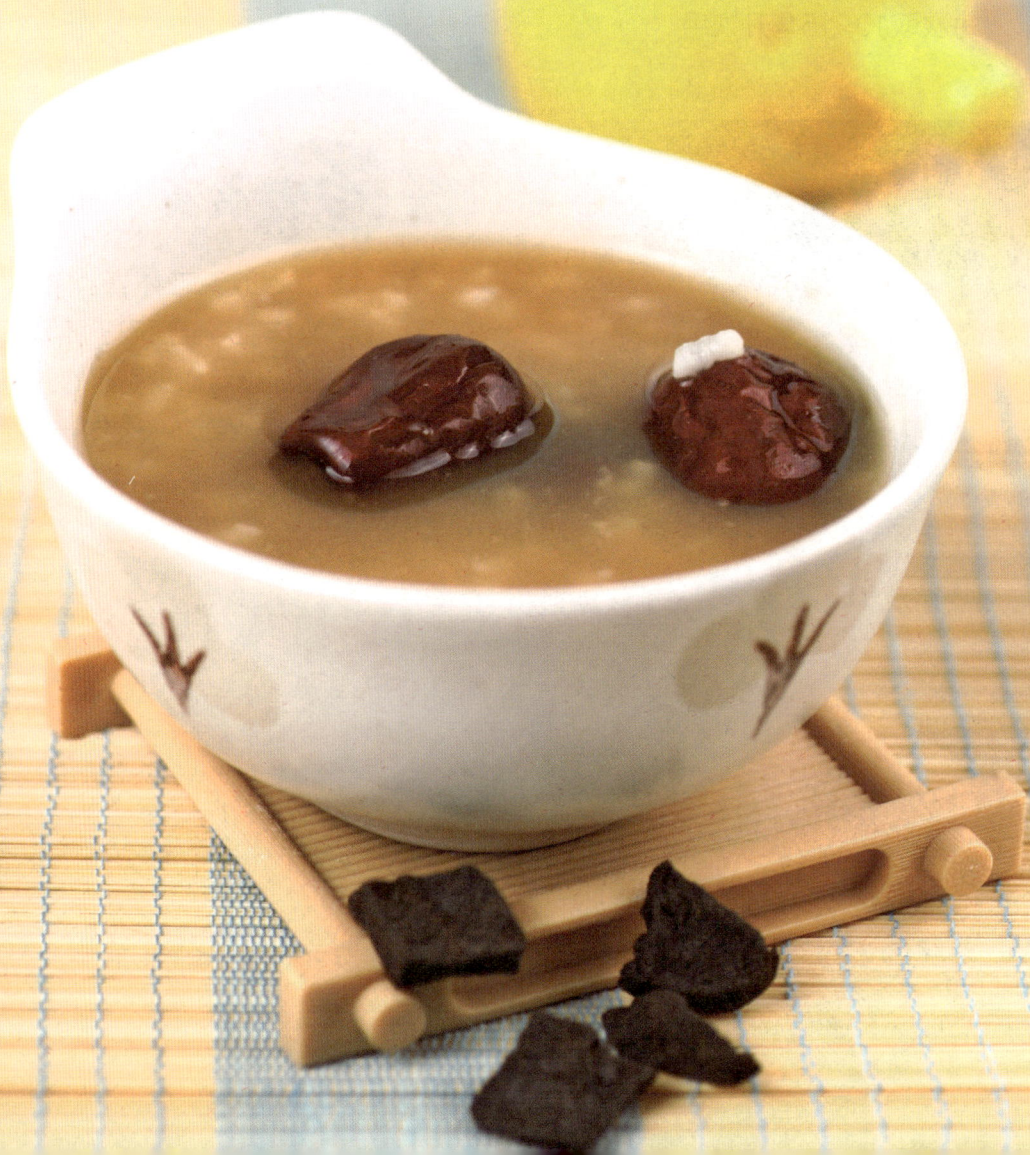

材料

制首乌15克，大枣（去核）5枚，粳米100克。

调料

冰糖适量。

用法

早晚分2次温热服食。

宜忌

✅ 适于肝肾不足、阴虚血枯、腰酸脚软、头晕眼花、阳痿遗精、心悸失眠、肠燥便秘者食用。

✅ 适于颜面干枯萎黄、多皱、多斑、须发早白者食用，美容效果好。

✅ 秋、冬季节最宜食用。

❌ 大便溏泄及痰湿较重者不宜多吃。

❌ 熬此粥忌用铁锅。

做法

1 将制首乌切成小块，用水泡半小时。然后放入砂锅中，加水，煎取浓汁，去渣，留药汁。

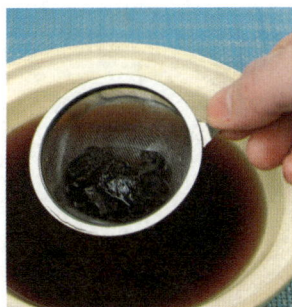

2 把药汁、粳米、大枣一同放入砂锅内，添加适量水，小火同熬30分钟成粥。

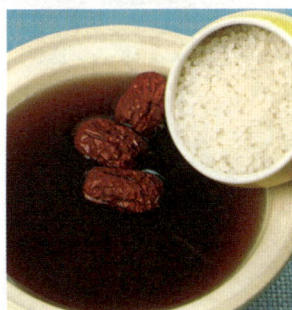

3 快熟时加入冰糖，继续煮5分钟即可。

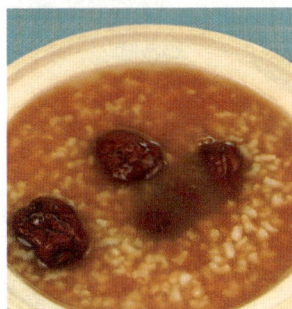

❗ 制首乌需先用水泡一段时间才能使药物成分在煎煮时充分释放出来，这个步骤不可省略。

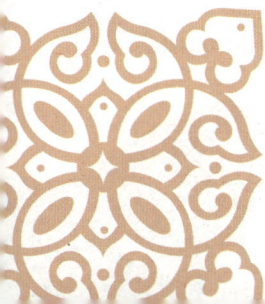

121

何首乌鲫鱼汤

专家箴言

鲫鱼可补虚益气，利水除湿，搭配滋补肝肾的何首乌，可起到增食欲、补中气、除虚羸、养气血、消水肿的作用。

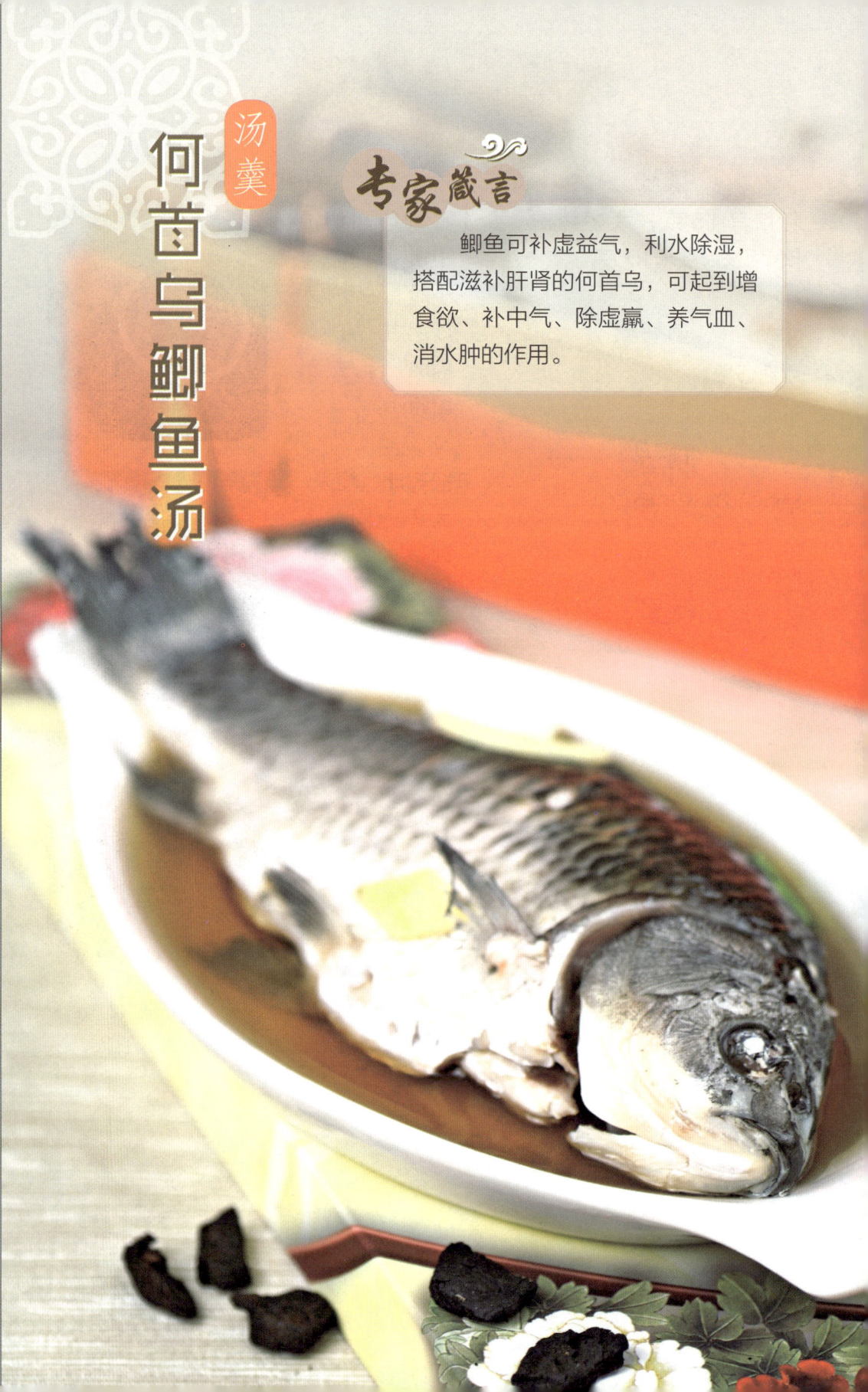

材料

活鲫鱼1条，制首乌6克。

调料

葱段、姜片各15克，盐适量。

用法

随餐食用，吃肉喝汤，每周1~2次。

宜忌

✅ 脾肾气血虚弱、羸瘦乏力、营养不良、肾虚水肿者宜食用。

✅ 容颜早衰、面容憔悴、须发早白者宜多吃。

✅ 冬季是食用鲫鱼的最佳季节。

❌ 大便溏泄者以及感冒发热者不宜多吃。

❌ 制作此汤忌用铁锅。

做法

1 将活鲫鱼去鳞，剖腹，去内脏，洗净。

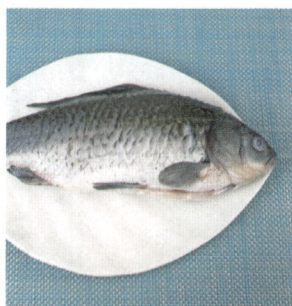

2 将制首乌切成小块，用水泡半小时，煎浓汁，去渣，取药汁备用。

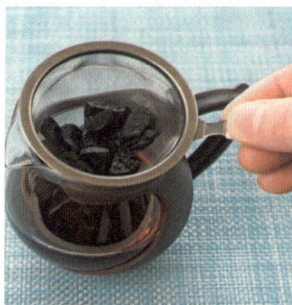

3 锅中放入鲫鱼，加适量水煮沸，撇去浮沫，加葱段、姜片，小火煮30分钟，加盐调味。

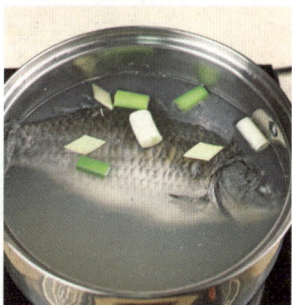

4 煮好的鱼汤加入何首乌药汁即可。

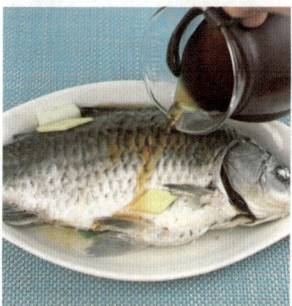

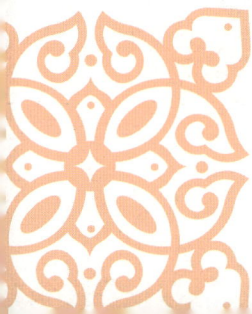

补阴填精药

熟地黄

别名　熟地。

性味　味甘，性微温。

归经　归肝、肾经。

专家箴言

熟地黄为补肾阴的要药，其质润入肾，善滋补肾阴，填精益髓，养血补虚。常用于肝肾阴亏、腰酸腿软、骨蒸潮热、盗汗、遗精、内热消渴、头晕眼花、耳鸣耳聋、须发早白、月经不调等一切精血亏虚之症。

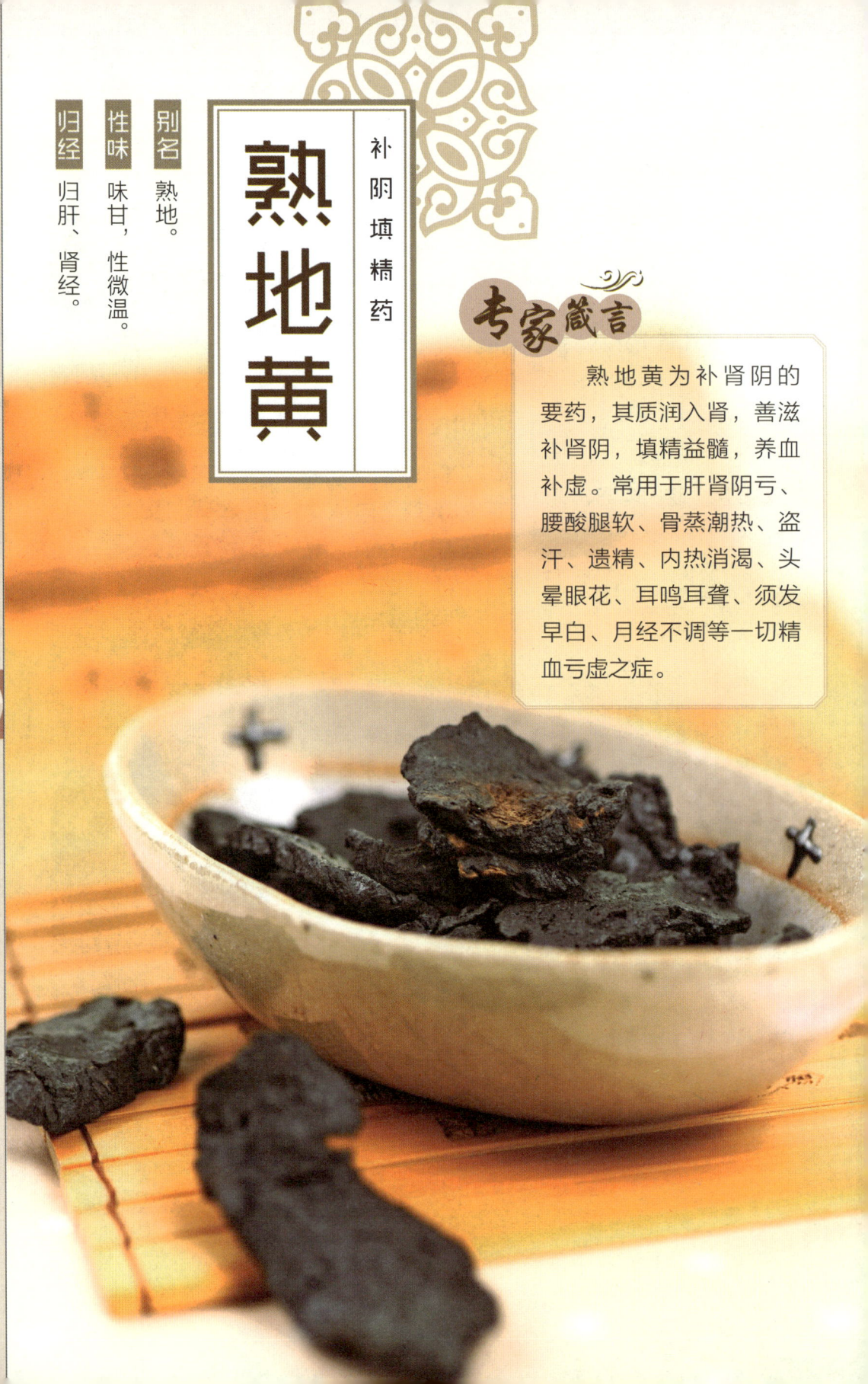

古籍说法

《本草纲目》："填骨髓，长肌肉，生精血，补五脏、内伤不足，通血脉，利耳目，黑须发，男子五劳七伤，女子伤中胞漏，经候不调，胎产百病。"

《本草从新》："滋肾水，封填骨髓，利血脉，补益真阴，聪耳明目，黑发乌须。"

药材选料

本品为玄参科植物地黄的块根，分生、熟两种。熟地黄为生地黄经酒制、蒸煮、晒干后的炮制加工品，以内外呈漆黑色、质柔软、断面滋润、黏性大、微甜者为佳。其性味甘温，养血滋阴、填精益髓的效果好。而生地黄甘寒质润，长于清热凉血、育阴，适合血热伤阴及阴虚发热者。虽然两种地黄均可滋阴，但功效有异，肾阴不足、精髓亏虚者宜选用熟地黄。

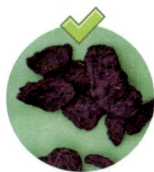

熟地黄

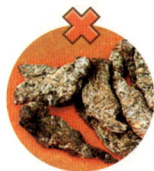

生地黄

保存

熟地黄应置于干燥通风处保存，如果含水量过大，可以烘干至水分比较少时再保存，使用前检查是否发霉。

搭配

熟地黄可单用，也常与山药、枸杞子、当归、山茱萸、何首乌、牛膝、菟丝子、陈皮等药材搭配使用，以增强疗效。

用法用量

可泡酒、熬膏或入丸、散，也可煎汁后用于熬粥、煮汤。煎服用量在10~30克。

人群宜忌

适宜人群	不宜人群
✓ 腰膝酸软、遗精、盗汗、耳鸣、耳聋、骨蒸潮热者	✗ 熟地黄性质黏腻，有碍消化，凡气滞痰多、脘腹胀痛、食少便溏者忌服。大剂量久服时，宜与健脾胃药陈皮、砂仁等同用，以免黏腻，影响脾胃运化
✓ 精血亏虚所致须发早白、血虚萎黄、月经不调、崩漏带下者	

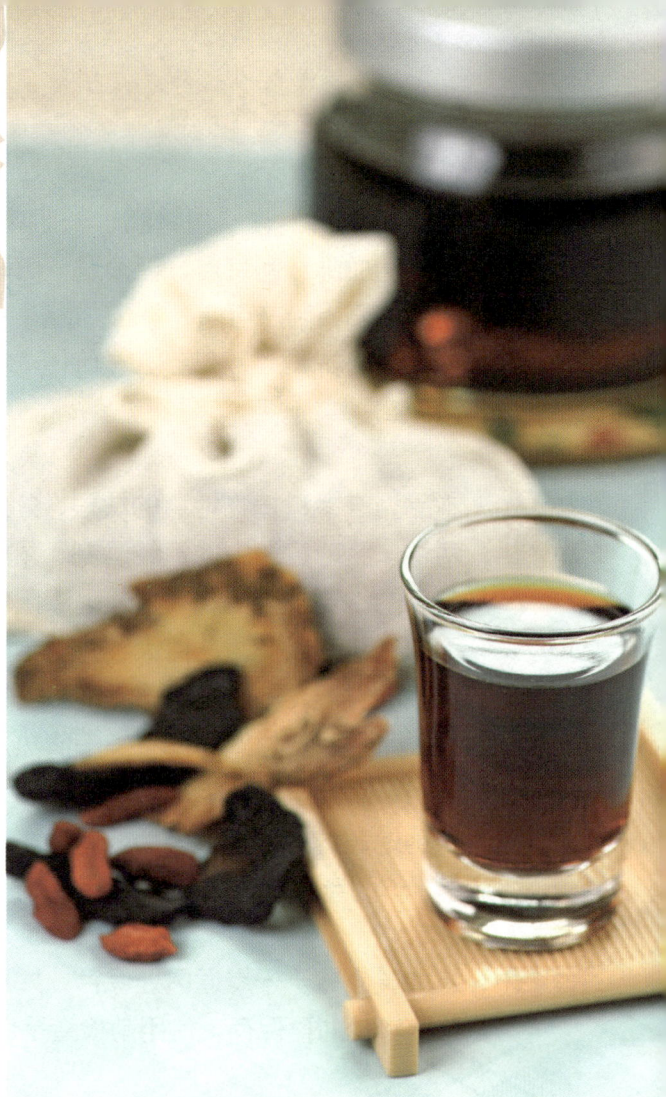

固精酒

专家箴言

此方出自《惠直堂经验方》。熟地黄、枸杞子补肝肾，益精血；当归补血养血。此酒有补肝肾、固肾精、养阴血的功效，有助于提高性功能。

宜忌

✅ 适于有腰酸、遗精、早泄等症状的男性饮用，对男性精亏不育也有一定的食疗效果。

✅ 秋、冬季节饮用最佳。

❌ 热病发作、不宜饮酒者或酒精过敏者慎用。

材料

熟地黄180克，枸杞子120克，当归60克，白酒3000毫升。

做法

将以上各药用药袋装盛，扎紧口，放入广口瓶中，灌入白酒，密封，放置于阴凉通风处15日以上即可。

用法

每次饮10~20毫升，每日早、晚各1次。

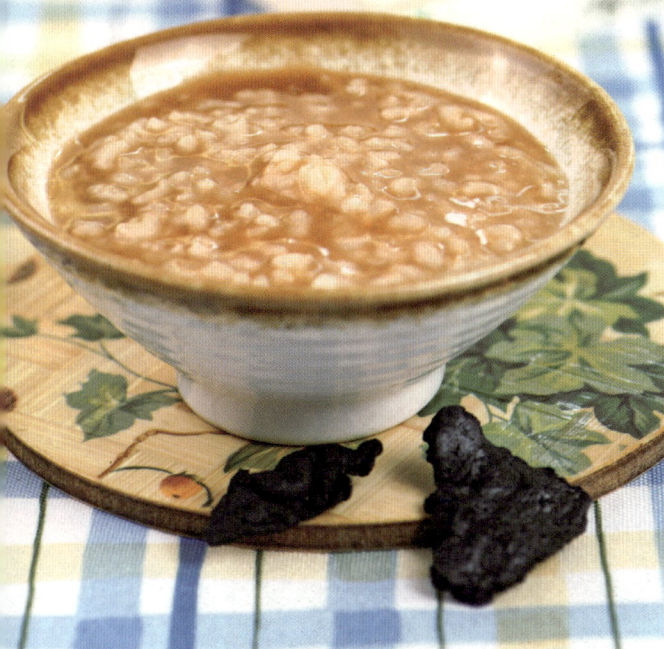

熟地粥

专家箴言

此粥可补肾壮腰，生精填髓。常食可改善肾虚腰痛的症状。

材料

熟地黄30克，粳米100克。

做法

1 将熟地黄切碎，放在纱布包内，入砂锅，加适量水，煎煮30分钟，取出药包，留汁。
2 将淘洗过的粳米放入药汁内，煮至粥稠即成。

用法

每日早晚温热后食用。

宜忌

✓ 适于中老年肾虚腰痛者，尤其是腰脊酸痛、遇劳加重、常用手捶按者。
✓ 肾虚阴亏所致头晕、手足心发热者。
✓ 最宜冬季食用。

✗ 气滞痰多、腹胀、腹痛、食少便溏、消化不良者不宜多吃。

熟地蹄筋汤

专家箴言

牛蹄筋可强筋壮骨，搭配滋补肾阴的熟地黄，对腰膝酸软、筋骨痿弱、骨质疏松、身体瘦弱者有很好的食疗作用。

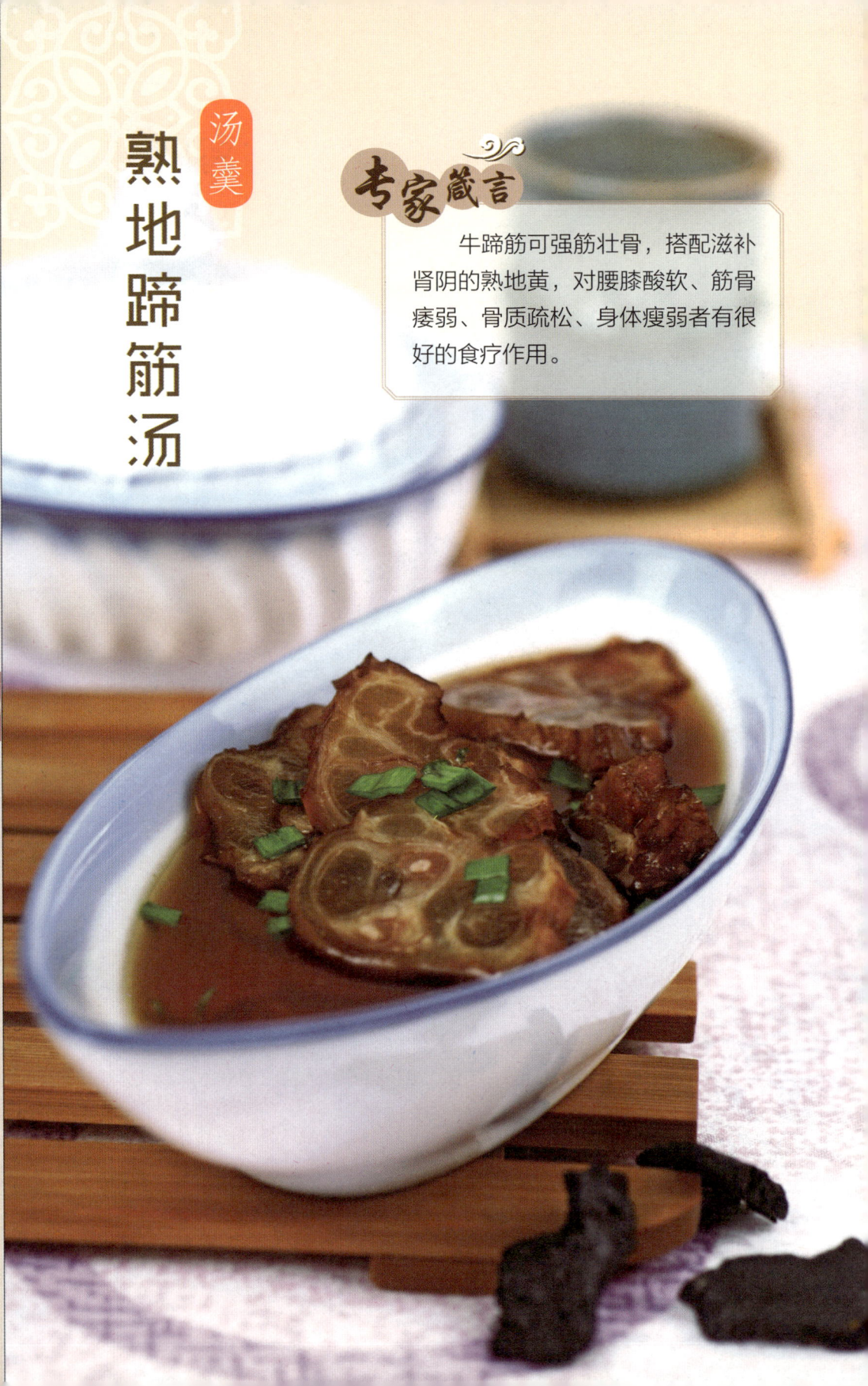

材料

熟地黄20克，牛蹄筋250克。

调料

酱油、料酒各15克，盐、蒜苗末各适量。

用法

随餐食用，每周1~2次。

宜忌

✅ 青少年身体发育迟缓、过于瘦弱、腿脚无力者可食用。

✅ 中老年人骨质疏松、腰酸腿痛、膝盖及腿脚无力者可常吃。

✅ 中青年人过于劳累、体力透支较大、倦怠乏力者宜食用。

✅ 最适于秋、冬季食用。

❌ 凡外感邪热或内有宿热者忌食。

❌ 痰凝气滞、脾胃运化不良者不宜多吃。

做法

1 将熟地黄洗净，切碎，装入药袋，封好口。

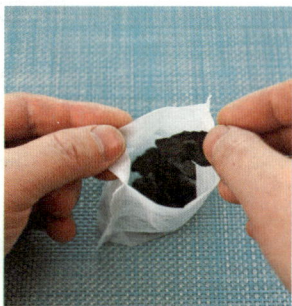

2 把牛蹄筋放入冷水锅中加热，焯烫一下捞出，洗净后切成片，备用。

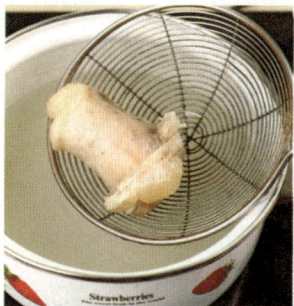

3 蹄筋片放入煮锅中，加适量水煮沸，放入装有熟地黄的药袋，再加入料酒、酱油，小火煮2小时。

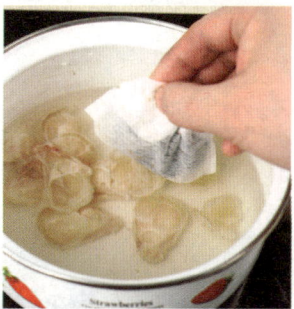

4 将煮好的蹄筋汤加盐调味后盛入容器，撒上蒜苗末即可。

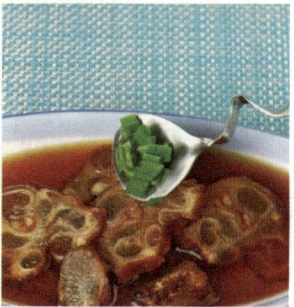

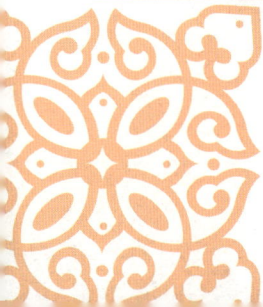

黑芝麻

补阴填精药

别名 胡麻、油麻、黑脂麻。

性味 味甘，性平。

归经 归肝、肾、大肠经。

专家箴言

黑芝麻是药食两用的益精养血佳品，可补肝肾，益精血，润肠燥，是延年益寿、美容乌发、补钙壮骨的滋养品。常用于精血亏虚、肝肾不足引起的头晕眼花、耳鸣耳聋、须发早白、病后脱发、四肢无力、骨质疏松、肠燥便秘等症。

古籍说法

《神农本草经》："主伤中虚羸，补五内，益气力，长肌肉，填髓脑。久服轻身不老。"

《本草备要》："补肝肾，润五脏，滑肠。"

药材选料

黑芝麻为脂麻科植物脂麻的种子。以种粒饱满、表面黑亮、富有油性、气微、味甘、有油香气者为佳，一般在农贸市场、超市可以买到。最好买熟芝麻，如果买了生芝麻，直接吃不容易被肠胃吸收，回家还要自行炒熟，比较麻烦。也可以购买磨碎的黑芝麻粉或糊，因为芝麻破皮磨碎后才能发挥最佳功效。如果黑芝麻的颜色过于一致，没有深浅差别，乌黑而不亮泽，有机油味的，可能是被染色了，购买时要小心。

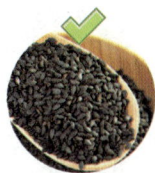

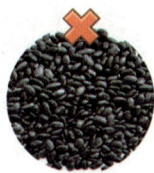

优质的熟黑芝麻　　黑芝麻粉　　染色的黑芝麻

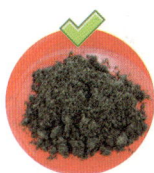

保存

可用密封袋或封口瓶盛装，注意干燥，防潮。

搭配

黑芝麻可单用，也常与核桃、山药、黑豆、枸杞子、熟地黄、巴戟天等搭配食用，以增强补肾效果。

用法用量

除了直接食用外，还常用于制作羹、膏、丸、散，或磨粉入面、粥、饭等。煎服用量为9～15克。

人群宜忌

适宜人群	不宜人群
✅ 须发早白、脱落、毛发干枯、皮肤干燥者	❌ 大便溏泄者
✅ 肝肾亏虚所致头晕眼花、耳鸣耳聋、失眠健忘、骨质疏松、四肢乏力的中老年人	
✅ 生长发育时期的青少年常吃可壮骨、益智	
✅ 肠燥便秘、习惯性便秘者	

胡麻丸

专家箴言

此方出自《抱朴子》。常食可补五脏，益气力，长肌肉，填脑髓，使人身面光洁、白发返黑、牙齿坚固、筋骨强健、耳聪目明、延年益寿。

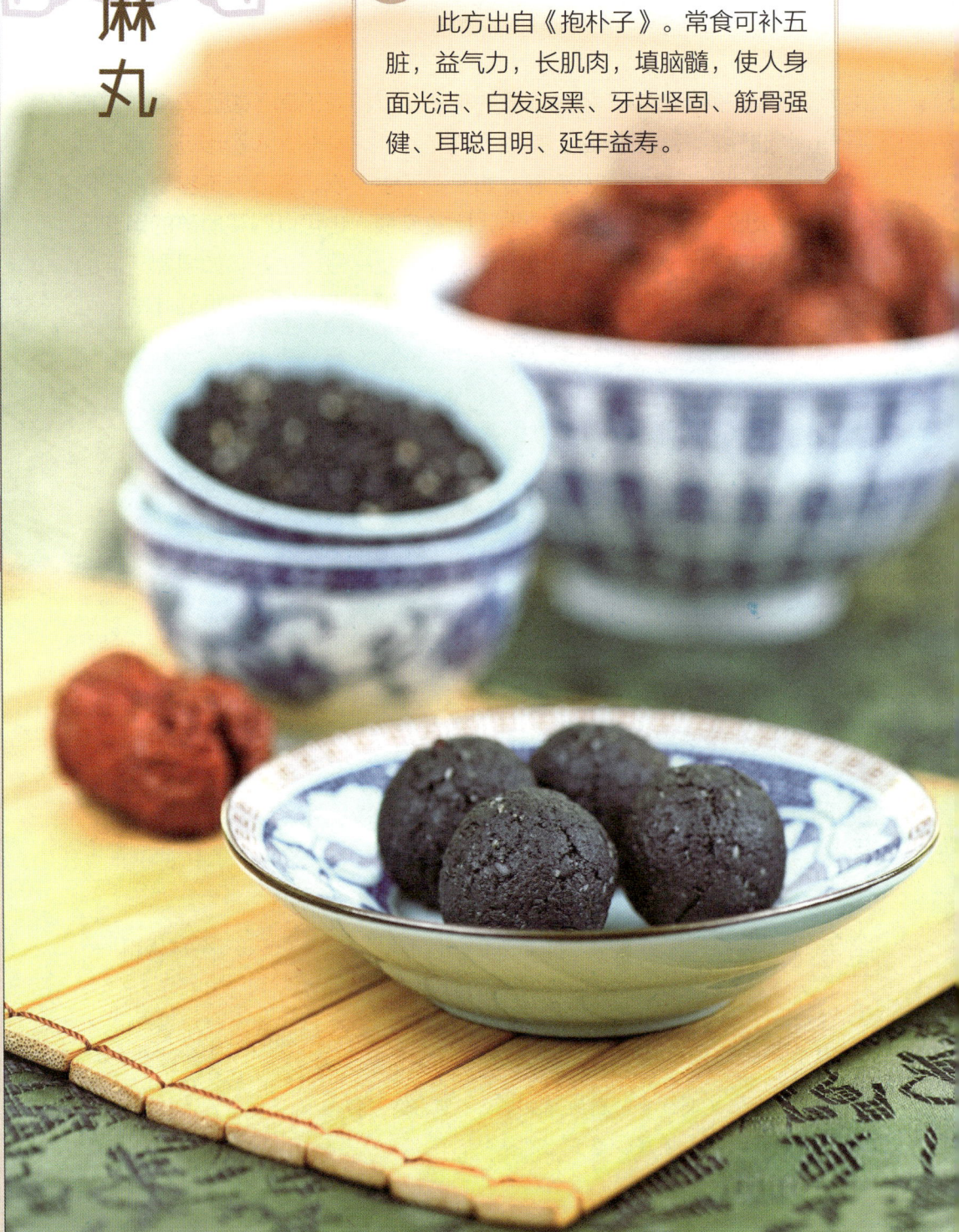

材料

黑芝麻500克，大枣100克，蜂蜜适量。

用法

每次以温酒化下1丸（也可以直接含服）。每日服3次。

宜忌

✅ 适于老年肾精亏虚所致皮肤干燥且多斑点、须发早白、眼睛干涩、头晕眼花、耳鸣耳聋、失眠、健忘者。

✅ 体虚瘦弱乏力、骨质疏松、腰酸腿软、牙齿松动者宜久服。

✅ 发育缓慢的青少年、儿童宜常吃。

✅ 经常熬夜加班，用眼用脑过度，体力消耗较大的上班族宜常吃。

✅ 备孕夫妇宜多吃。

✅ 四季皆宜服食。

❌ 肠滑腹泻及肥胖者不宜多服。

做法

1 将黑芝麻炒熟，研成细粉；大枣去核，煮烂，捣成泥。

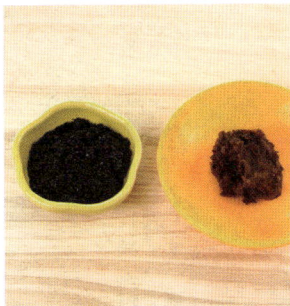

2 将黑芝麻粉和枣泥都放入大碗中，徐徐加入蜂蜜。

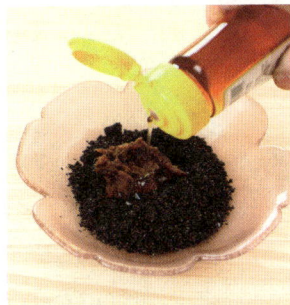

3 边加蜂蜜边搅拌，掌握稠稀度，柔软且能捏成团即可。

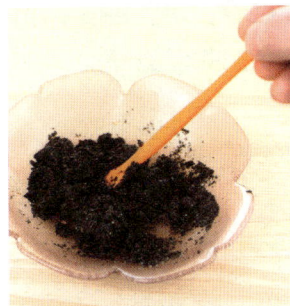

4 先将拌好的食料揉成条状，分成小节，再用手揉成球状，放入盒中，密封好。

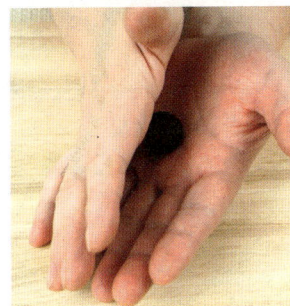

133

芝麻核桃糊

汤羹

材料

熟黑芝麻20克，熟核桃仁30克。

调料

白糖10克，淀粉适量。

做法

将熟黑芝麻、熟核桃仁分别捣碎，放入锅中，加适量水烧开，加白糖搅匀，用淀粉勾芡成糊状即可。

用法

作为早餐和日常加餐食用。

专家箴言

此方能补肾健脑，乌发美容，强壮筋骨，延年益寿，是促进生长和抗衰老的最佳滋补品。

宜忌

✅ 适宜虚劳精亏、肠燥便秘、皮肤干燥瘙痒、毛发干枯、脱落、变白者。

✅ 适宜因年老大脑萎缩、头晕眼花、耳鸣耳聋、失眠多梦、尿频、阳痿、遗精者。

✅ 适宜过于瘦弱、筋骨不健、发育不良的青少年。

✅ 备孕期间的夫妇食用可促进生育。

✅ 秋、冬季节食用最佳。

❌ 肠滑腹泻及肥胖者不宜食用。

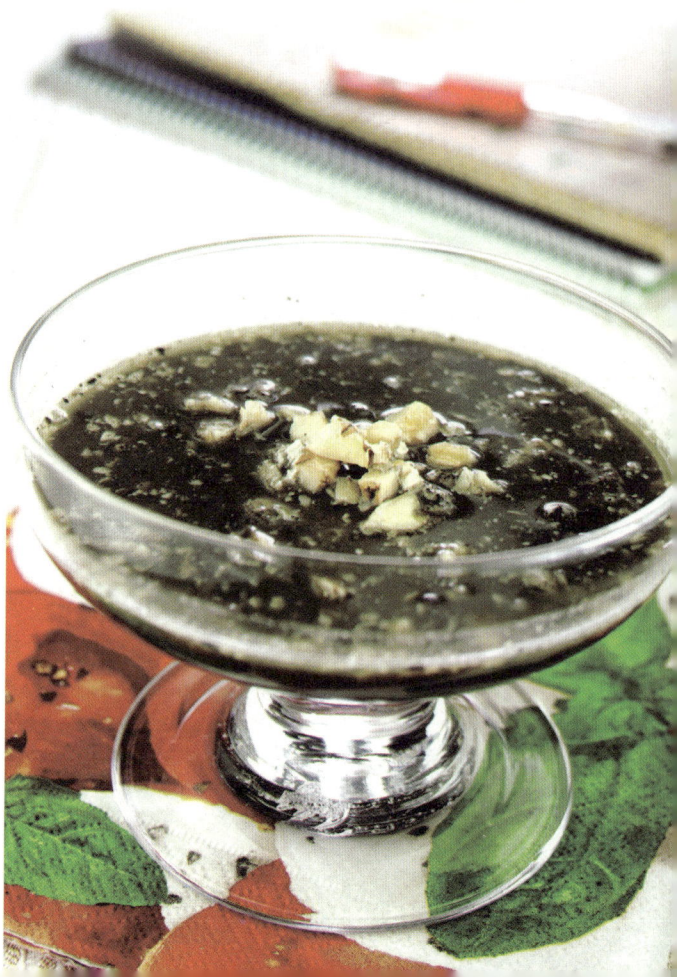

芝麻黑豆粥

材料

熟黑芝麻20克，黑豆25克，粳米100克。

调料

白糖适量。

做法

将黑豆和粳米分别淘洗干净，先将黑豆放入锅中，加适量水，小火煮1小时，再倒入粳米煮至粥成，放入白糖和熟黑芝麻，搅匀即成。

用法

每晚临睡前服食一小碗。

专家箴言

此粥能益肾填精，养肝补血，润肠通便。对延缓衰老、提高男性精子质量、预防女性妇科疾病均十分有益。

135

宜忌

✔ 适于肝肾阴亏所致的心烦易怒、眩晕、耳鸣、眼睛干涩、大便秘结、须发早白、皮肤失润者。

✔ 适于肾精亏虚引起的性功能下降、不孕不育者。

✔ 女性更年期常食可缓解更年期症状，预防一些妇科病发生。

✔ 适于老年人肾虚腰痛、腿脚无力、肾虚水肿者。

✔ 秋、冬干燥季节最宜食用。

✘ 肠滑腹泻者不宜食用。

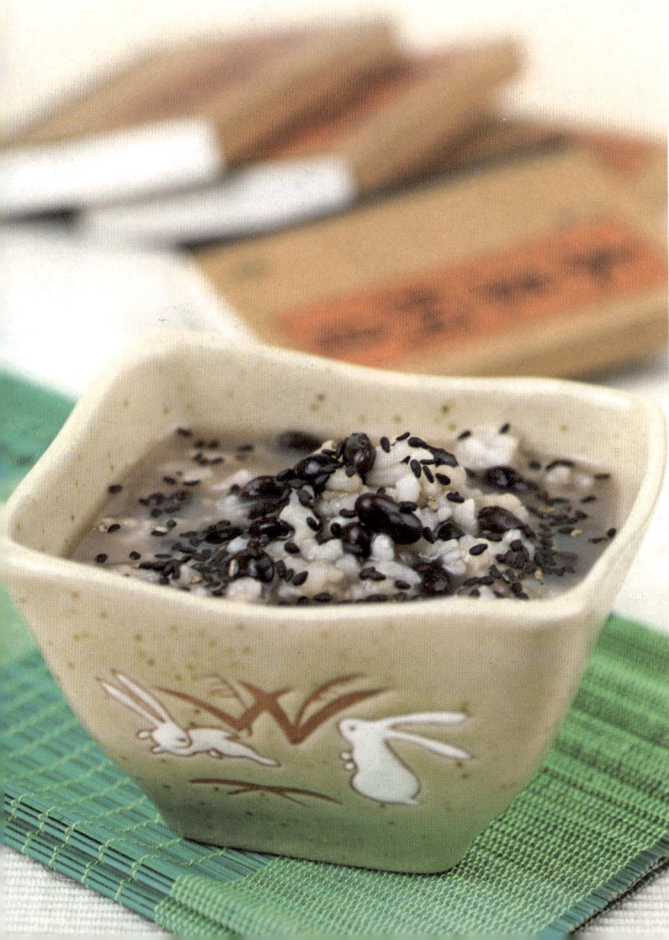

黑芝麻山药饭团

专家藏言

　　山药补脾肾、和胃，搭配益肾填精的黑芝麻，做成主食，特别适合脾肾俱虚者食用，且口味香甜，老少皆宜，是可以常服、久服的保健良方。

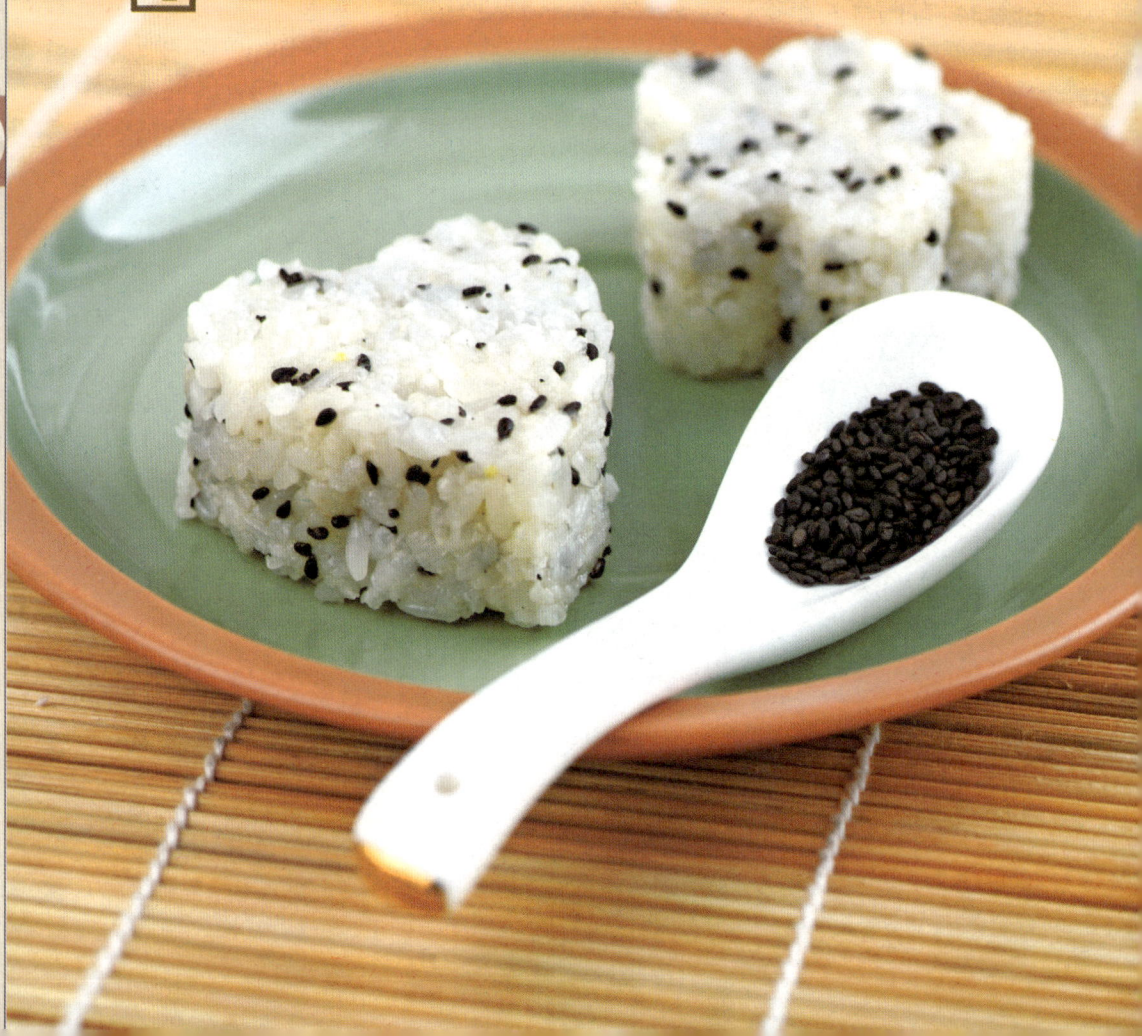

材料

熟黑芝麻20克，鲜山药100克，熟米饭100克。

调料

白糖20克，白醋适量。

用法

随餐作为主食食用。

宜忌

✅ 适于脾肾虚所致的形体消瘦、腰膝酸软者。

✅ 适于虚劳疲惫、白发早生、脑力衰退者。

✅ 男子尿频、遗精、早泄、女子带下清稀者可常吃。

✅ 肾虚兼有脾胃虚弱者可多吃，老人、儿童更可常食。

✅ 最适于秋、冬干燥季节食用，养阴润燥的效果很好。

❌ 有实邪、气滞者不宜多吃。

做法

1 将熟米饭放入碗中，倒入适量白醋，用手抓上劲、有黏性即可。

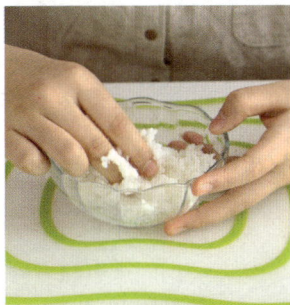

2 鲜山药洗净，上蒸锅蒸熟，晾凉，去皮后捣成泥。

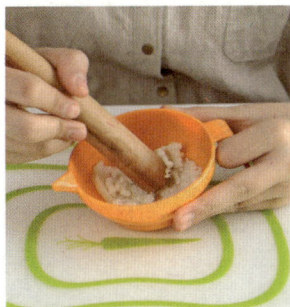

3 将熟米饭、山药泥、熟黑芝麻一起放入调拌碗中，加适量白糖，搅匀。

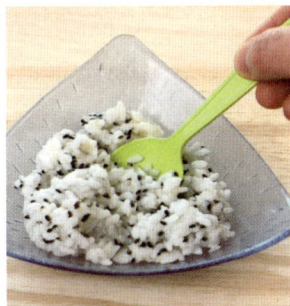

4 将定形模具摆放在平盘上，填入调好的料，充分压实，脱去模具，把定形的饭团码入餐盘即成。

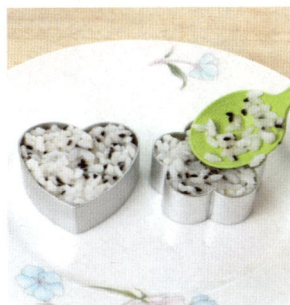

山药

别名 薯蓣、山薯蓣、怀山药、淮山。

性味 味甘，性平。

归经 归脾、肺、肾经。

专家箴言

山药可益气养阴，补脾肺肾，固精止带，它既能补肾气，又能滋肾阴，是气阴双补的药食两用材料。可用于肾气虚所致的腰膝酸软、夜尿频多、遗尿、滑精、早泄、女性带下清稀，以及肾阴虚所致的形体消瘦、腰膝酸软、遗精等症。

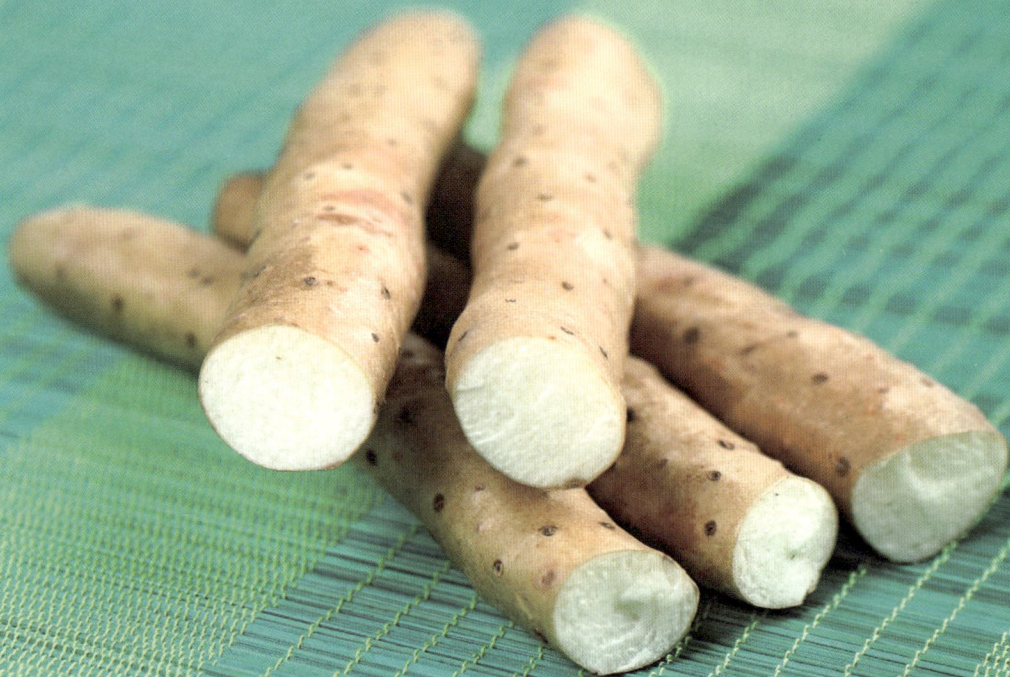

| 古籍说法 | 《神农本草经》："补中，益气力，长肌肉，久服耳目聪明。"
《本草正义》："健脾补虚，滋精固肾，治诸虚百损，疗五劳七伤。"
《本草纲目》："益肾气，健脾胃。" |

| 药材选料 | 山药是一种常见的根茎类蔬菜，食用鲜品即有效。干品在中药店有售（小心不要买到以木薯代替的假山药片）。干品一般用于方药，日常药膳还是以鲜品为主。
选择鲜山药以"铁棍怀山药"（河南焦作一带出产）为最佳，与普通山药相比，它短、细、毛刺长、断面细腻、色白如瓷、质地坚密、耐煮不烂、口感香甜细腻、略带药味，食疗效果更好。 |

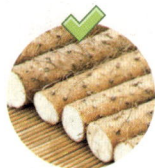
铁棍怀山药

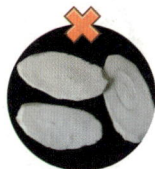
以木薯代替的假山药片

| 保存 | 置于通风干燥处，注意防虫蛀。 |

| 搭配 | 山药可单用，但药力较为柔弱，久服才见效。山药常搭配枸杞子、菟丝子、桑椹、熟地黄等补肾材料，以及莲子、芡实等固涩、止遗泻的材料同用，食疗效果会更好。 |

| 用法用量 | 山药用法极多，可当主食，做羹汤，泡饮、浸酒、熬膏等均宜。鲜品用量没有太多限制，干品用量在15～30克。 |

人群宜忌	适宜人群	不宜人群
	✓ 男女老少皆宜，尤其适于肾气虚、肾阴虚及气阴两虚者	✗ 湿盛中满或有实邪积滞、大便燥结者
	✓ 腰膝酸软、尿频、男性精滑不固、女性带下者	
	✓ 兼有脾胃虚弱、体瘦乏力、泄泻、便溏、免疫力低下者	

山药枸杞炒鸡片

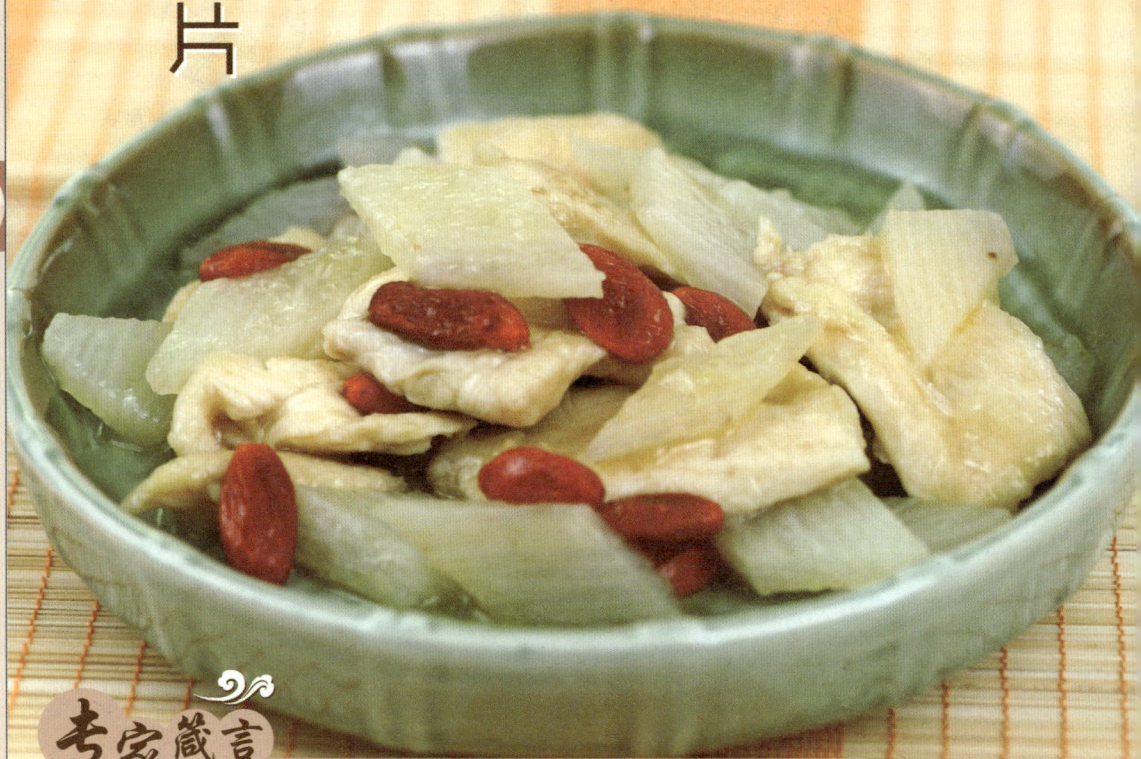

专家箴言

　　此菜益肾气，补肾阴，对各种类型的肾虚症状皆有改善、缓解作用。常食此菜，还有极好的抗衰老、健腰腿、提高免疫力的效果，是温和补益的良方。

材料

鲜山药、鸡胸肉各100克，
枸杞子15克。

调料

料酒、淀粉各15克，盐、
鸡精、胡椒粉各适量。

用法

随餐食用。

宜忌

✓ 一般体质的男女老少
皆宜食用，中老年人
常吃，对防老抗衰、
预防各种退行性慢性
病十分有益。
✓ 中青年男性多吃，对
补充体力、提高性功
能和生育能力有益。
备孕女性也宜多吃。
✓ 生长发育期的青少年
也宜常吃。
✓ 最适于秋、冬季食用。

做法

1 将鸡胸肉洗净，
切片，用料酒、
淀粉拌匀上浆。

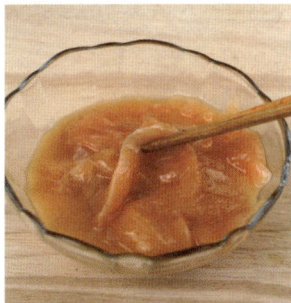

2 鲜山药去皮，
切片，焯水备
用。

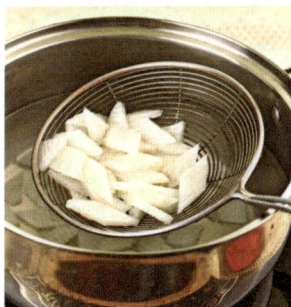

3 炒锅倒入油烧
热，下鸡片滑
散，炒至肉色
变白，倒入山
药片和泡软的
枸杞子。

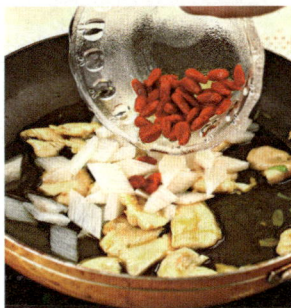

4 用大火快速翻
炒，加盐、鸡
精和胡椒粉调
味，炒匀即成。

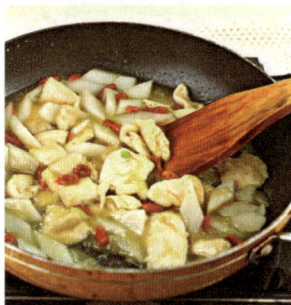

补阴填精药 · 山药

141

山药酒

泡酒

材料

生山药250克，黄酒500毫升。

调料

盐、花椒、葱花各适量。

做法

黄酒在砂锅中煮沸，放入去皮、切丁的生山药，煮半小时，捞出山药装盘，撒上盐，将花椒、葱花用热油炸过，浇在山药上，拌匀后盛入密封容器。煮山药的酒另装瓶保存。

用法

食用山药，再酌量饮1杯煮过山药的黄酒。山药和煮酒分别保存，山药分3~4次吃完。再煮山药还可用原煮酒。

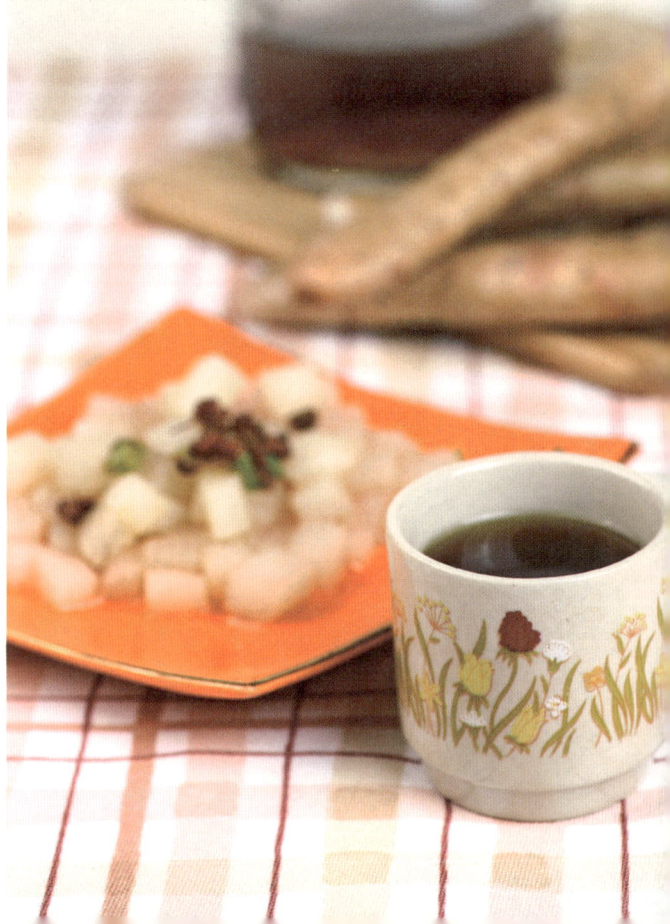

专家箴言

此方出自《食医心鉴》。此酒可益气养阴，温补脾肾，用于腿脚无力、腹泻、男性遗精、尿频、女性带下等症。

宜忌

✓ 此酒药力平缓，适于一般体质而上述诸症轻微者。

✓ 四季皆宜饮用。

✗ 湿盛中满、气滞、大便秘结者不宜饮用。

✗ 热病发作、不宜饮酒者或酒精过敏者慎用。

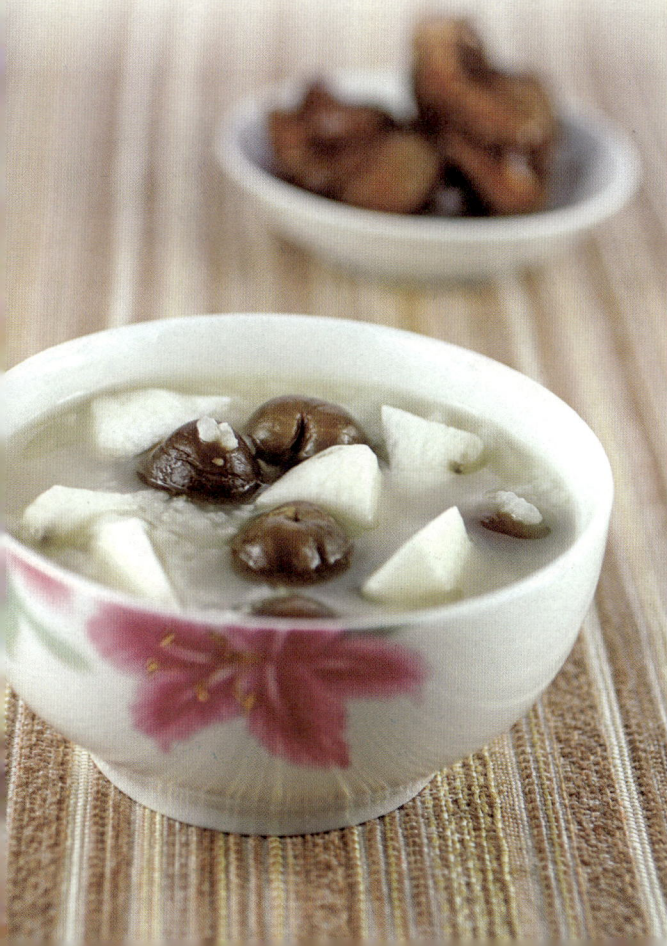

材料

鲜山药、粳米各100克，栗子70克。

做法

粳米淘洗干净；鲜山药去皮，洗净，切块；栗子去壳，同放入锅中，加适量水烧开，撇去浮沫，改小火煮40分钟，至粥稠即可。

用法

每日早、晚温热后食用。

专家箴言

山药气阴双补，固涩止泻，栗子有"肾之果"的美名，可补脾、肾之气。常食此粥有强筋健骨、延缓衰老、止泄泻、缓腰痛的功效。

宜忌

✅ 肾虚腰痛、膝腿酸软无力、气虚乏力者。

✅ 腹泻、大便稀薄、男性尿频、遗尿、遗精、早泄、阳痿、女性带下者。

✅ 儿童发育迟缓、脚弱无力、形体瘦弱者。

✅ 秋、冬季节食用最佳。

❌ 气滞中满、大便秘结、儿童疳积者不宜多吃。

白雪糕

专家箴言

此糕有益气、健脾、敛精的功效，日常食用可改善腹泻、尿频、尿浊、遗尿及男性遗精、早泄、梦遗、女性带下等症，且口味甜美，男女老少皆宜，无病者食用也可健身强体。

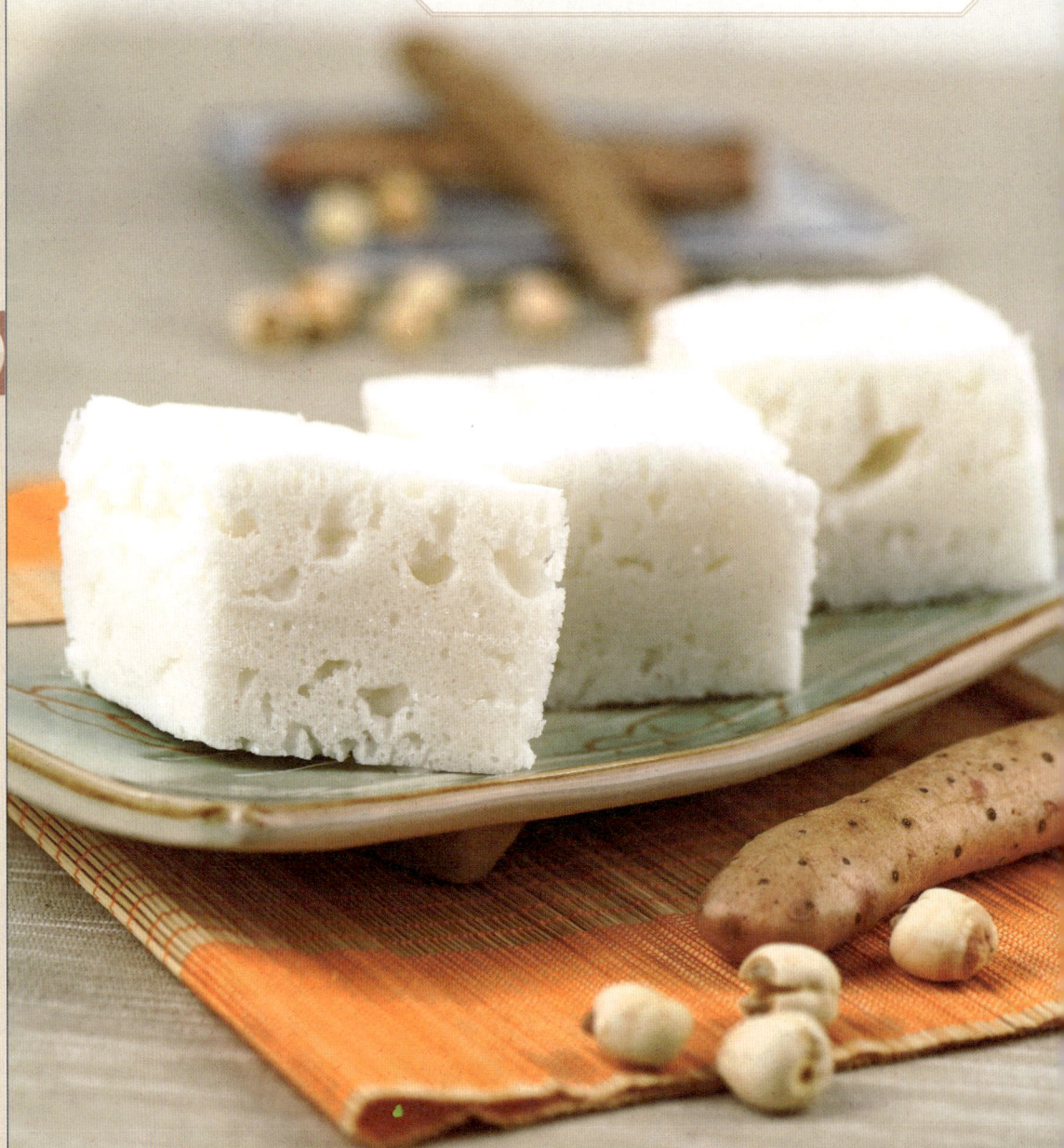

材料

山药、莲子各20克，粳米、糯米各300克。

调料

酵母粉、白糖各适量。

用法

每餐作为主食，适量食用。

宜忌

✅ 适于有泄泻、滑遗等症状的肾气虚、肾阴虚或气阴两虚者日常食用。

✅ 老年肾虚者常吃可脾肾双补，延缓衰老。

✅ 肾虚兼有脾胃虚弱者、工作疲乏劳倦者宜常吃。

✅ 身体瘦弱乏力、发育迟缓的青少年可多吃。

✅ 四季皆宜食用。

❌ 湿盛、中满、气滞、大便秘结者不宜多食。

做法

1 将山药、莲子、粳米和糯米分别研成粉末，酵母粉用温水化开。

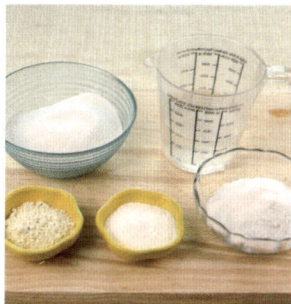

2 将所有研成粉的材料倒入和面盆中，加入白糖和酵母水，和成面团，饧发2小时。

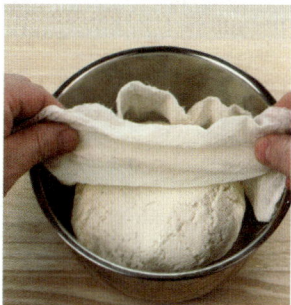

3 将饧发好的面团充分揉匀，压成圆饼状，放入蒸屉。

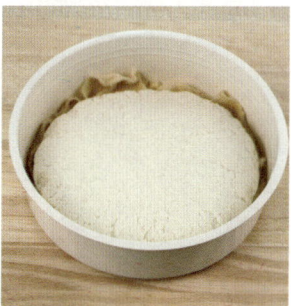

4 蒸锅上火烧至上汽，放上蒸屉，大火蒸40分钟出锅，切成块后装盘。

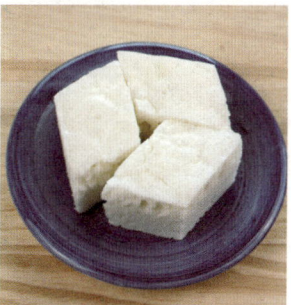

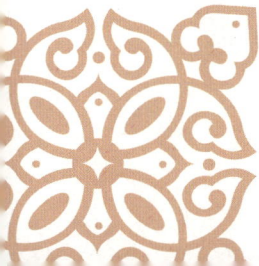

山药羊肉汤

专家箴言

此方出自《饮膳正要》。羊肉健脾益肾，温补气血，祛寒补虚。山药与之搭配，能起到助阳益精、补脾益肾、温中暖下、强健腰膝、延缓衰老等作用。

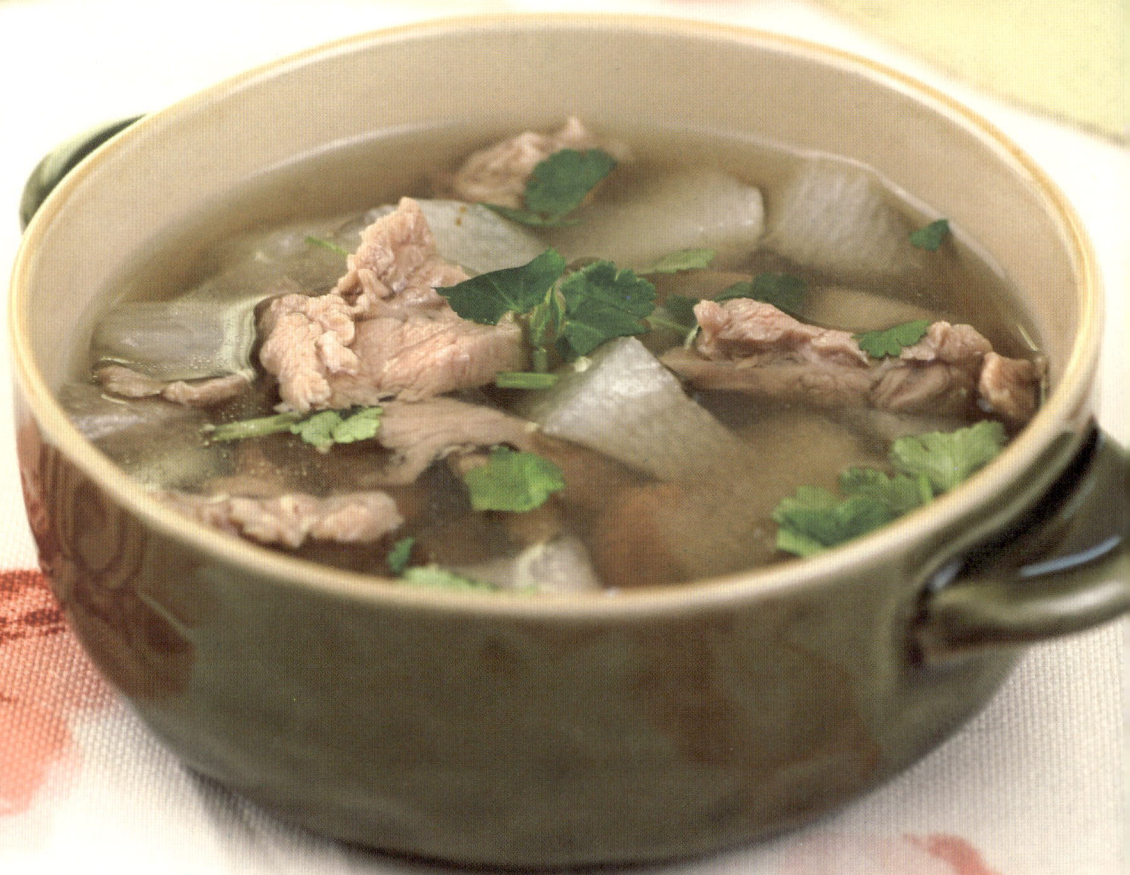

材料

羊肉500克，山药100克。

调料

料酒、淀粉各15克，香菜末20克，盐、胡椒粉各适量。

用法

随餐食用，每日1次，常食见效。

宜忌

✅ 适于虚劳疲惫、精神倦怠、头晕乏力、肾虚腰痛、免疫力低下者常食。

✅ 体质偏虚寒、手脚常冰冷、气血不足者宜多吃。

✅ 小儿营养不良、过于瘦弱者宜常吃。

✅ 最适于冬季食用。

❌ 羊肉热性较大，暑热天、发热病人及热性病患者均不宜多吃。

❌ 湿盛、中满、气滞、便秘、肥胖者均不宜多吃。

做法

1 将羊肉洗净，切成片，用料酒和淀粉拌匀上浆。

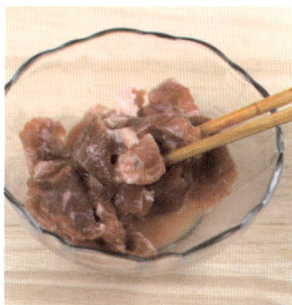

2 山药洗净，去皮，切块，放入煮锅，加适量水，煮15分钟。

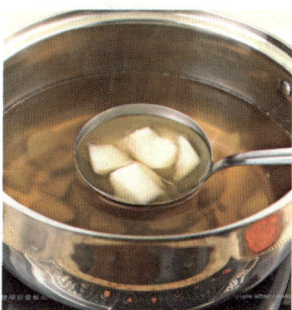

3 放入羊肉片滑散，煮沸时加盐、胡椒粉调味。

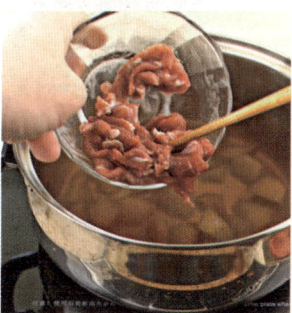

4 把煮好的羊肉汤盛入汤碗，撒上香菜末即成。

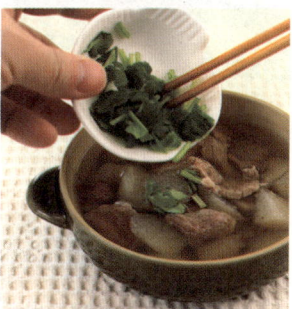

补阴填精药·山药

147

黄精

补阴填精药

归经 归脾、肺、肾经。

性味 味甘，性平。

别名 老虎姜、鸡头黄精、鸡头参、鸡爪参。

专家箴言

黄精与山药均为气阴双补之品，滋肾之力强于山药。黄精能补脾润肺，养阴生津，延缓衰老，改善头晕、腰膝酸软、须发早白等早衰症状。黄精作用缓慢，可作为久服滋补之品。

古籍说法

《日华子本草》："补五劳七伤，助筋骨，止饥，耐寒暑，益脾胃，润心肺。"

《本草纲目》："补诸虚，止寒热，填精髓，平补气血而润。"

《四川中药志》："补肾润肺，益气滋阴。"

药材选料

黄精为百合科草本植物黄精、滇黄精、多花黄精的根茎。一般春、秋采挖鲜品，经干燥制成药材，以姜形黄精质量最佳。鲜品在出产地作为蔬菜食用。干品以身干、块大、色黄、断面透明、质润泽、味甘者为佳。经过炮制的黄精为制黄精，外表色黑，似熟地黄，有光泽，中心深褐色，质地柔软，味甜。三种黄精均可选择，从滋阴健脾补肾的效果看，制黄精的效果更好。干黄精和制黄精只在中药店可以买到。

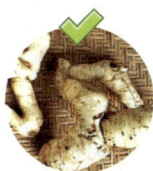 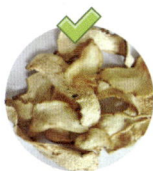 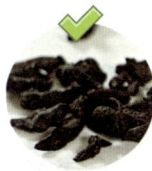

鲜黄精　　　　　　干黄精　　　　　　制黄精

保存

置阴凉干燥处，防潮，防蛀。

搭配

黄精可单用，也可与山药、枸杞子、何首乌等补益脾肾的药材同用。

用法用量

可煎汁后入汤、粥食用，也可泡酒，或入膏、丸、散。干品煎服，用量在9~15克，食用鲜品可用30克。

人群宜忌

适宜人群	不宜人群
✔ 精血不足、腰膝酸软、头晕心悸者	✘ 黄精性质滋腻，易助湿邪，凡脾虚多湿、咳嗽痰多、中寒便溏者均不宜服用
✔ 体倦乏力、病后体弱、口干食少者	
✔ 免疫力低下、早衰者	

主食

黄精粥

材料

黄精15克（鲜品30克），粳米100克。

调料

冰糖适量。

做法

将黄精放入砂锅，加适量水，小火煮30分钟，去渣留汤，倒入粳米，煮至粥稠时放入冰糖，继续煮5分钟即可。

用法

每食适量，早晚均宜。

专家箴言

此粥补肾阴，益肾气，抗衰老，治诸虚百损、气血衰惫，可作为久服滋补强壮品。

宜忌

✅ 适于老年人肾虚，尤其是气阴两亏、体质虚弱、腰膝酸软、免疫力低下者食用。

✅ 春、秋、冬季皆宜食用。

❌ 脾虚有湿、咳嗽痰多、中寒便溏者不宜食用。

❌ 夏季湿气较重，不宜再食黄精。

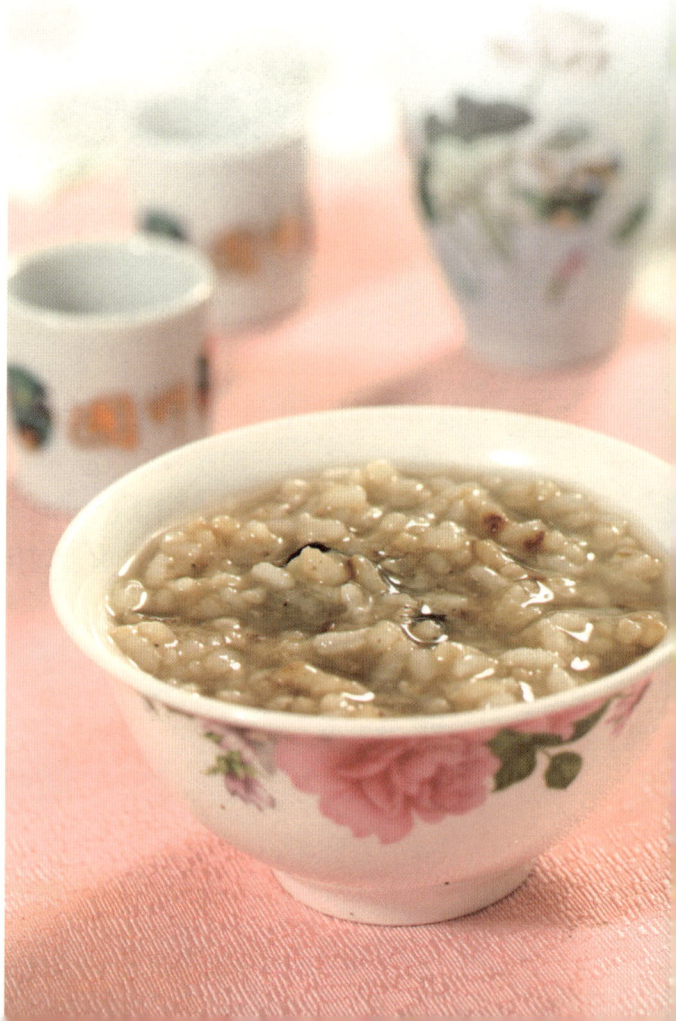

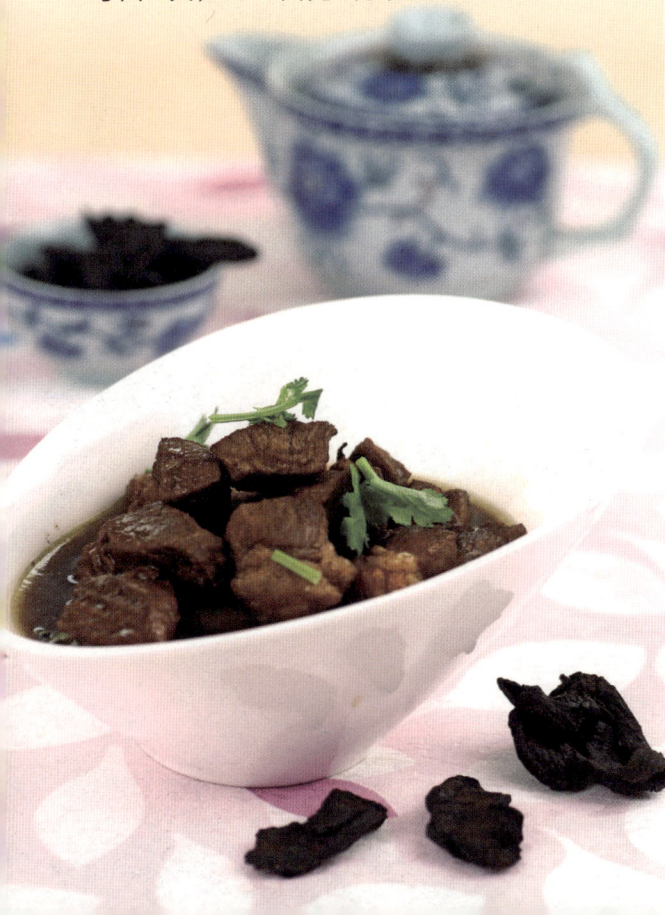

材料

黄精、熟地黄各20克，羊肉300克，香菜段20克。

调料

料酒、酱油各20克，干姜15克，盐适量。

做法

1 将羊肉切块，焯水；黄精、熟地黄和干姜装入药袋。

2 羊肉和药袋都放入砂锅，倒入适量水烧开，加料酒、酱油和盐，小火煮1小时，盛入碗中，撒上香菜段即成。

用法

每日1次，5~7日为1疗程。

专家箴言

此菜益肾填精，暖宫促孕，可用于肾虚所致性功能减退及宫寒不孕。

宜忌

✓ 适于肾虚精亏、阴阳两虚者。

✓ 适于性功能减退、宫寒不孕者。

✓ 秋、冬季最宜食用。

✗ 羊肉热性较大，阳亢、阴虚发热者及有热性疾病者不宜多吃。

✗ 痰湿重、气滞者不宜食用。

✗ 夏季暑热时不宜食用。

菜肴

黄精蒸仔鸡

黄精20克，党参、怀山药各10克，仔鸡（1年内的嫩鸡）500克。

调料

生姜、葱、盐各适量。

做法

将仔鸡切块，焯水后放入炖盅，放入黄精、党参、怀山药和调料，上蒸锅，大火蒸1小时即成。

用法

随餐食用，每周1~2次。

专家箴言

鸡肉温补气血，黄精、党参、山药益气健脾养阴。此菜可用于脾肾两虚所致体倦乏力、虚弱羸瘦、筋骨软弱等症。

宜忌

✔ 适于气阴两虚型的肾虚者食用，尤其是有气虚不固、遗精、滑泄、腰腿酸痛乏力、虚喘等症状者。

✔ 劳累疲惫、体虚乏力、身体瘦弱、气血不足、脾虚食少、免疫力低下者宜食。

✔ 适于秋、冬季食用。

✖ 痰湿、气滞、大便秘结者不宜多吃。

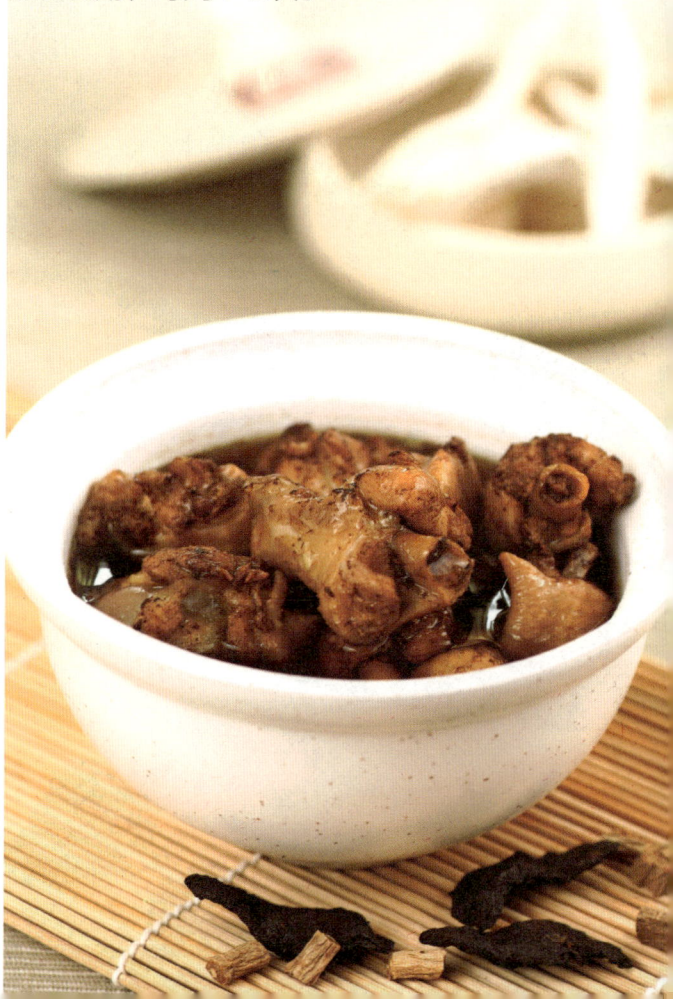

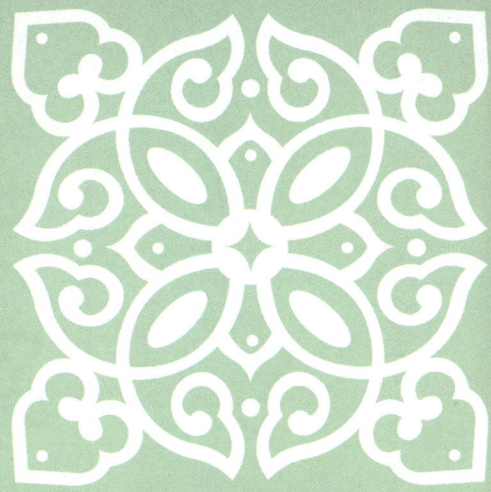

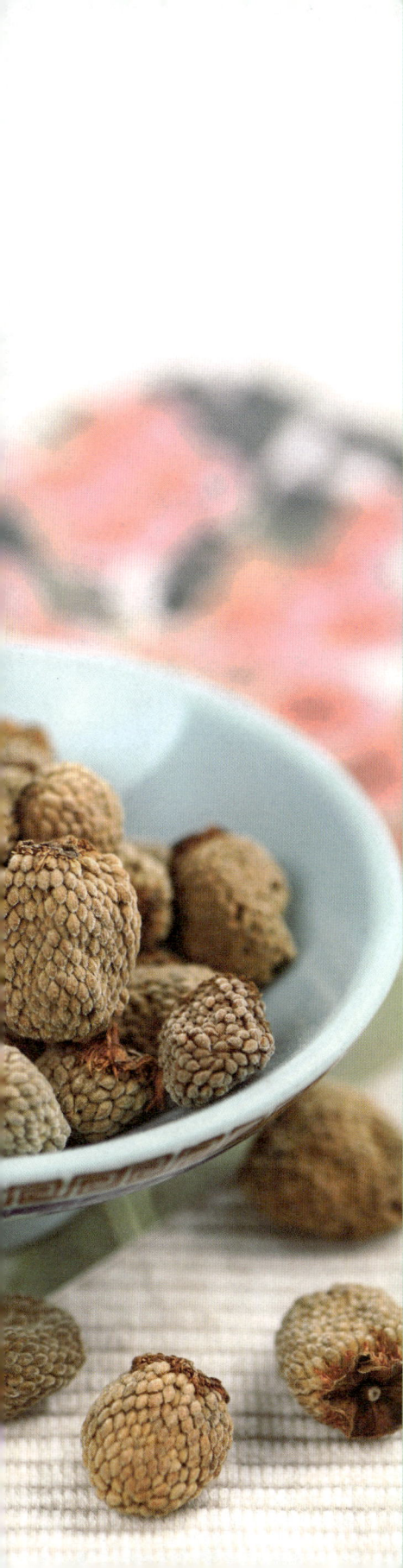

固肾涩精药

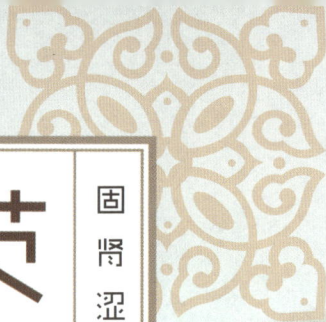

芡实

别名 鸡头米、鸡头、鸡头实。

性味 味甘、涩，性平。

归经 归脾、肾经。

专家箴言

芡实有益肾固精、补脾止泻、祛湿止带的功效。常用于梦遗、滑精、遗尿、尿频、脾虚久泻、白浊、带下等症，是治疗虚、实带下证的常用药食两用材料。

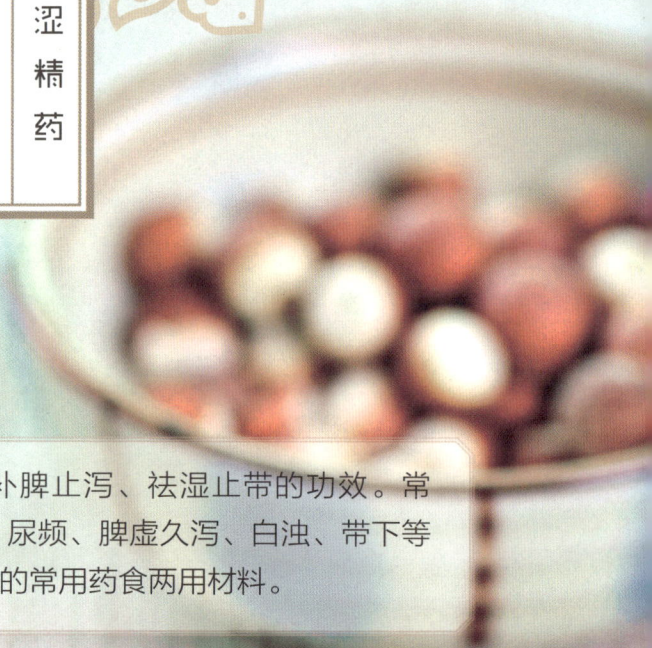

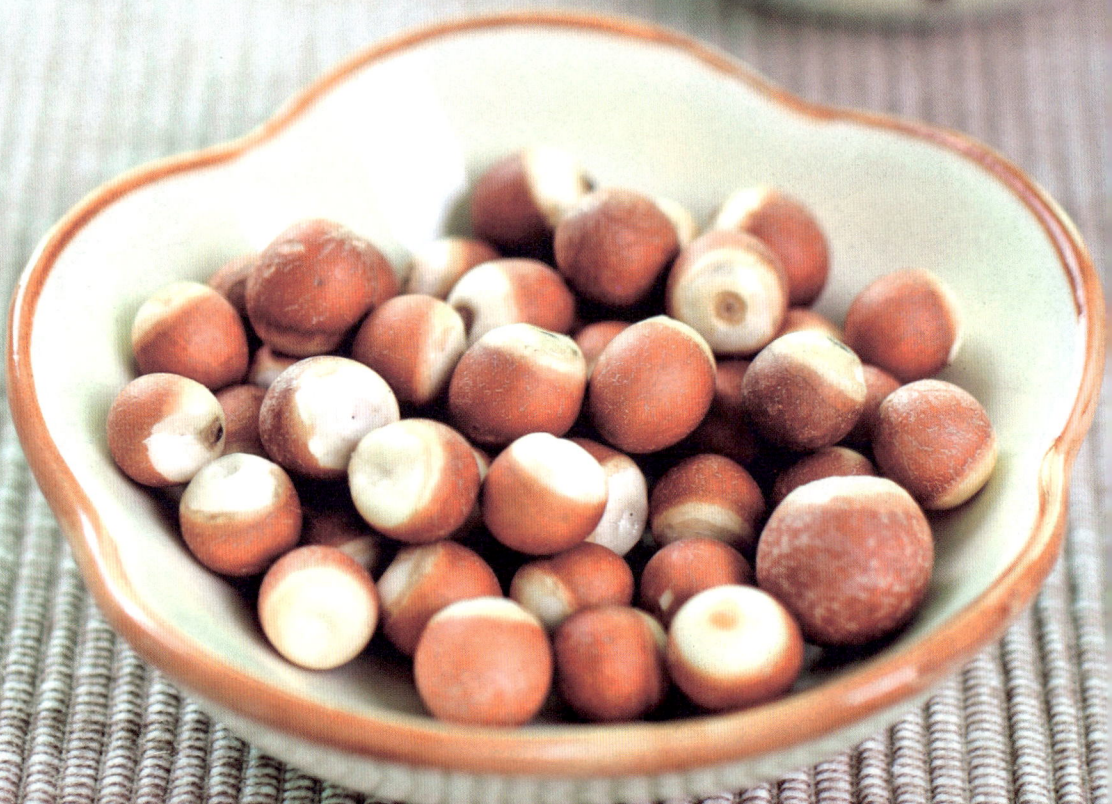

古籍说法　《本草纲目》："止渴益肾。治小便不禁，遗精，白浊，带下。"
《本草从新》："补脾固肾，助气涩精。治梦遗滑精，解暑热酒毒，疗带浊泄泻，小便不禁。"

药材选料　芡实为睡莲科植物芡的干燥成熟种仁。生芡实以均匀饱满、粉性足、无破碎、无杂质者为佳。白芡实是剥去外皮的种仁，新鲜易煮，但不易久存。红芡实是未去皮的干燥种仁，药用价值更高，耐存放，但不易煮熟。炒芡实是经过炒制的种仁，一般在中药店有售，与生芡实相比，更长于健脾开胃。用于药膳以红芡实为最佳，其他亦可。

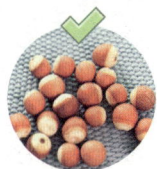

红芡实

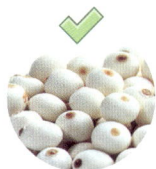

白芡实

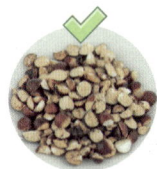

炒芡实

保存　置于阴凉干燥处。

搭配　芡实可单用，也常与功效相近的莲子同用，以增强固涩的效果。此外，也可与山药、核桃仁等其他益肾食材搭配食用。

用法用量　适合熬粥，或以粉入面，制成主食，也可入丸、散。煎服用量在10～15克。

人群宜忌

适宜人群	不宜人群
✓ 适于肾虚不固、腰膝酸软、遗精、滑精、尿失禁者	✗ 本品多食不易消化，食滞不化者不宜多吃
✓ 适于女子脾肾两虚所致带下清稀或湿热带下者	
✓ 适于脾虚湿盛、久泻者	

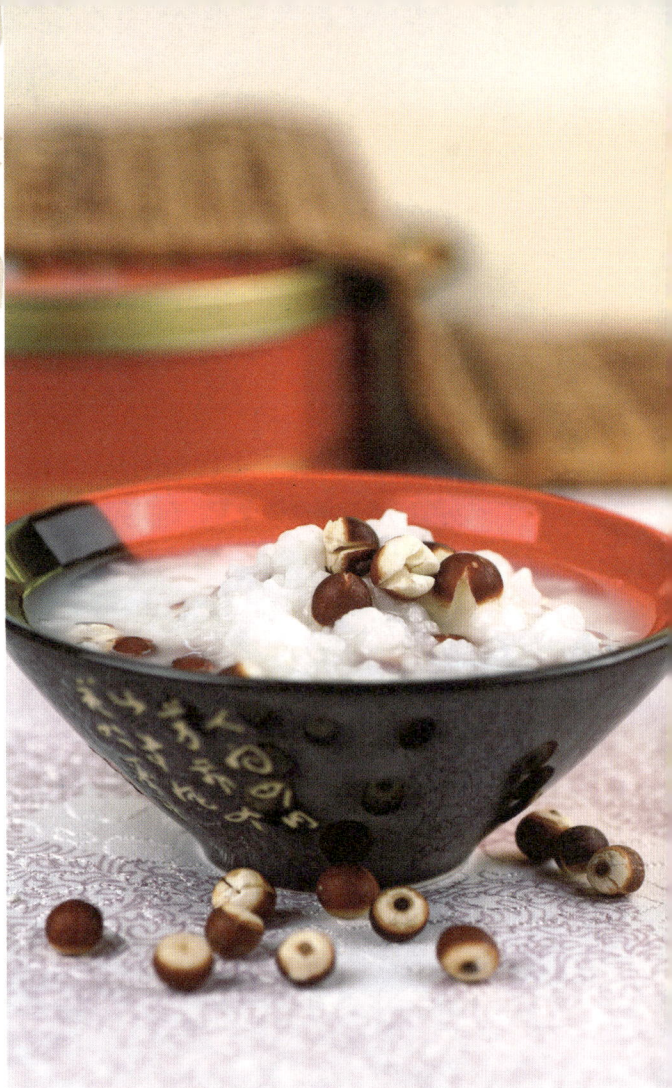

主食

芡实糯米粥

专家藏言

此方出自《饮膳正要》，有涩精止带的功效，常用于脾肾虚弱的遗精、带下等症。

宜忌

✅ 适宜肾气不固所致遗精、滑精、早泄、小便不禁、遗尿者。

✅ 适宜女子肾虚带下者。

✅ 适宜中老年脾虚便溏、久泻不止、肾虚腰膝酸软无力、体弱多病者。

✅ 四季皆宜食用。

❌ 食滞不化、大便干燥者不宜多吃。

材料

芡实25克，糯米100克，白糖适量。

做法

将芡实、糯米分别淘洗干净。先将芡实放入砂锅，加适量水，煮20分钟，再放入糯米，继续煮30分钟，至粥稠时调入白糖即可。

用法

每日早、晚温热后食用。

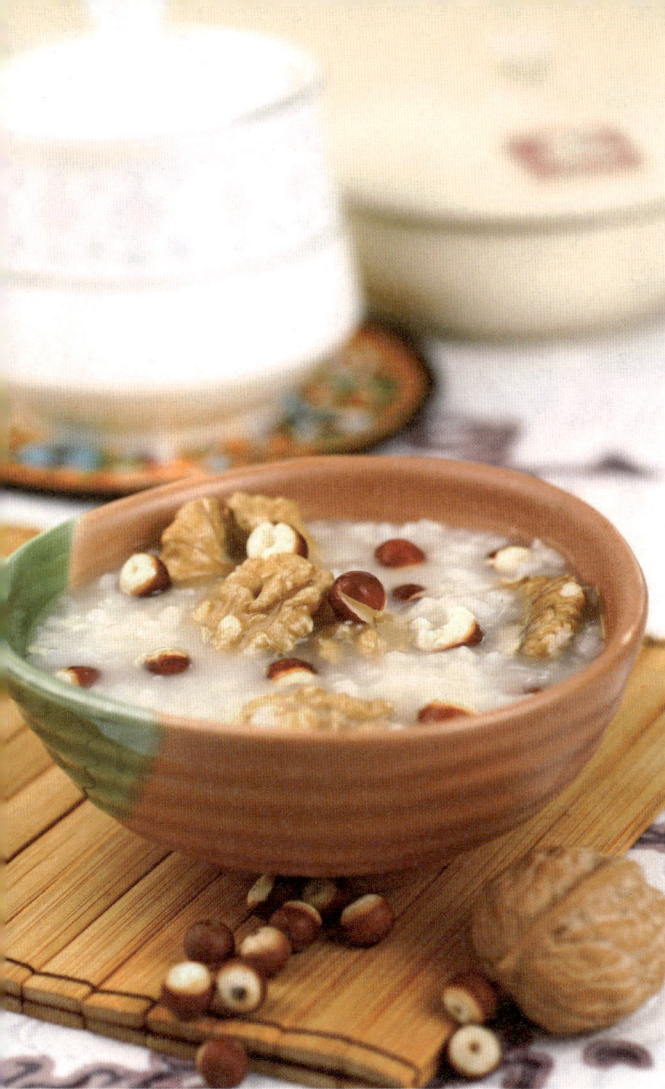

主食

芡实核桃粥

专家箴言

此粥能补肾固精，填髓益智，健脾强身，延缓衰老，是老年人可久服的保健食疗品。

宜忌

✓ 适于老年脾肾两虚，出现性功能下降、滑精、泄泻、尿频、遗尿、腰腿酸软无力、头晕、耳鸣、食少便溏、健忘等症状者。

✓ 适于中青年人须发早白、容颜早衰、倦怠乏力、精神不振、筋骨不健者。

✓ 适于少年儿童发育迟缓、身体瘦弱者。

✓ 秋、冬季节最宜食用。

✗ 肥胖者不宜多吃。

材料

芡实25克，核桃仁20克，粳米100克。

做法

将芡实浸泡一夜，粳米淘洗干净，二者同入砂锅，加适量水，煮30分钟，再放入核桃，继续煮10分钟即可。

用法

每日早、晚温热后食用。

芡实山药饼

专家箴言

此饼能健脾固肾，止遗止泻，益气填精。可用于脾肾两亏引起的遗精、遗尿、带下、久泻等症，久服见效。

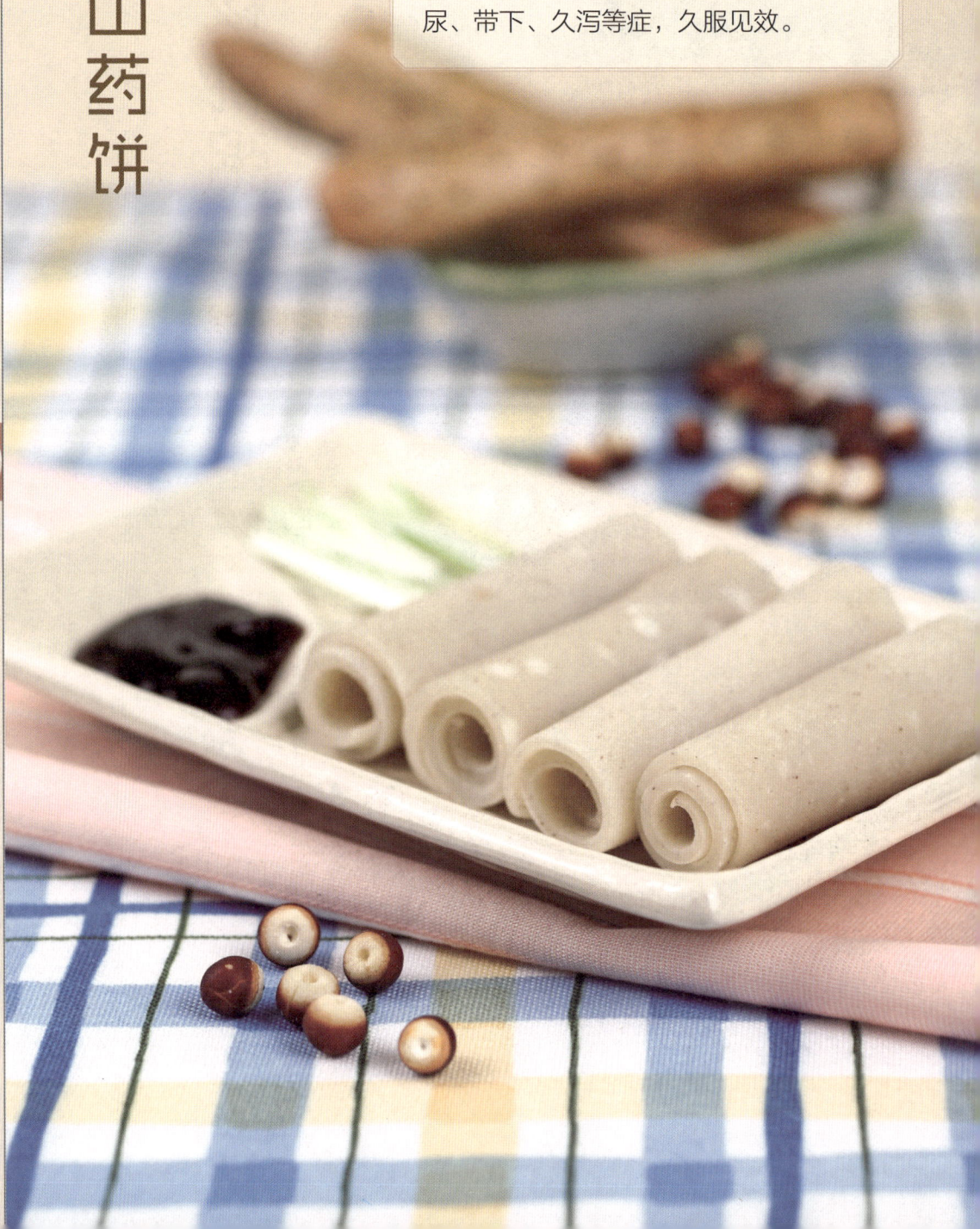

材料

芡实粉、山药粉各30克，面粉250克。

调料

甜面酱、大葱丝各适量。

用法

每日早餐或晚餐作主食，适量食用。

宜忌

✅ 适于男子肾虚不固致遗精、滑精、遗尿、尿失禁者。

✅ 适于女子脾肾两虚致带下者。

✅ 适于少年儿童发育迟缓、身体瘦弱者，5岁以上仍尿床者。

✅ 适于神疲乏力、虚劳羸瘦、气虚咳喘、免疫力低下、早衰者。

✅ 秋、冬季节食用补益效果最佳。

❌ 大便燥结、气滞胀满者不宜多吃。

做法

1 将所有材料放入大碗中，边加水边搅拌，制成稀面糊。

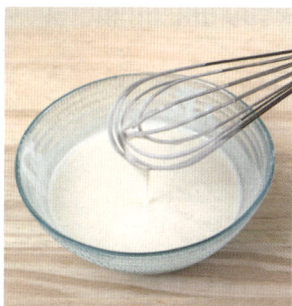

2 将平锅烧热，倒入1勺面糊，摊平。

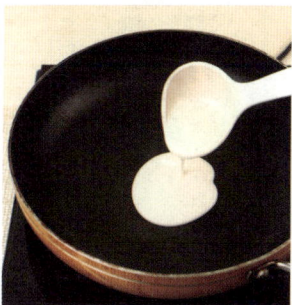

3 凝固后翻面，两面翻烙至熟，取出。

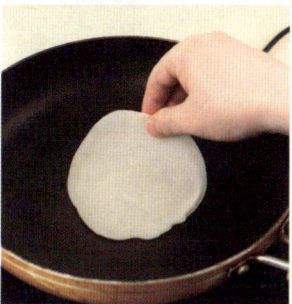

4 将面饼切边后卷好，码放盘中，配甜面酱和大葱丝食用即可。

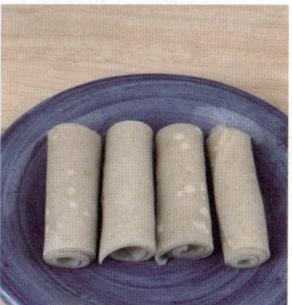

芡实老鸭汤

专家箴言

　　鸭肉是凉补气血的佳品，可大补虚劳，健脾除湿，退热消肿。搭配益肾、固精、健脾、止带的芡实，可补体虚，用于脾肾虚弱、带下、水肿等症。

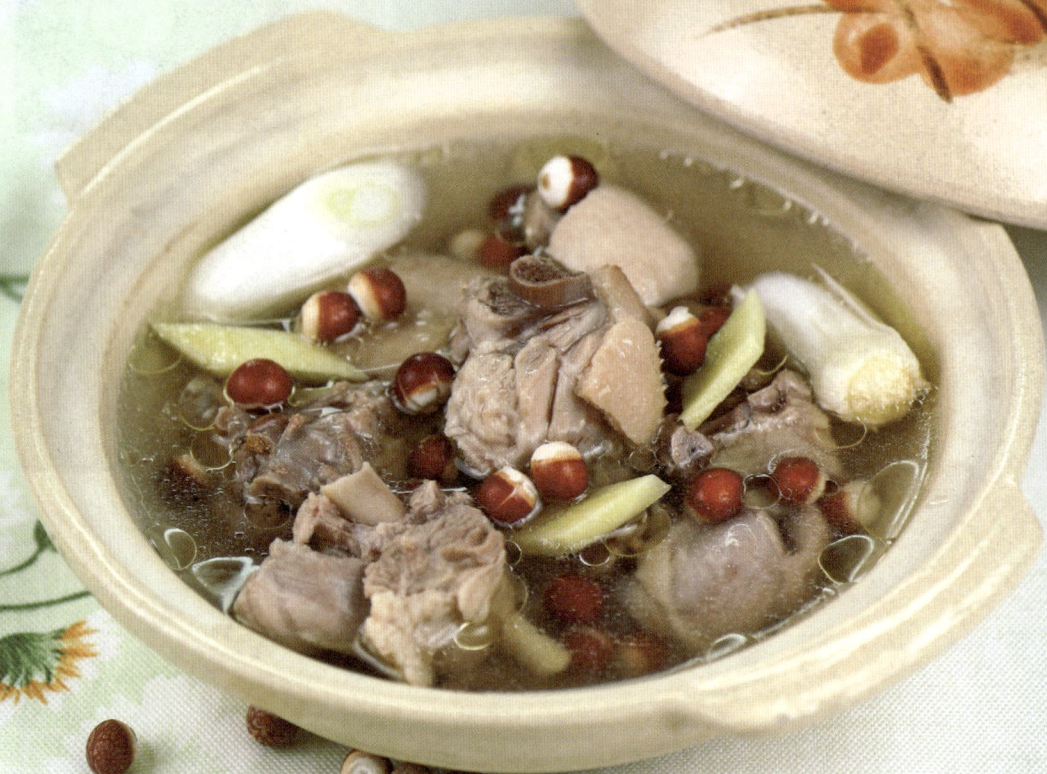

老鸭半只，芡实30克。

料酒、葱段、姜片各20克，盐、胡椒粉各适量。

随餐食用，吃肉喝汤。

✅ 适于虚劳疲惫、体虚乏力、食欲不振、营养不良、免疫力低下者。

✅ 适于肾虚盗汗、遗精、水肿者。

✅ 适于女子脾虚湿困、脾肾两虚致带下者。

✅ 体内有热、易上火者可放心食用。

✅ 适于春、夏季节食用。

❌ 鸭肉性寒凉，体质虚寒冷痛者及冬季不宜多吃。

1 将老鸭剔去肥油和筋膜，清洗干净。

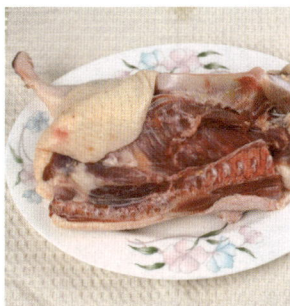

2 芡实用水浸泡一夜；老鸭剁成块。

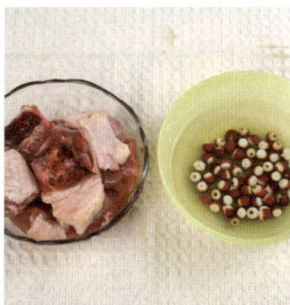

3 把老鸭放入冷水锅中加热，焯烫一下，捞出洗净，再放入砂锅中，加适量水烧开，撇去浮沫。

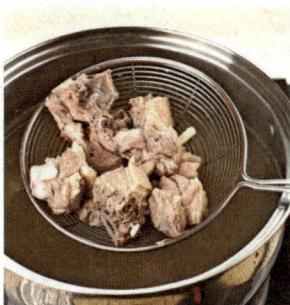

4 放入芡实、葱段、姜片，倒入料酒，改用小火煮2小时，至肉烂时用盐和胡椒粉调味即成。

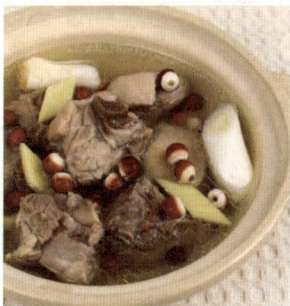

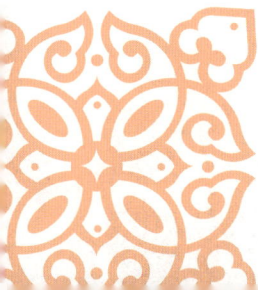

固肾涩精药 · 芡实

161

芡莲肉片汤

专家箴言

莲子、芡实是补肾固精、健脾止泻的合宜搭配，猪肉可滋阴养血。此汤可用于脾肾虚弱所致的腰膝酸软、腹泻、尿频、遗精、滑泄、带下、失眠等症。常食能强身健体，增强免疫力。

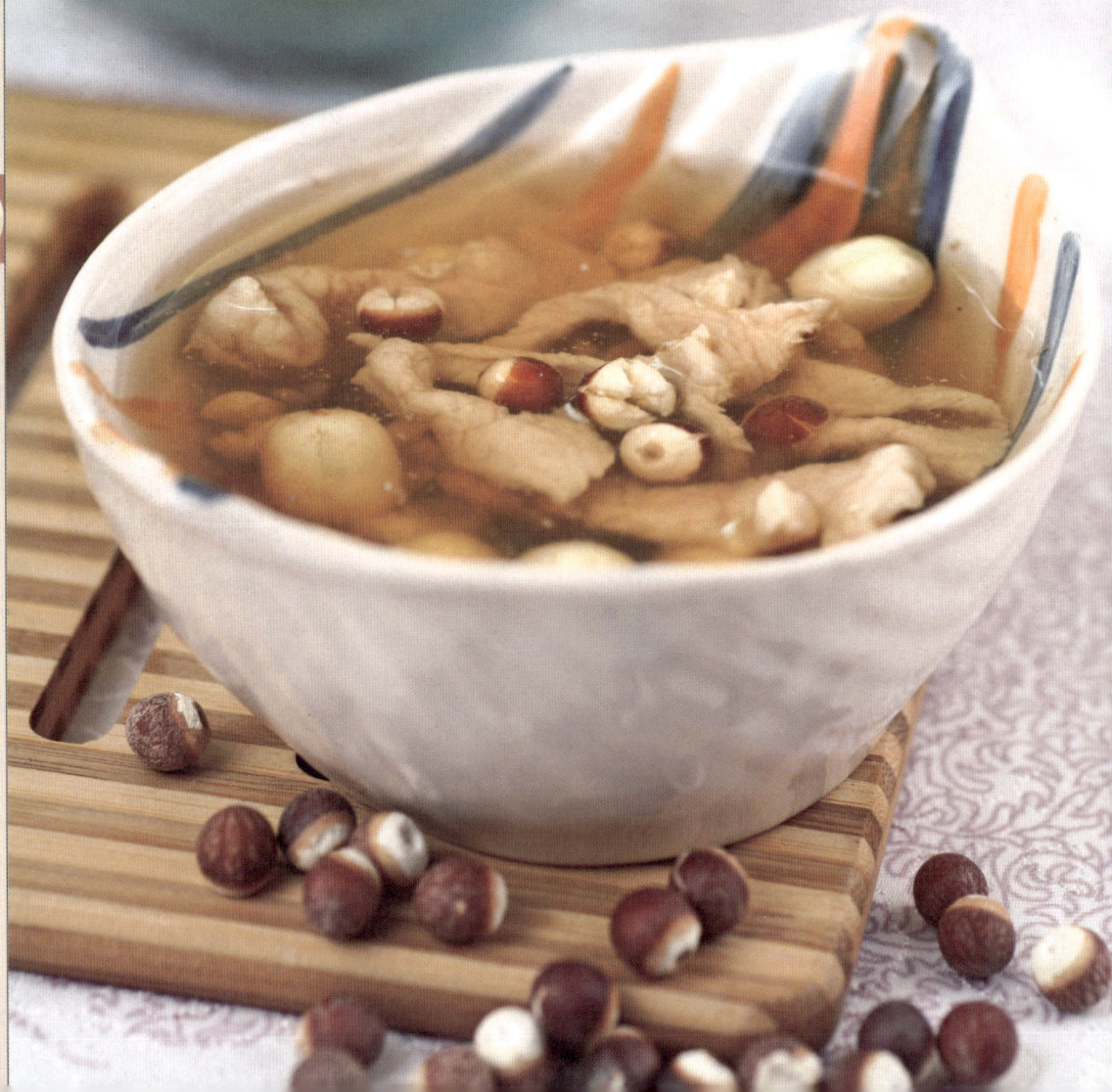

材料

芡实、莲子肉各20克，猪瘦肉200克。

调料

料酒、淀粉各15克，盐、鸡精各适量。

用法

随餐食用，吃肉喝汤。

宜忌

✅ 适于肾虚所致腰膝酸软、夜尿频多、遗精、梦遗、滑精、早泄、失眠多梦者。

✅ 适于脾肾两虚所致久泻、便溏、女子白带过多者。

✅ 适于倦怠乏力、精神不足、虚劳羸瘦、免疫力低下者。

✅ 四季皆宜食用。

❌ 阴虚内热、大便燥结者不宜多吃。

做法

1 将猪瘦肉洗净，切成片，用料酒和淀粉拌匀上浆。

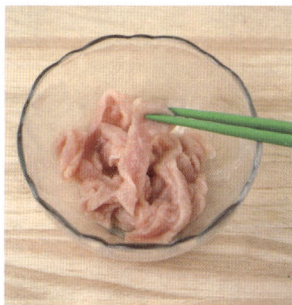

2 将用水浸泡过一夜的芡实、莲子肉放入锅中，加适量水，小火煮1小时至软烂。

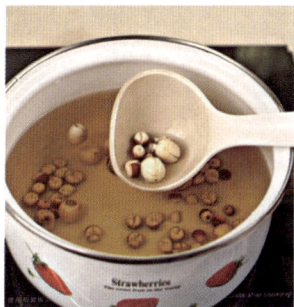

3 放入肉片滑散，再煮沸时加盐、鸡精调味即可。

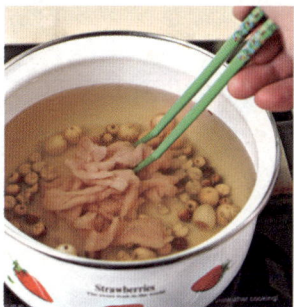

❗ 莲子心有滑精作用，最好能去除莲子心后再食用。

❗ 如果想要口感更好，也可以选用去掉皮的鲜品白芡实，比较可口，且易煮熟。如果用带皮的红芡实，一定要提前用水浸泡一段时间才能煮熟。

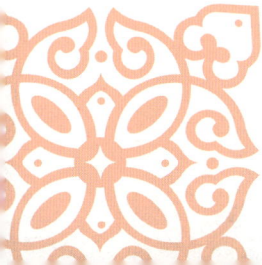

固肾涩精药

莲子

别名 莲肉、莲米、莲实、藕实、莲蓬子。

性味 味甘、涩，性平。

归经 归脾、肾、心经。

专家箴言

莲子可益肾固精，补脾止泻，止带，养心安神，为治疗脾肾虚弱带下的常用药食两用之品，也可用于遗精、脾虚久泻、心悸、失眠等症。

古籍说法

《神农本草经》："主补中，养神，益气力。"

《本草纲目》："交心肾，厚肠胃，固精气，强筋骨，补虚损……止脾泄久痢，赤白浊，女人带下崩中诸血病。"

《玉楸药解》："固涩之性，最宜滑泄之家，遗精便溏，极有良效。"

药材选料

莲子为睡莲科植物莲的干燥成熟种子。秋季成熟时采收，去皮干燥而成，以个大、饱满、质润、整齐、去莲心者为佳。莲子在农贸市场、超市均可买到。

莲子心虽然也有一定的涩精作用，但性味苦寒，肾精不固多肾阳虚，苦寒之物不利于养护肾阳，所以，最好选择除去莲子心的莲肉。

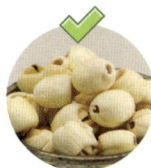

去心莲肉

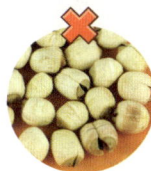

带心莲子

保存

莲肉容易吸湿发霉和生虫，贮藏时要特别注意保持低温和通风。

搭配

莲子可单用，也常与芡实、山药、山茱萸等固涩收敛类的药材搭配使用。

用法用量

莲子的用法很多，可煮粥、炖汤羹，也可打粉后泡饮、入面，做成主食，或入丸、散。煎服用量在10～15克。

人群宜忌

适宜人群	不宜人群
✔ 脾肾两虚所致女子带下清稀兼有腰膝酸软者	✖ 中满腹胀及大便燥结者
✔ 肾虚精关不固所致男子遗精、滑精、遗尿者	
✔ 脾虚久泻、食欲不振者	
✔ 心肾不交所致虚烦、心悸、失眠者	

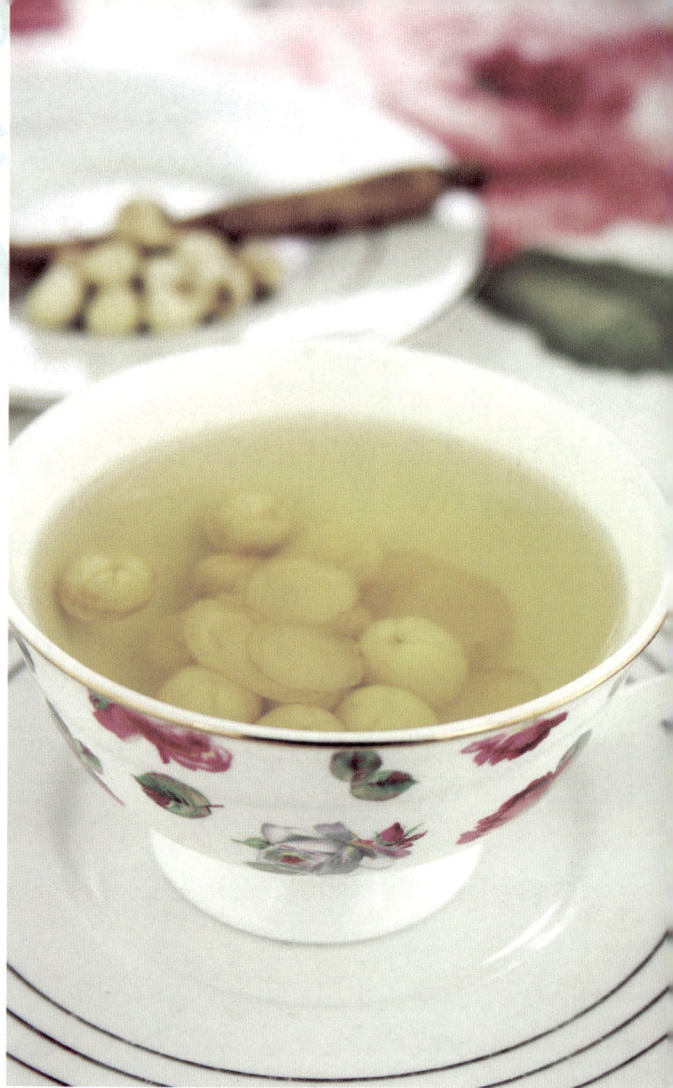

人参莲子茶

专家箴言

此茶出自《经验良方全集》，能健脾益气，固精，强壮体质，是老年体虚者的保健药茶。

宜忌

✅ 适于脾肾虚弱所致遗精、遗尿、久泻者。

✅ 适于病后体虚、虚劳消瘦、体倦乏力、不思饮食、自汗、大便溏泄者。

✅ 适于心悸、失眠、健忘者。

✅ 秋、冬季节最宜饮用。

❌ 胃有湿热、痰浊者不宜饮用。

材料

切片人参6克，去心莲子10克，冰糖适量。

做法

先将莲子浸泡一夜，再加水煮 1 小时，然后连汤一起放入炖盅，加入人参片和冰糖，隔水蒸 1 小时即成，将莲子和汤汁倒入杯中饮用。

用法

代茶频饮，吃莲子、人参，每日1剂。

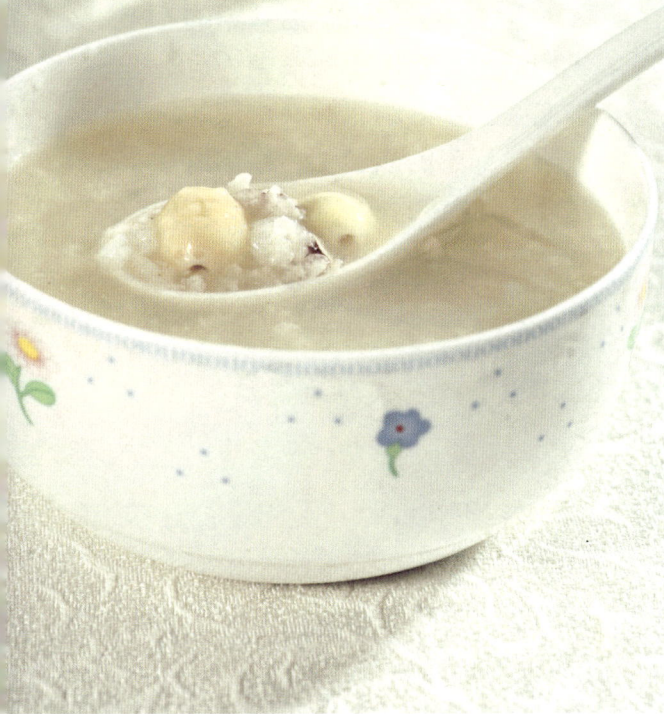

莲子粥

专家箴言

此方出自《寿亲养老新书》，有益肾固精、补脾止泻、安神养心的功效，用于遗精、久泻、崩漏、带下等症。

材料

莲子肉25克，糯米100克，白糖适量。

做法

先将莲子肉放入砂锅，加适量水，小火煮1小时，再放入淘洗干净的糯米，续煮40分钟，至粥稠时调入白糖即可。

用法

每日早、晚作主食，适量温热后食用。

宜忌

✓ 适于脾肾虚弱所致久泻、久痢、男子遗精、女子崩漏、白带过多者。

✓ 脾胃虚弱、食欲不振、失眠多梦者宜食。

✓ 秋、冬季节最宜食用。

✗ 中满腹胀及大便燥结者不宜多吃。

莲芡蒸糕

专家箴言

莲子、芡实是补益脾肾的常用搭配，合用于面食中，可以增强益肾固精、健脾止泻的效果，又不影响口味，是可以常食、久食的理想药膳。

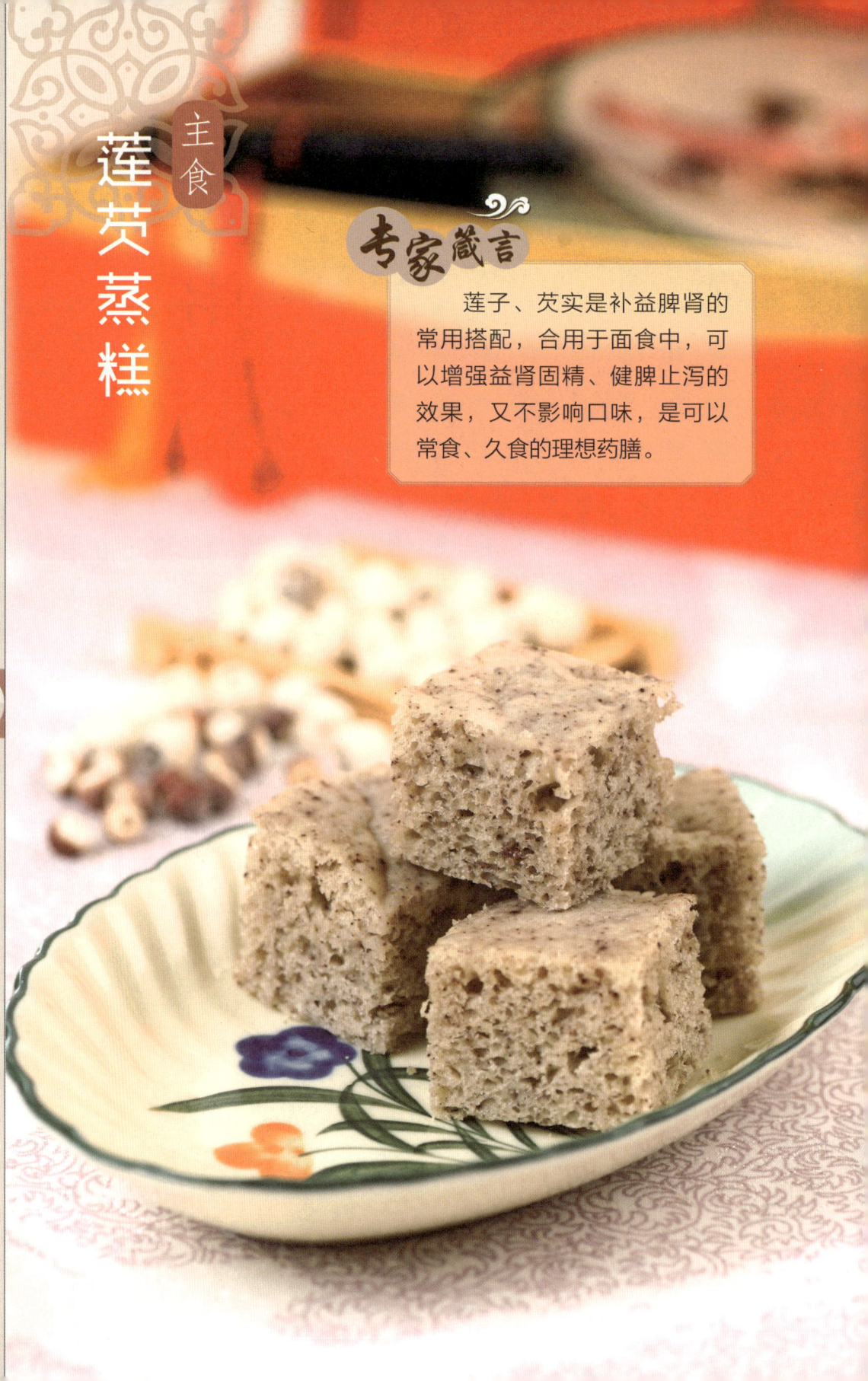

材料

莲子粉、芡实粉各20克，面粉500克。

调料

酵母粉、红糖各适量。

用法

每餐作主食，适量食用。

宜忌

✅ 适于脾肾亏虚、精关不固所致遗精、滑泻、遗尿、带下者。

✅ 适于脾肾虚弱所致食欲不振、消化不良、腹泻、便溏者。

✅ 适于心肾不交所致心烦、失眠、多梦、心悸、健忘者。

✅ 虚劳羸瘦、体质虚弱者及老年人、发育迟缓的儿童均宜多吃。

✅ 四季皆宜食用。

❌ 有实热、阴虚内热及气滞胀满、大便燥结者不宜多吃。

做法

1 将莲子粉、芡实粉和面粉放入面盆中，加入酵母粉和红糖，用温水和面。

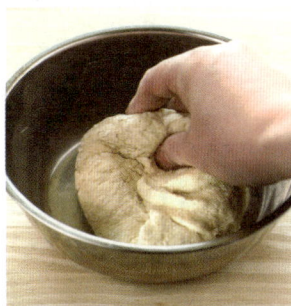

2 和成面团后盖上笼屉布，饧发2小时。

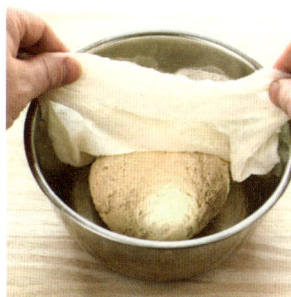

3 将饧发好的面团充分揉匀，压成圆饼状，放入蒸屉。

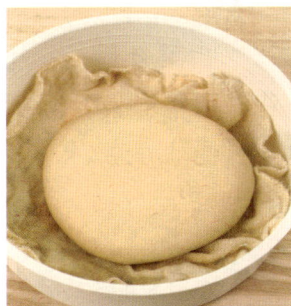

4 蒸锅坐火上，烧至上汽，放上蒸屉，大火蒸40分钟出锅，切成块后装盘。

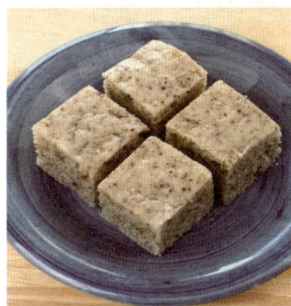

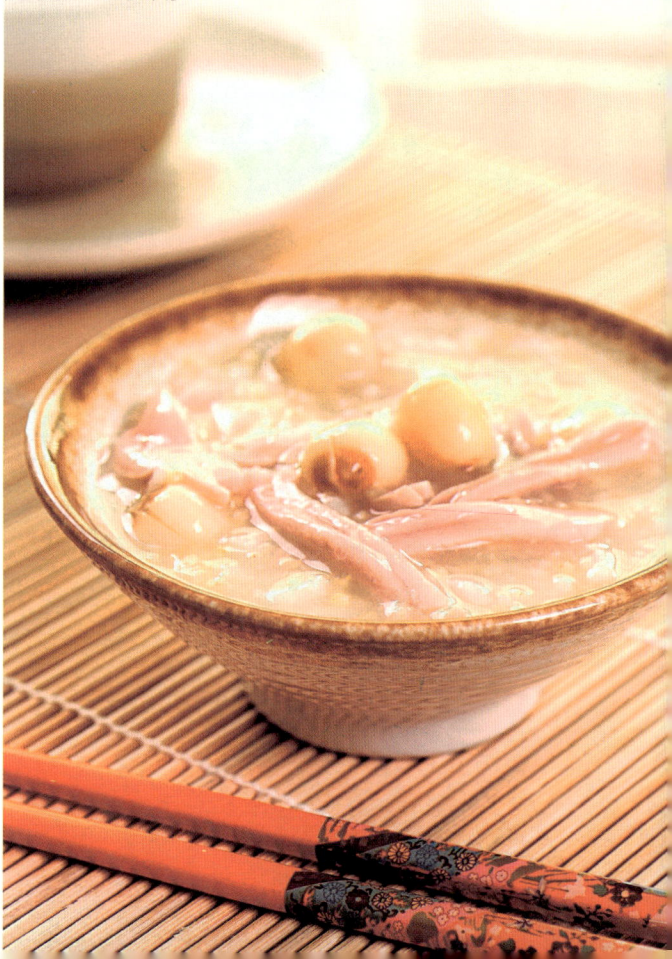

莲子猪肚粥

材料

去心莲子20克，猪肚、粳米各100克。

调料

盐适量。

做法

1 粳米淘洗干净；猪肚洗净，切丝，焯水。

2 煮锅中加入适量水，烧开，倒入莲子、猪肚，煮1小时，放粳米继续煮40分钟，至粥稠，加盐调味即成。

用法

随餐适量食用。

专家箴言

此菜补脾肾，固精带，可用于遗精、带下、食少便溏等症。

宜忌

✓ 适于脾肾虚弱、精关不固所致遗精、滑精、遗尿、尿频、带下者。

✓ 适于脾虚腹泻、便溏、食欲不振者。

✓ 秋、冬季节最宜食用。

✗ 猪肚的胆固醇含量偏高，高胆固醇、高血脂及心血管病患者不宜多吃。

材料

水发银耳50克，去心莲子20克，冰糖适量。

做法

锅中放入莲子和适量水，小火煮30分钟，倒入水发银耳、冰糖，继续煮1小时，煮至莲子软烂、汤汁浓稠即成。

用法

每日随晚餐食用1次，也可作夜宵食用。

专家箴言

此羹能补虚固精，滋阴润燥，既可益气，又可养阴，还有固涩作用，可全面调养肾亏，强壮体质。

宜忌

✓ 气阴两虚、精关不固，有遗精、滑精、带下等症状者宜经常食用。

✓ 适于肾虚体弱、疲乏倦怠、失眠多梦、免疫力低下、容颜早衰、脑力衰退者，中老年人常食可延缓衰老，延年益寿。

✓ 秋、冬季节最宜食用。

✗ 体内湿热较重者不宜多吃。

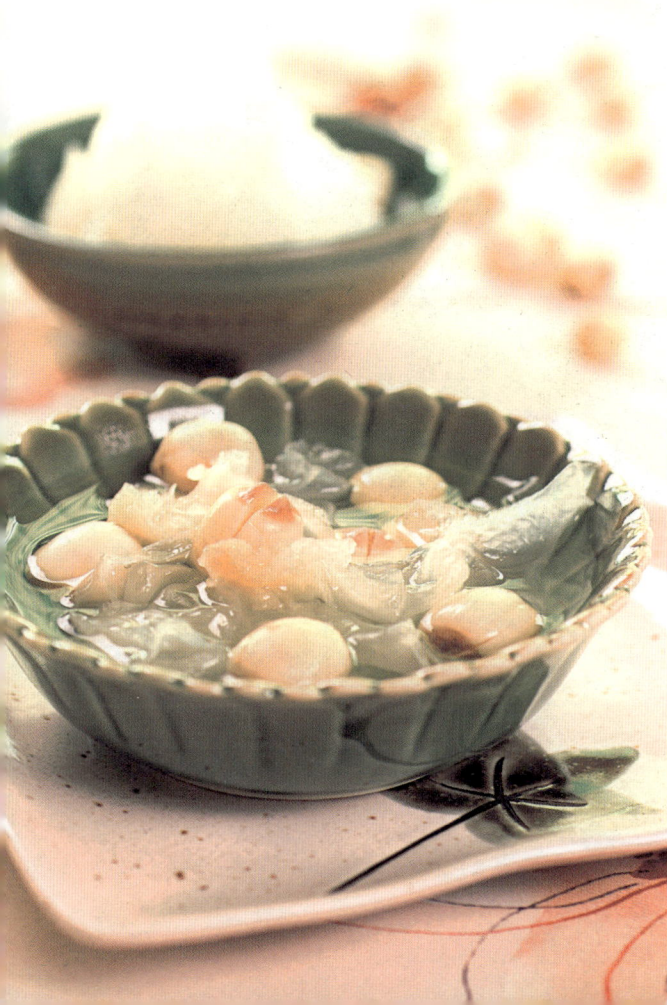

莲樱炖肉

专家箴言

　　莲子、金樱子均是固肾涩精的常用药，猪肉可滋阴养血，合用炖汤，可增强健脾益肾、补虚固精、强身健体的作用。

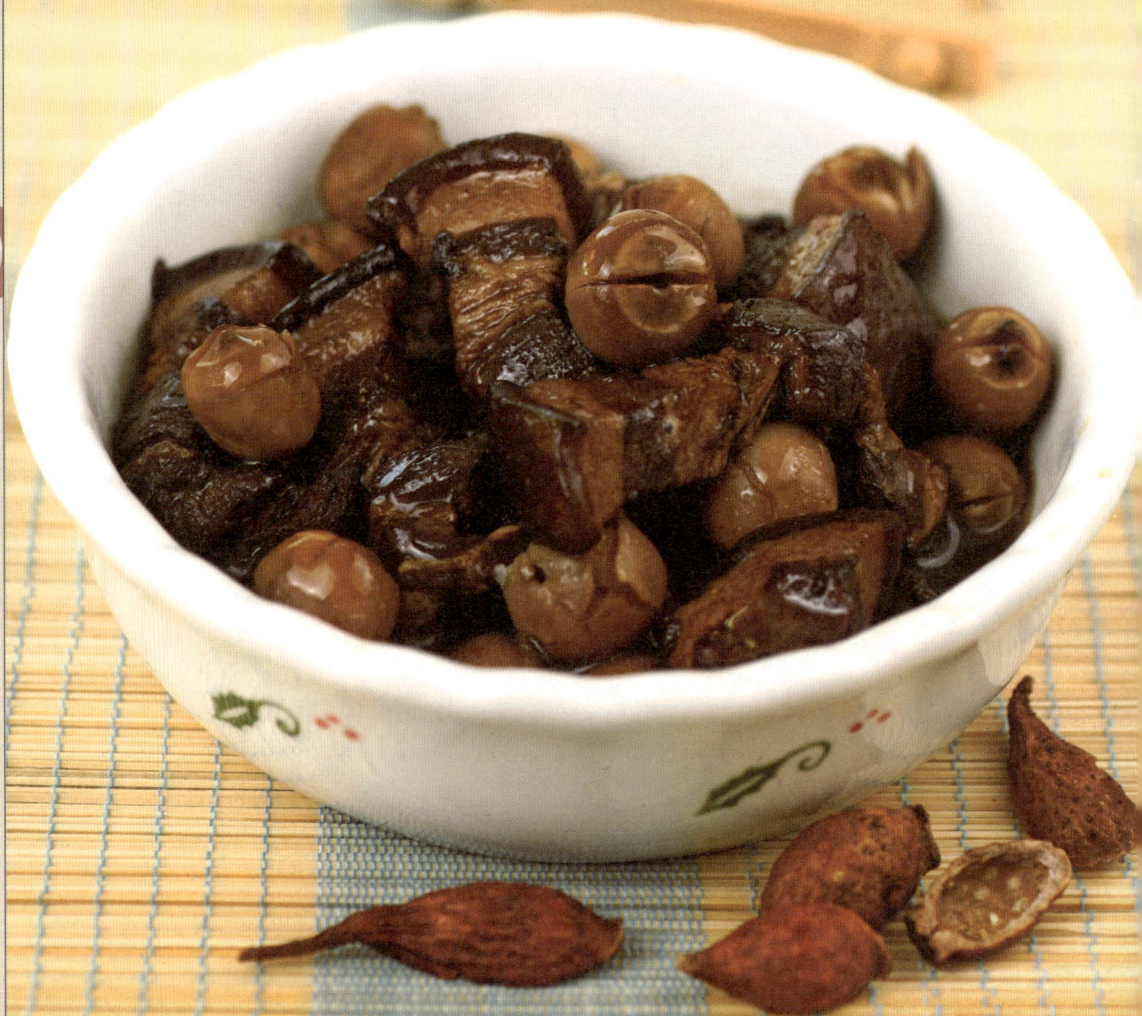

材料

莲子肉20克，金樱子15克，猪五花肉250克。

调料

酱油、白糖各20克，葱段、姜片各15克，盐适量。

用法

每晚随餐食用，吃猪肉及莲子，喝汤。

宜忌

✔ 适于脾肾俱虚致男子遗精、滑精、尿频、遗尿者。

✔ 适于女子肾虚带下、崩漏、子宫脱垂者。

✔ 适于虚劳羸瘦、体弱身倦、失眠多梦、食欲不振、泄泻、便溏者。

✔ 秋、冬季节最宜食用。

✘ 有实热、阴虚内热及气滞胀满、大便燥结者均不宜多吃。

做法

1 将猪五花肉刮净皮毛，洗净，切成块。

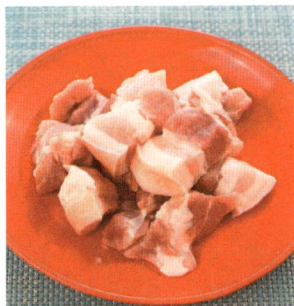

2 金樱子装入药袋，封好口。

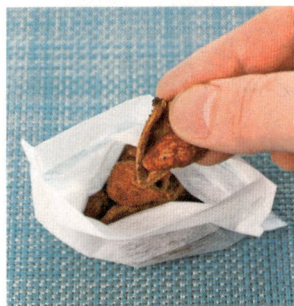

3 把肉块放入冷水锅中，焯烫一下，捞出，洗净，沥水。

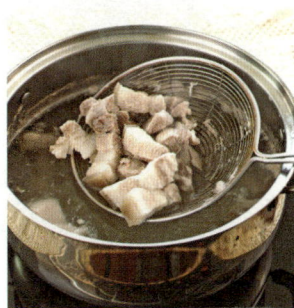

4 锅中倒油，烧热，放入肉块和酱油，炒上色，加水，放葱段、姜片、盐、药袋和莲子，炖煮2小时，除去药袋即成。

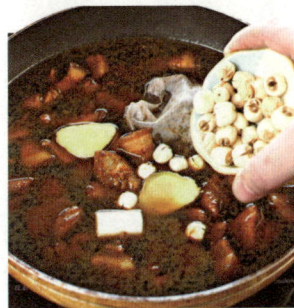

固肾涩精药 · 莲子

173

果莲炖乌鸡

专家箴言

此汤源自《本草纲目》。乌鸡养血调经，白果是止带、止泻、缩尿的佳品，搭配固精止带的莲子肉，可起到补肾涩精止带、活血调经、固摄崩漏的作用。

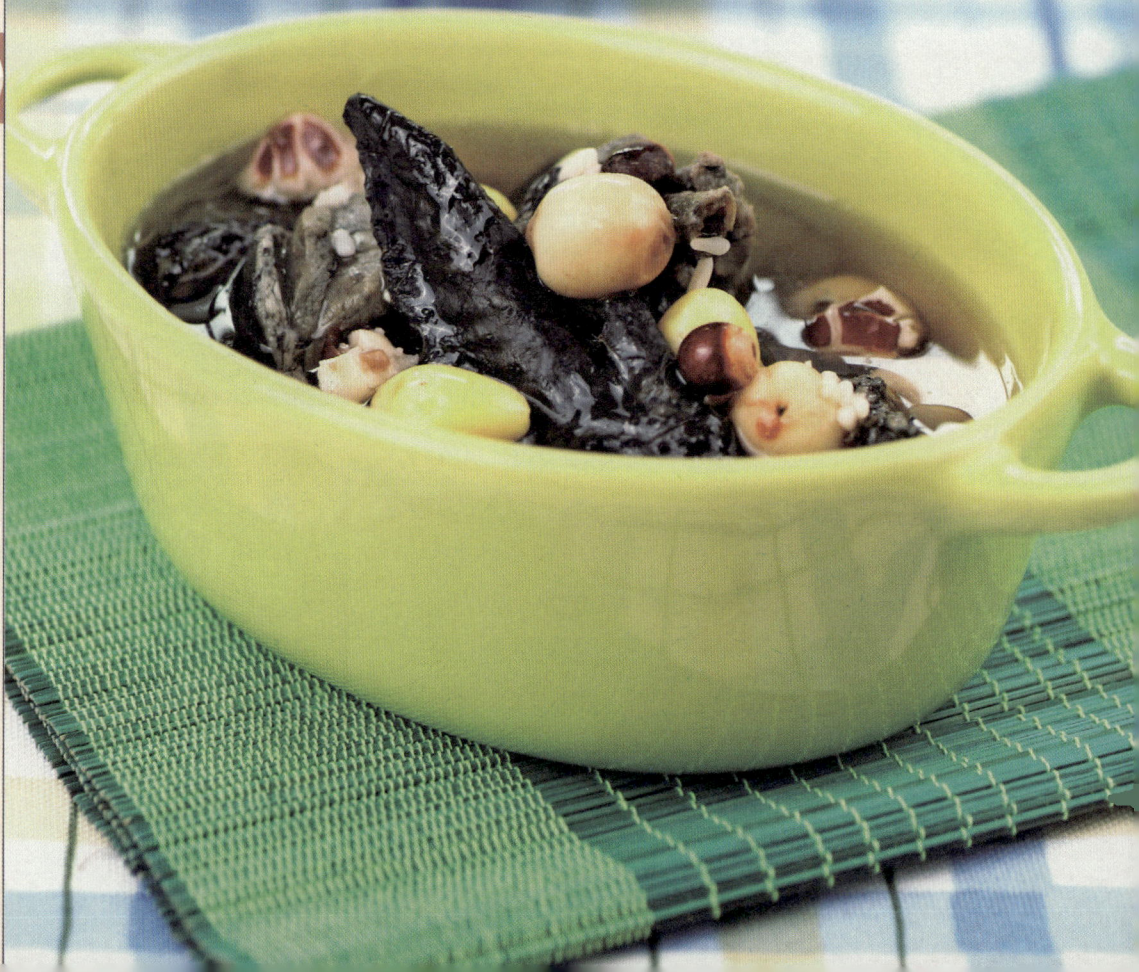

材料

乌鸡 250 克，莲子肉、白果、芡实各 15 克，糯米 50 克。

调料

盐适量。

用法

随餐适量食用，吃肉、果，饮服汤汁。

宜忌

✅ 适于男子肾虚遗精、早泄、白浊、尿频、遗尿者。

✅ 适于女子肾虚、冲任不调所致赤白带下、月经不调、崩漏者。

✅ 适于气血亏虚、虚劳赢弱、体虚乏力、肌肉消瘦、腹泻、便溏者。

✅ 秋、冬季节最宜食用。

❌ 湿热内蕴、脘腹胀满、体胖不虚者不宜多吃。

做法

1 将莲子肉和芡实用水浸泡一夜。

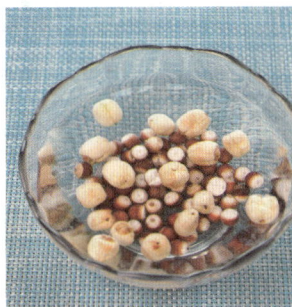

2 乌鸡切成块，放入冷水锅中焯水，捞出洗净。

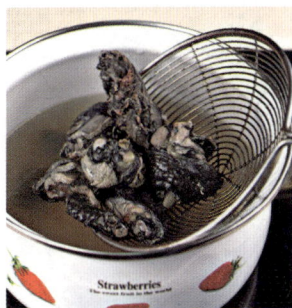

3 锅中放入乌鸡块和水，烧开，倒入莲子肉、芡实、白果和糯米，小火炖煮2小时。

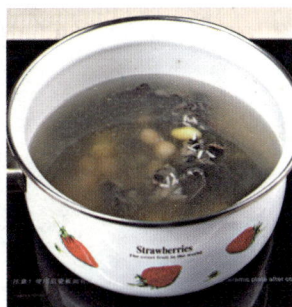

4 至肉烂时放入盐调味，略煮即可。

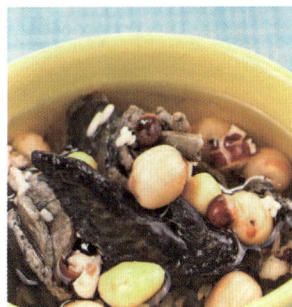

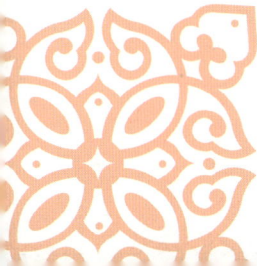

山茱萸

别名 山萸肉、实枣儿、肉枣、药枣、枣皮。

性味 味酸、涩，性微温。

归经 归肝、肾经。

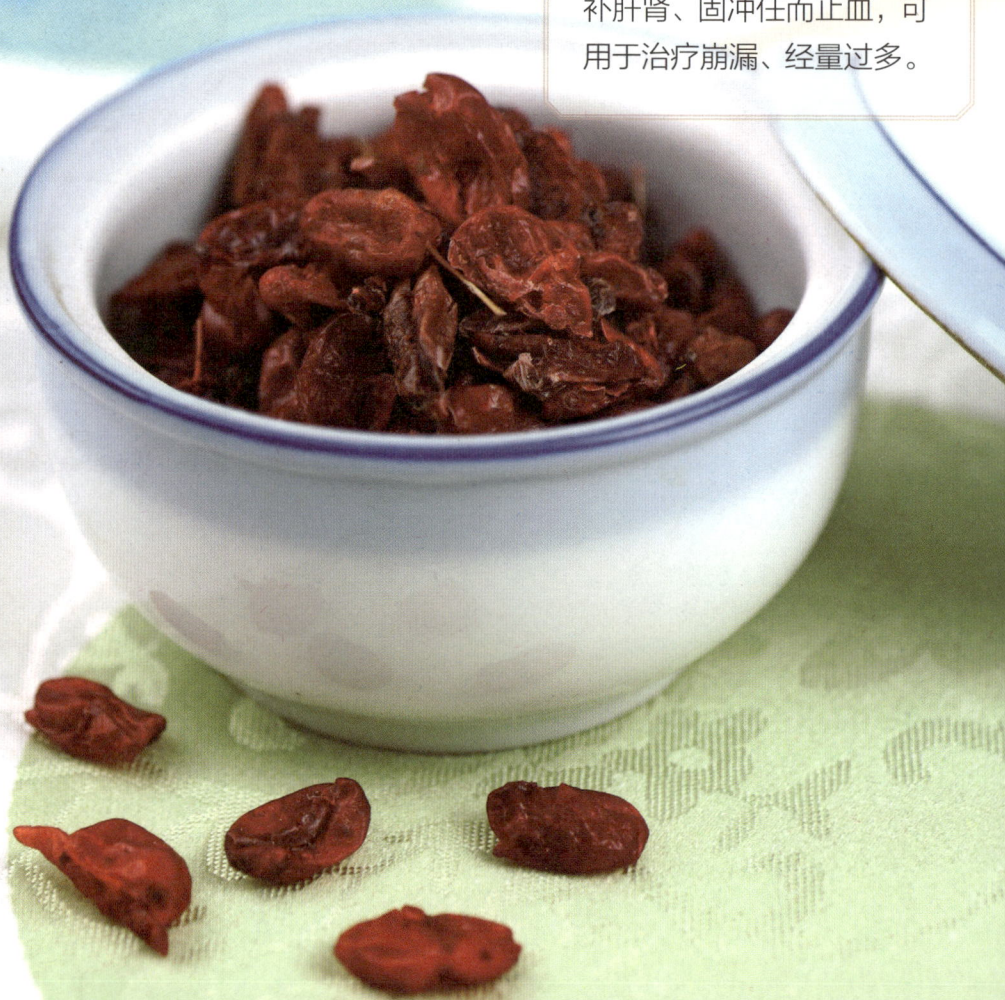

专家藏言

山茱萸有补益肝肾、收敛固涩的功效，既能益肾精，又可助肾阳，为平补肾阴肾阳的要药，且补益之中又有封藏的作用，固精止遗的效果好，常用于治疗阳痿、遗精、尿频等。对于女性来说，山茱萸还可补肝肾、固冲任而止血，可用于治疗崩漏、经量过多。

古籍说法

《药性论》："止月水不定，补肾气，兴阳道，坚长阴茎，添精髓，疗耳鸣，除面上疮，主能发汗，止老人尿不节。"

《汤液本草》："滑则气脱，涩剂所以收之，山茱萸止小便利，秘精气，取其味酸涩以收滑也。"

药材选料

山茱萸为植物山茱萸的干燥成熟果肉，秋末冬初，果皮变红时采收，将果实干燥而成，以肉厚、柔软、色紫红者为佳。经炮制后有蒸茱萸、酒茱萸之分。虽然加工工艺不同，但主要功效大致相同，山茱萸、蒸茱萸偏于收敛固涩、涩精止遗，酒茱萸偏于温补肝肾、活血温里，三种均可使用。在购买山茱萸时注意要选择去果核的，因为果核有滑精的作用，会减弱其固精的药效。

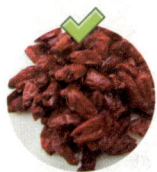
山茱萸

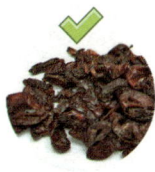
蒸茱萸

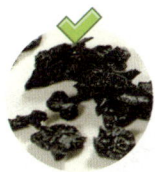
黄酒炮制的酒茱萸

保存

置于阴凉干燥处，防潮，防蛀。

搭配

山茱萸可单用，也可搭配熟地黄、山药、肉桂、巴戟天、补骨脂、覆盆子、金樱子等其他补肾药品一同使用。

用法用量

山茱萸可泡饮，也可制作粥、汤时加用，或入丸、散等。煎服用量在5~10克。

人群宜忌

适宜人群	不宜人群
✓ 适于腰膝酸软、头晕耳鸣、阳痿者	✗ 命门火炽、阳强不倒、素有湿热而致小便淋涩者
✓ 适于肾虚不固所致遗精、滑精、遗尿、尿频、自汗者	
✓ 适于女性肝肾亏虚所致崩漏、带下、月经过多者	

治遗尿茶

茶饮

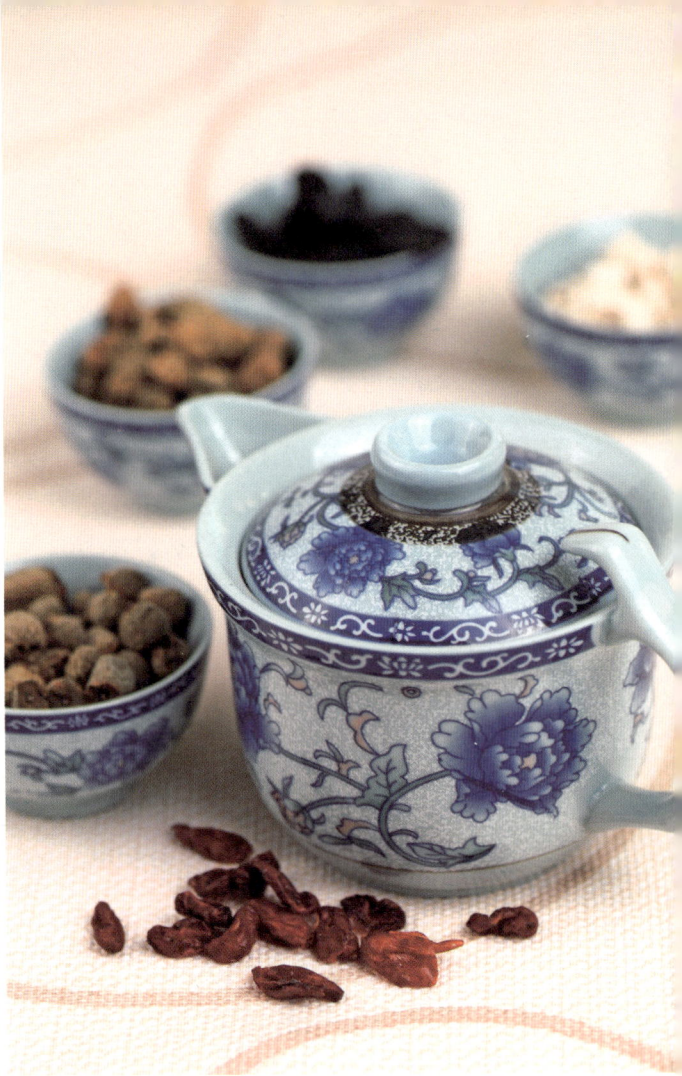

专家箴言

此茶有补肾缩尿的功效，常饮可益肾气、固肾精，使膀胱排尿功能恢复正常，改善尿频、遗尿等症状。

宜忌

✓ 适于脾肾不足、气虚不固所致的遗尿、尿频，及伴有头昏、易疲乏、易滑泻、腰酸痛者。

✓ 此茶四季皆宜饮用。

✗ 尿频而有涩痛感，属湿热者。

材料

山茱萸、覆盆子、茯苓各10克，益智仁6克，熟地黄12克。

做法

以上各药研成粗末，盛入料包内，放入杯中，冲入沸水，加盖闷泡20分钟即可饮用。

用法

每日1剂，代茶频饮。

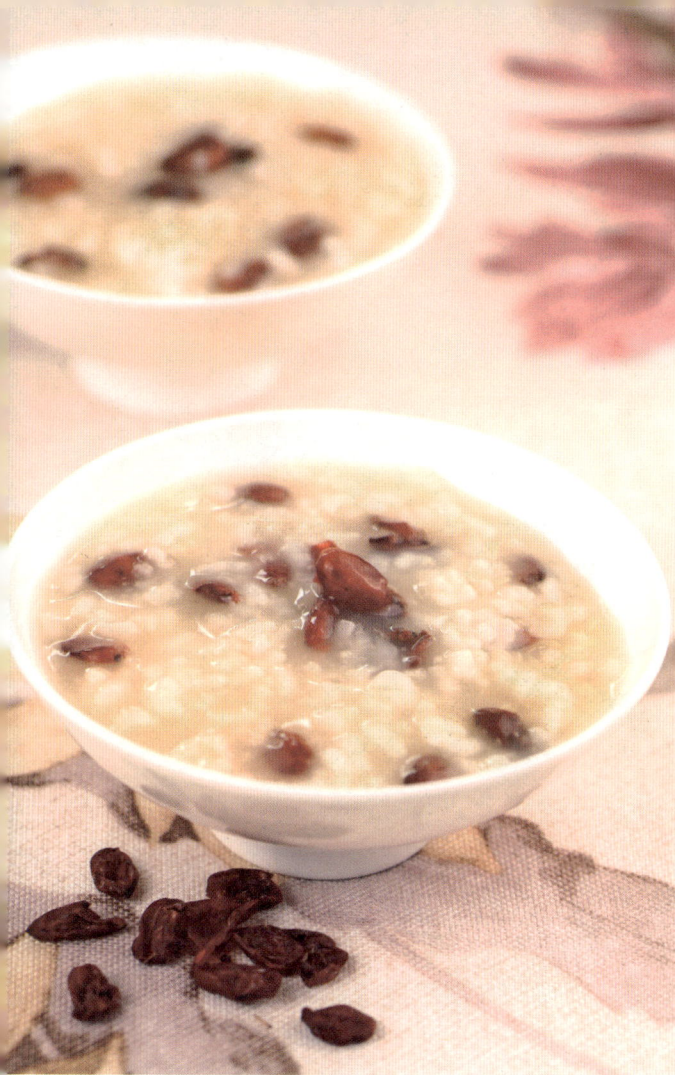

山茱萸粥

专家箴言

此方出自《粥谱》，有补肾精、助肾阳、固滑脱、敛虚汗、止泄泻的作用。

材料

山茱萸（去果核）15克，粳米100克。

调料

白糖适量。

做法

将山茱萸洗净，与粳米同入砂锅煮粥，粥将成时加入白糖稍煮即可。

用法

每日早、晚分2次食用。

宜忌

✔ 适于老年人肾虚致滑精、遗精、夜尿频多、遗尿、五更泄泻、虚汗不止者。

✔ 适于肝肾不足所致头晕耳鸣、腰膝酸软者。

✔ 适于女性肾虚、冲任不固所致崩漏、带下、经血过多者。

✔ 四季皆宜食用。

✘ 命门火旺、素有湿热、小便淋涩者不宜食用。

山茱萸枸杞肉片汤

专家箴言

此汤能固肾气，益肾精，养阴血，止滑泄，是阴阳同补的食疗佳品，对肾阳虚、肾阴虚所致的遗精、早泄、遗尿、带下、腰痛等均有改善作用。

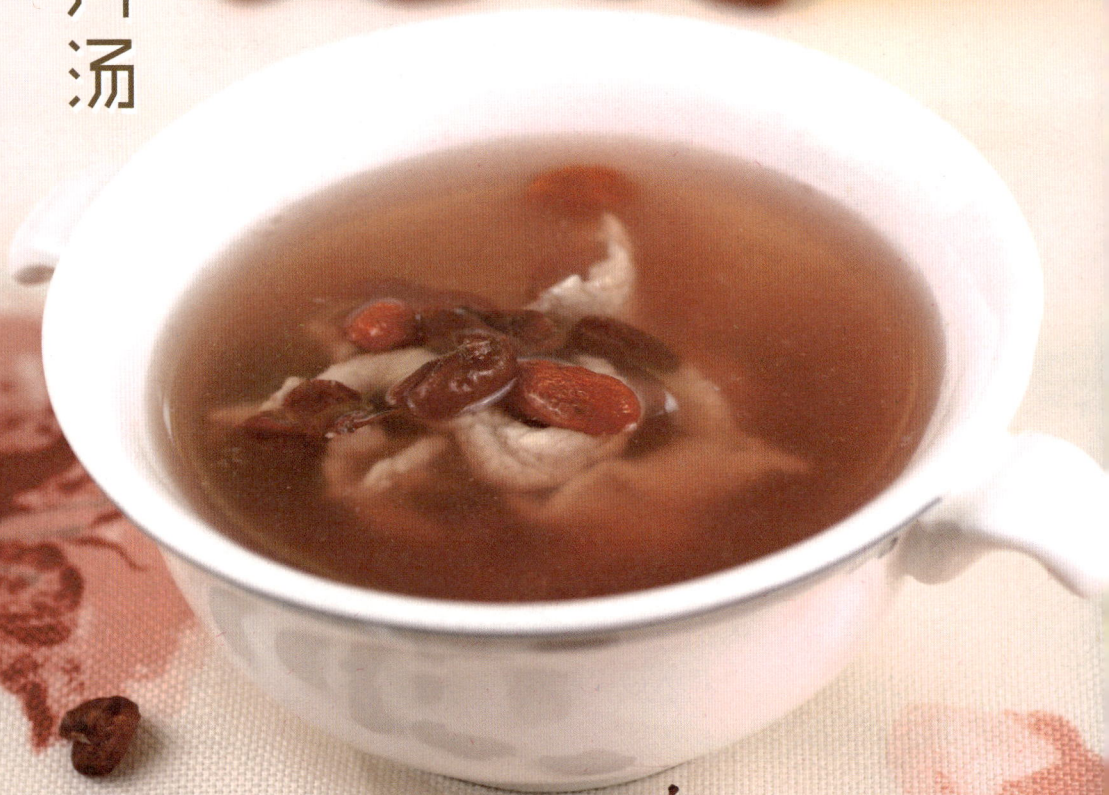

材料

山茱萸 15 克, 枸杞子 10 克, 猪里脊肉 100 克。

调料

料酒、淀粉各 15 克, 盐、鸡精各适量。

用法

随餐食用, 每周数次。

宜忌

✅ 尤其适于中老年肾虚致遗精滑泻、遗尿、夜尿频多、腰膝酸软、头晕目眩者。

✅ 适于女性崩漏、带下、经血过多者。

✅ 适于肝肾亏虚、疲劳倦怠、气血不足、有早衰症状者。

✅ 秋、冬季食用效果更好。

❌ 体内有实热或湿热者不宜多吃。

做法

1 将山茱萸和枸杞子洗净, 用水泡软。

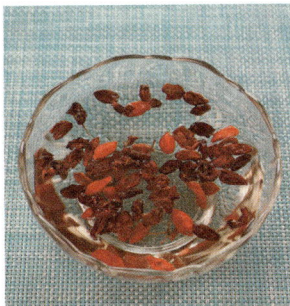

2 猪里脊肉洗净, 切成片, 用料酒、淀粉拌匀上浆。

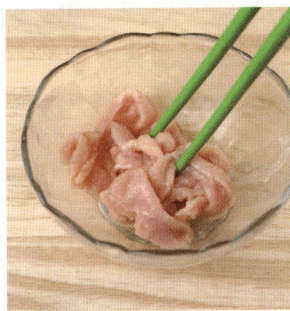

3 锅中放入山茱萸、枸杞子, 加适量水, 煮 15 分钟。

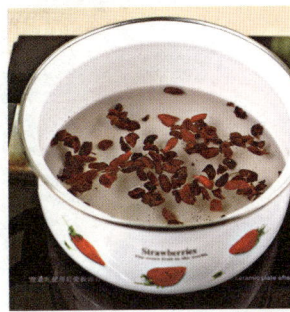

4 倒入肉片滑散, 待再开锅时, 放入盐、鸡精调味即成。

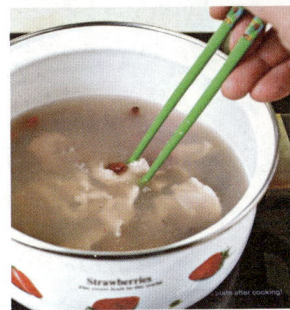

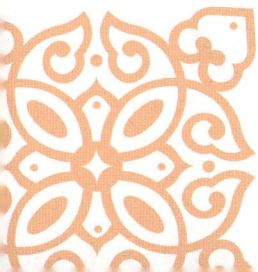

金樱子

别名 刺榆子、刺梨子、金罂子、岩榴、野石榴。

性味 味酸、涩，性平。

归经 归肾、膀胱、大肠经。

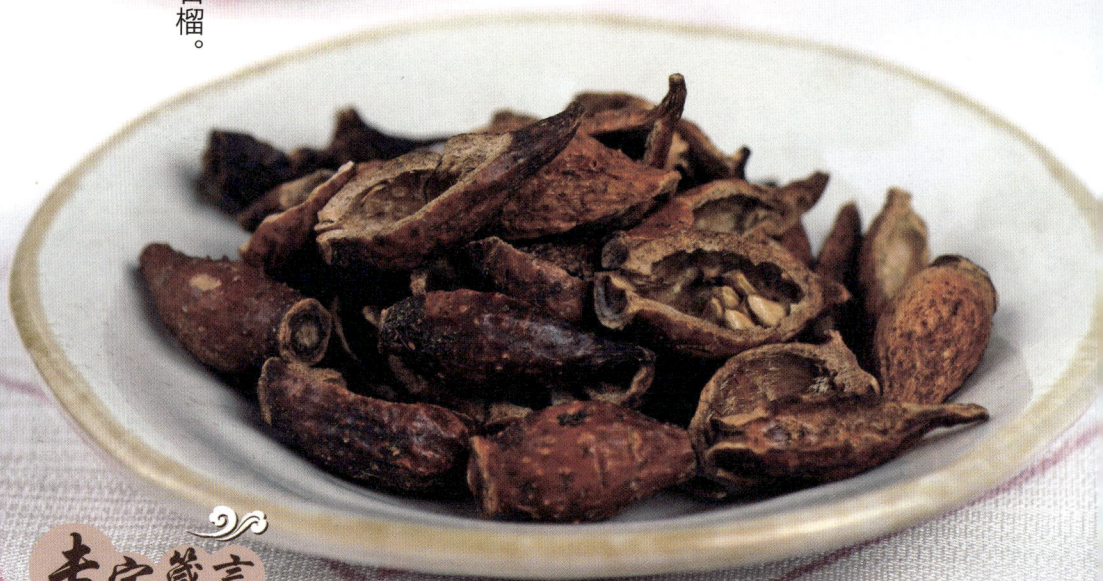

专家箴言

金樱子是固涩收敛、止遗止泻的良药，有固精、缩尿、止带、涩肠的作用。常用于肾虚精关不固所致遗精、滑精、遗尿、尿频、崩漏带下、久泻久痢等症。

古籍说法	《本草纲目》："金樱子，无故而服之以取快欲，则不可；若精气不固者服之，何咎之有。" 《本草备要》："固精秘气，治梦泄遗精，泄痢便数。" 《滇南本草》："治日久下痢，血崩带下，涩精遗泄。"

药材选料	本品为蔷薇科植物金樱子的干燥成熟果实。10～11月果实成熟变红时采收，除去杂质，洗净、干燥而成。干燥果实呈倒卵形，以个大、色红黄、去净毛刺者为佳。去净毛刺并去核（核有滑精作用，需去除）的金樱子又称为金樱子肉，适合入膳及入药。 生金樱子固肾止遗的效果更强，而炒制过的金樱子涩肠止泻的效果更好，且可避免生用时可能会发生的腹痛问题。二者都可以选用。

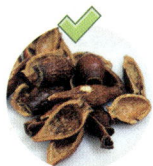

去毛刺、去核的
金樱子肉

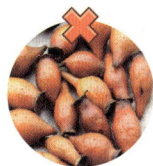

未去核的
生金樱子

保存	置于通风干燥处，防虫蛀。

搭配	金樱子可单用，也可与芡实、莲子、菟丝子、补骨脂、五味子、山药等药材搭配，以增强益肾固涩的作用。

用法用量	金樱子可泡茶、浸酒及入汤粥食用，也常熬膏或入丸、散。煎服用量在6～12克。

人群宜忌	适宜人群	不宜人群
	✔ 适于男子肾虚精气不固所致的遗精、滑精、尿频、遗尿者	✖ 有实火、邪热及阴虚火炽者
	✔ 适于女子肾虚所致白带过多、崩漏、子宫脱垂者	
	✔ 适于脾虚久泻、久痢、脱肛者	

茶饮

金樱子茶

专家箴言

此方出自《明医指掌》，有固精缩尿、涩肠止泻的作用。

宜忌

✔ 适于肾虚不固所致遗精、早泄、尿频、遗尿者。

✔ 女子体虚带下清稀、老年女性子宫脱垂者可常饮。

✔ 适于体虚大便溏泄者。

✔ 四季皆可饮用。

✘ 阴虚火旺、五心烦热、带下色黄、气秽者不宜饮用。

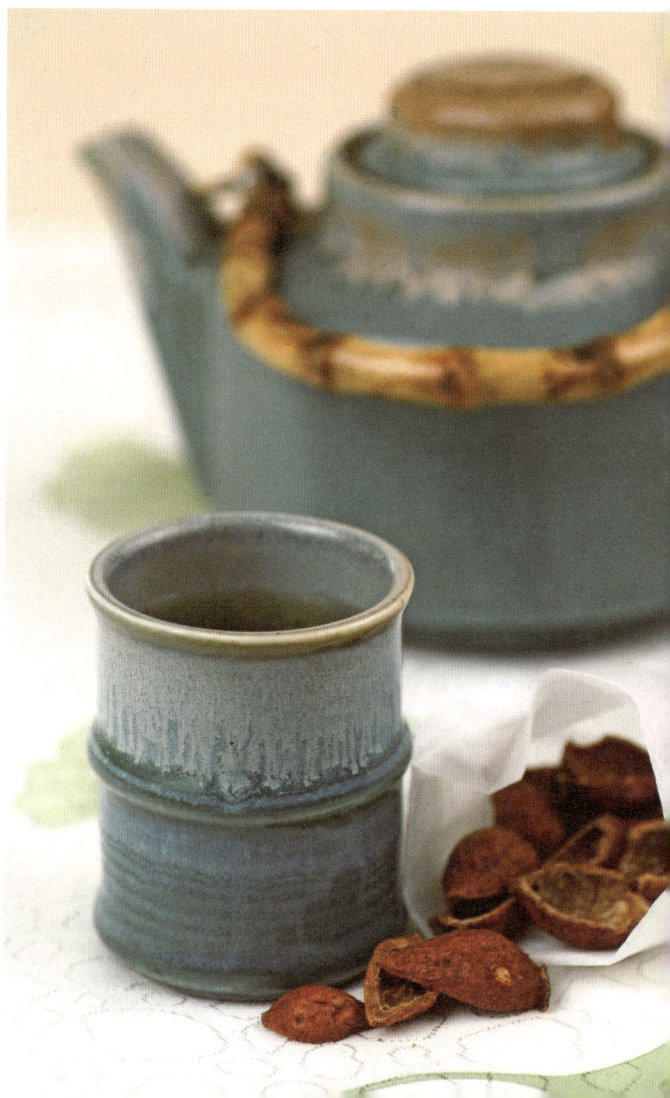

金樱丸

材料

金樱子、芡实各100克。

做法

将金樱子、芡实一起研为粉末，用水调和成面团状，再制成梧桐子大小的丸。

用法

每次服6克，温开水送服，一日2次。

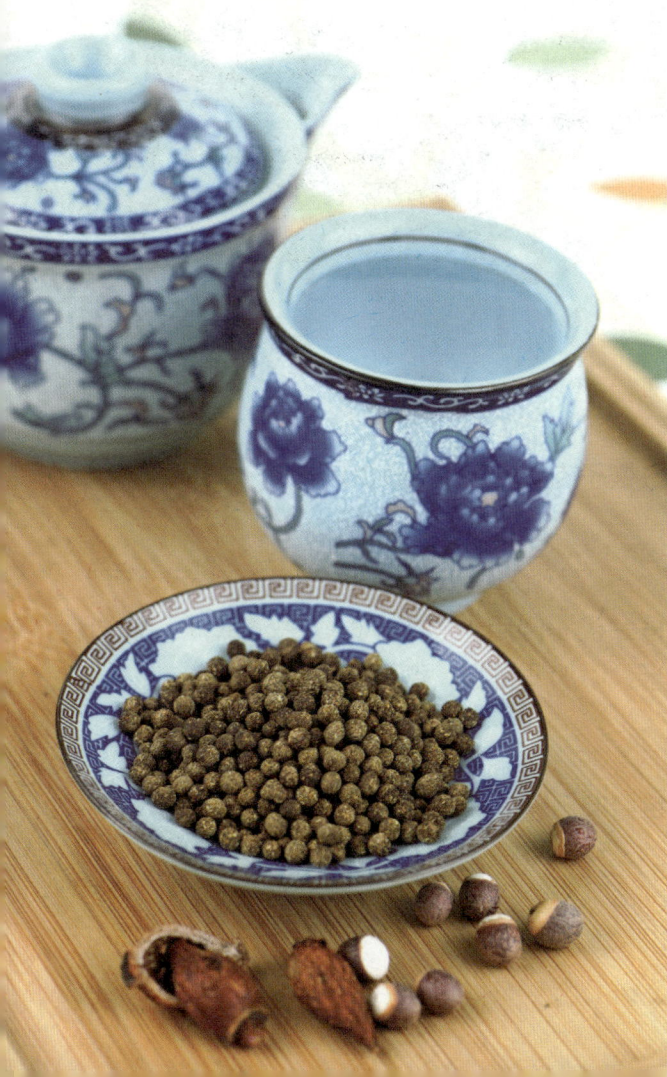

专家箴言

此方出自《医门普品》，为主治遗精的良方。

宜忌

✓ 适于肾虚不固致男子梦遗、滑精、遗尿、小便后遗沥者。

✓ 适于体虚大便溏泄者。

✓ 四季皆宜服食。

✗ 有实火、邪热及阴虚火旺者不宜服用。

主食

金樱子粥

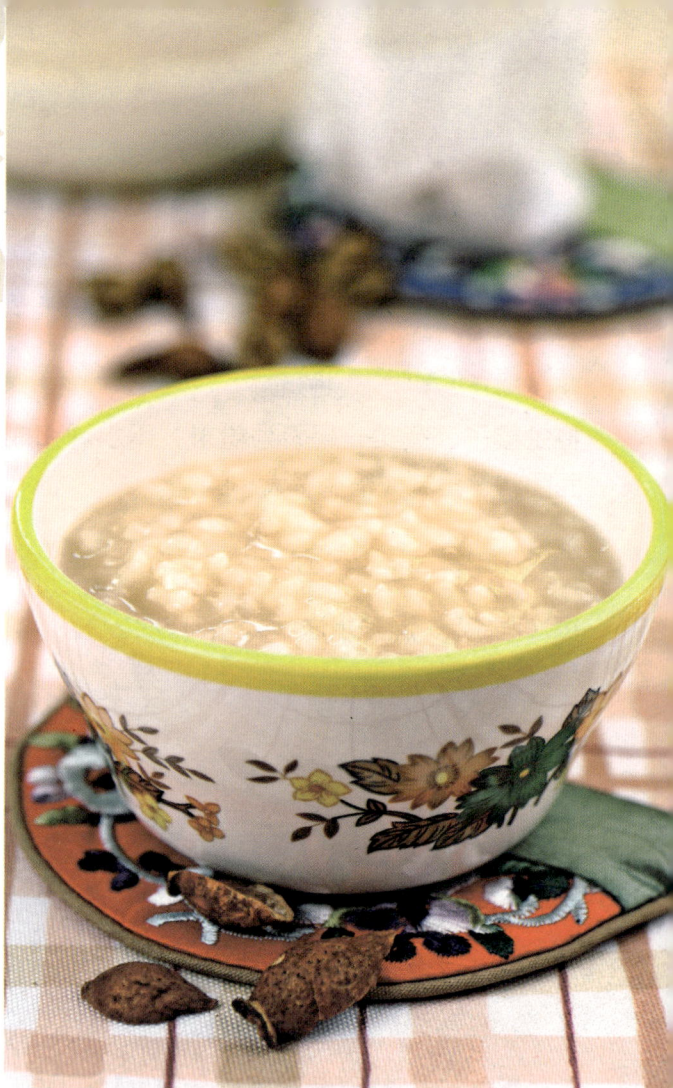

专家箴言

此方出自《饮食辨录》，有补益肾虚、收敛固涩、固精止泻的作用，常用于各种滑遗泄泻症。

宜忌

✅ 肾虚遗精、滑精、早泄、遗尿、久泻者宜食用。

✅ 女子肾虚带下清稀、子宫脱垂者宜食用。

✅ 四季皆宜食用。

❌ 有实火、邪热及阴虚火旺者不宜食用。

❌ 带下色黄、味臭者不宜食用。

材料

金樱子肉20克，糯米100克。

做法

将金樱子肉用水煎半小时，去渣取汁，入糯米，添加适量水，煮至粥成。

用法

每日早、晚温热后食用，连食数日。

金樱子炖冰糖

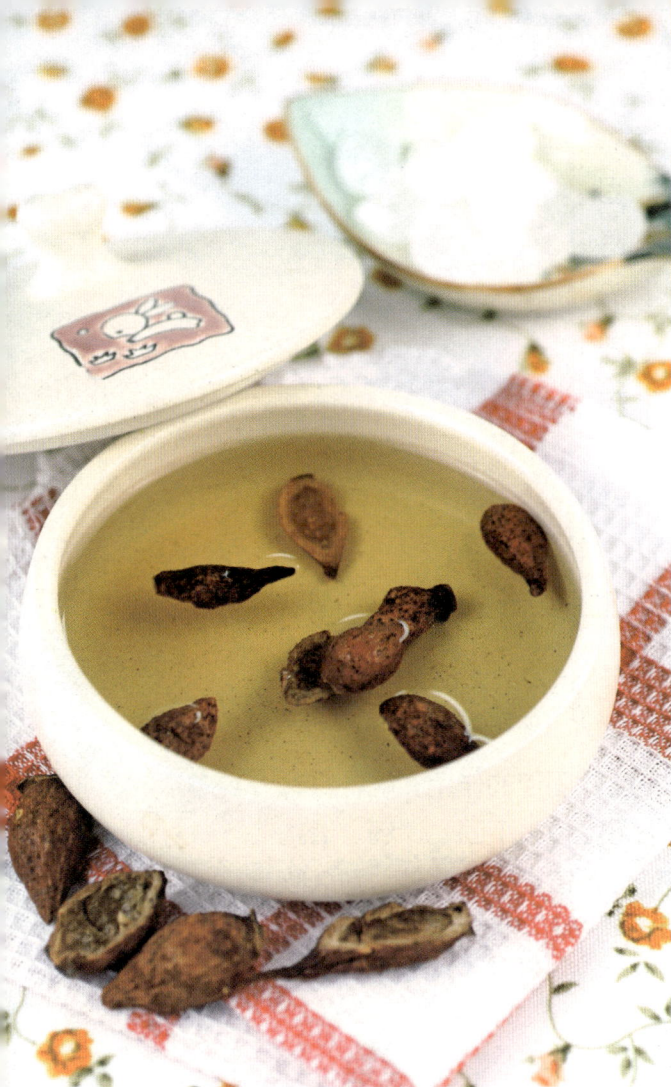

专家箴言

此方有涩精固脱的功效，可用于遗精、滑精、带下等症。

材料

金樱子肉15克，冰糖适量。

做法

将金樱子肉洗净，加冰糖和水放碗内，隔水、文火蒸炖1小时即成。

用法

过滤后去药渣，喝汤，每日1次，温热服食。

宜忌

✔ 适于肾虚不固所致遗精、滑精、早泄、遗尿、久泻者常食。

✔ 女子肾虚带下清稀、老年子宫脱垂者宜食用。

✔ 四季皆宜食用。

✘ 有实火、邪热及阴虚火旺、湿热带下者不宜食用。

五味子

别名 北五味子、辽五味子。

性味 味酸、甘，性温。

归经 归肺、心、肾经。

专家箴言

五味子甘温酸涩，有收敛固涩的作用，能补肾、涩精、止遗、宁神，是治肾虚精关不固、遗精、滑精的常用药，是中老年男性的养肾之宝。此外，对久咳虚喘、自汗、盗汗、久泻、失眠等症也有疗效。

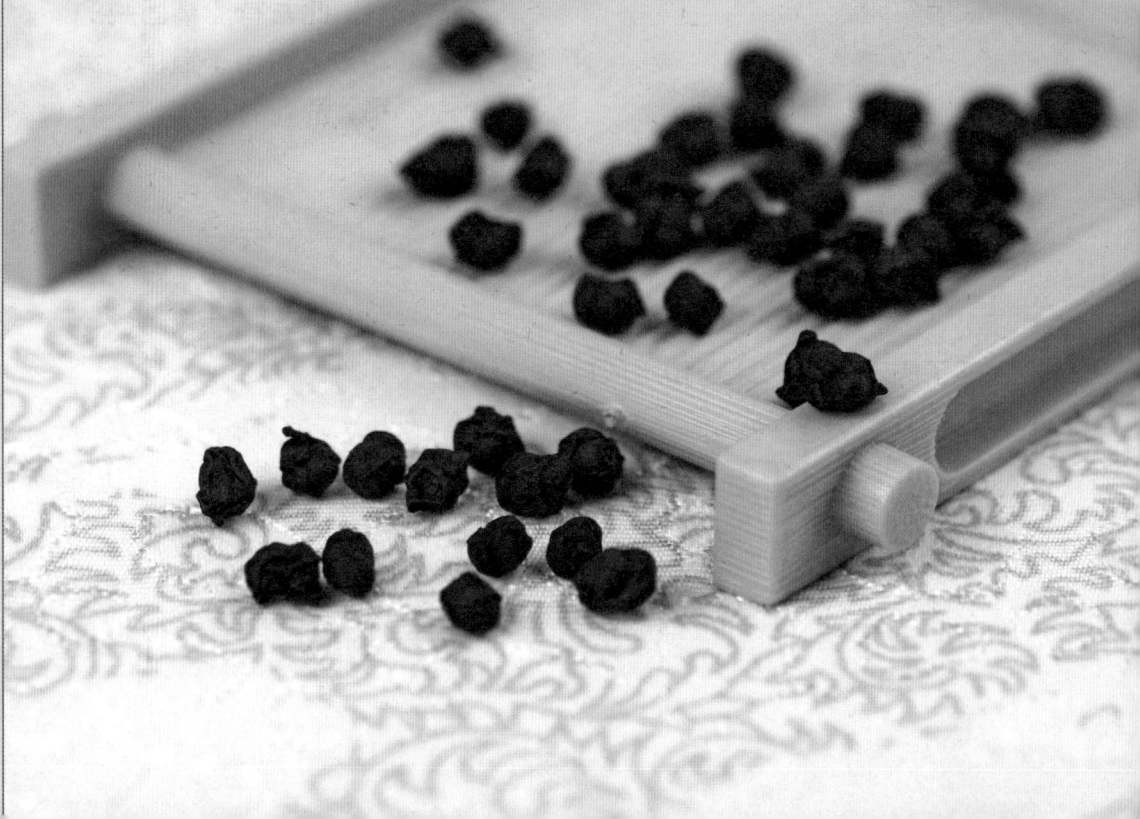

古籍说法

《神农本草经》："主益气，咳逆上气，劳伤羸瘦，补不足，强阴，益男子精。"

《本草备要》："五味俱全，酸咸为多，故专收敛肺气而滋肾水，益气生津，补虚明目，强阴涩精，退热敛汗。"

药材选料

本品为木兰科植物五味子或华中五味子的干燥成熟果实。前者习称"北五味子"，以东北出产者为佳，果肉为肾形，外表红黑色或出现白霜，最补虚损劳伤；后者习称"南五味子"，颗粒小，表面棕红色，专治风寒咳嗽。如果想要起到补肾作用，应选择北五味子，且经炮制后的制北五味子效果更好一些。

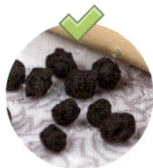
制北五味子

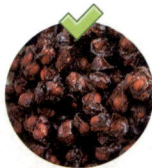
生北五味子

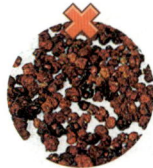
南五味子

保存

置于阴凉干燥处，防霉，防虫蛀。

搭配

五味子用于补肾时，常与枸杞子、核桃仁、菟丝子、山茱萸、熟地黄、山药等药材同用。

用法用量

可泡茶、浸酒、熬膏或入丸、散，用前捣碎。煎服用量为3～6克，研末服时用量为1～3克。

人群宜忌

适宜人群	不宜人群
✅ 肾虚遗精、滑精、梦遗、久泻不止者	❌ 外有表邪、内有实热，或咳嗽初起、痧疹初发者
✅ 自汗、盗汗、虚烦心悸、失眠多梦者	
✅ 肺肾两虚、久咳虚喘、疲惫劳倦、免疫力低下者	

189

五味子枸杞茶

五味子、枸杞子各6克。

将五味子捣碎，与枸杞子一起放入杯中，以沸水冲泡，加盖闷泡15分钟即可。

每日1剂，代茶频饮。

专家箴言

此方出自《摄生众妙方》，可补益肝肾，敛津生精，是病后体虚、肝肾不足者的补益良方。常饮能增强体质，助长精神。

宜忌

✅ 适于肝肾不足、心肾不交所致梦遗、尿失禁、失眠、记忆力减退者。

✅ 适于热病或大病后身体虚弱、自汗或盗汗者。

✅ 四季皆可饮，秋、冬季最宜。

❌ 触冒风邪、咳嗽痰多者不宜多饮。

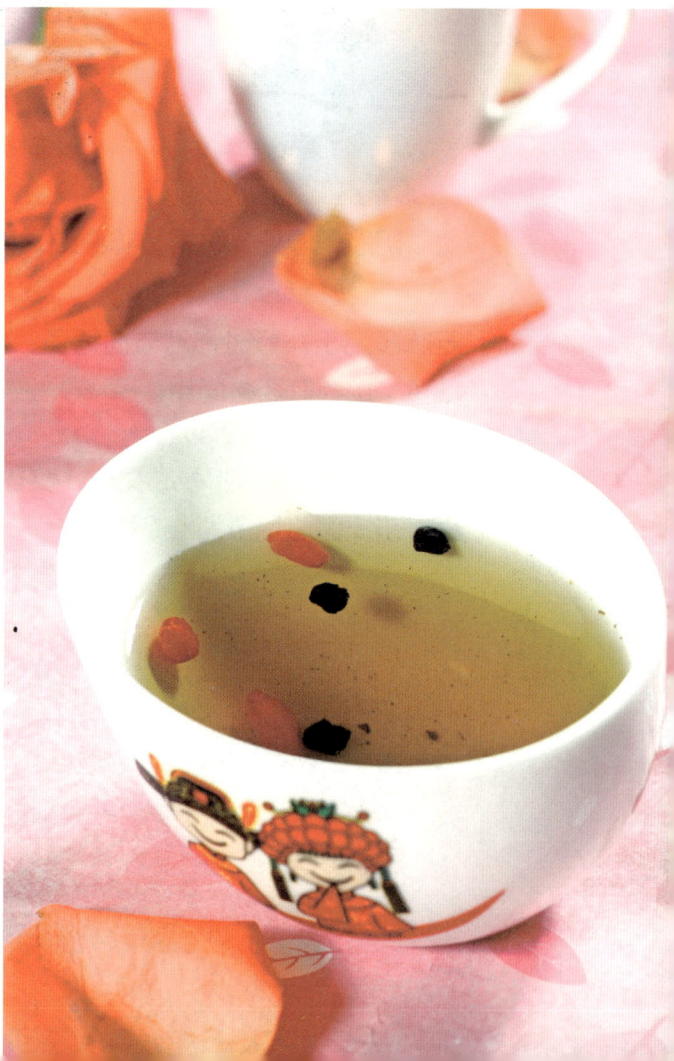

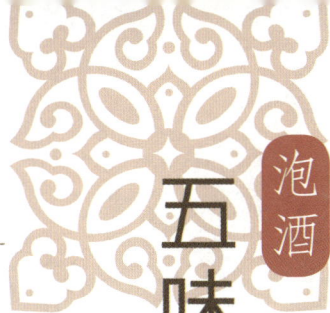

泡酒

五味子酒

材料

五味子50克，白酒500毫升。

做法

将五味子捣碎，盛入料包内，放入广口瓶中，灌入白酒，密封15日以上即可饮用。

用法

每天饮10~20毫升。

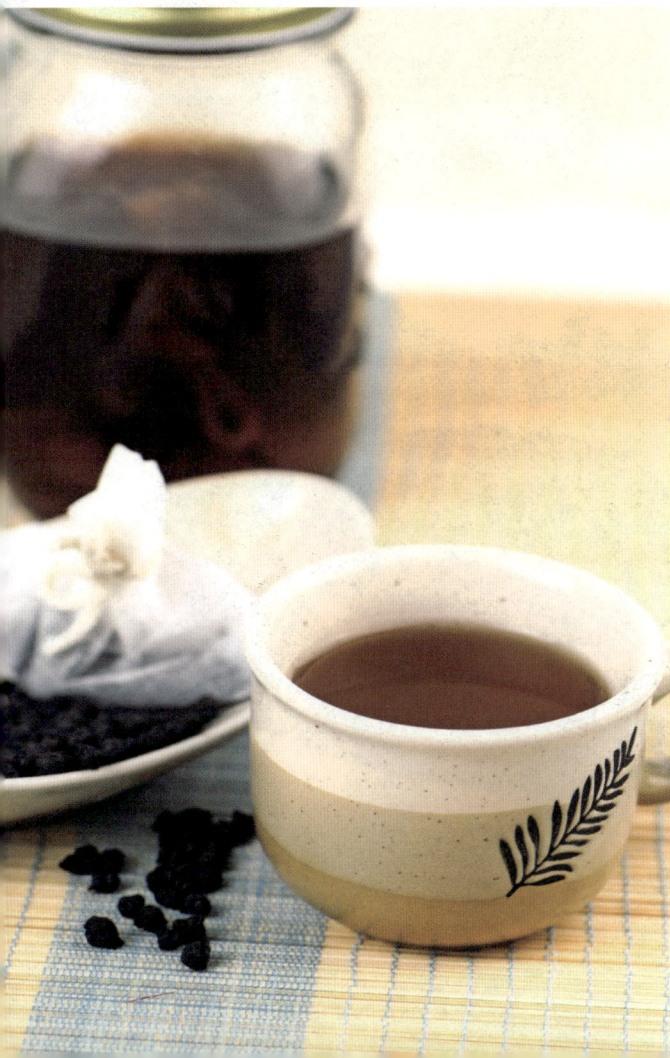

专家箴言

此酒可补益心肾，固精止遗，安神助眠，强壮体质。

191

宜忌

✓ 适于中老年肾虚遗精、滑泻、性功能下降者。

✓ 失眠多梦、健忘、早衰、疲惫乏力、免疫力低下者宜饮用。

✓ 最宜秋、冬季节饮用。

✗ 感冒发热、炎症发作、热病期间不宜饮用。

✗ 阳亢、阴虚火旺或体内湿热重者不宜饮用。

✗ 夏季酷热时不宜饮用。

✗ 不宜饮酒者忌用。

五味子核桃蜜膏

专家箴言

此方可补肾固精，对肾气虚弱、精滑不固、耳鸣、脑力减退、早衰、腰痛等都有一定的改善作用，是中老年人的温和补养膏方。

材料

五味子200克，核桃仁100克，蜂蜜适量。

用法

每天1次，晚上临睡前食用1勺（10~15克）。

如果是糖尿病患者，可去蜂蜜，加用山药糊600克，混匀服用。

宜忌

✅ 中老年人肾虚、腰膝酸软、遗精、早泄、耳鸣、健忘、失眠、须发早白者宜常食。

✅ 亚健康人群或无病者食用可强身健体，增强体质，使人精力更旺盛。

✅ 最适于秋、冬季节补益食用。

❌ 外有表邪，内有实热者不宜食用。

❌ 腹泻、便溏者不宜多吃。

做法

1 五味子研成粉；核桃仁炒熟后也研成粉。

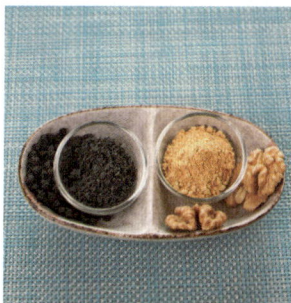

2 将五味子粉与核桃仁粉一起放入调配碗中，徐徐倒入蜂蜜。

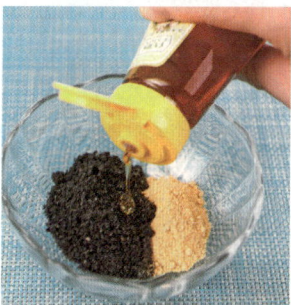

3 一边倒蜂蜜，一边搅拌成均匀的糊膏状。

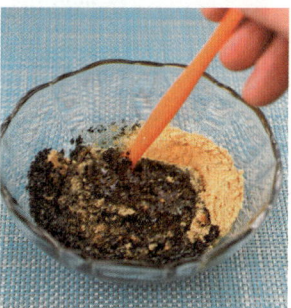

4 把调制好的膏装入干净的玻璃瓶中，封口保存。

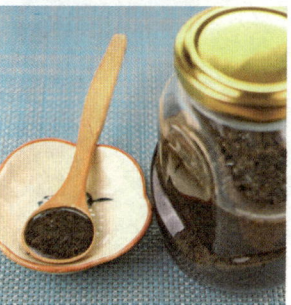

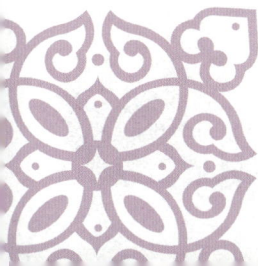

固肾涩精药

覆盆子

别名 覆盆、乌藨子、小托盘。

性味 味甘、酸,性微温。

归经 归肝、肾经。

专家藏言

覆盆子是常用的收涩药,有益肾、固精、缩尿的功效,兼补肝肾不足。可用于肾虚遗精、滑精、阳痿、不孕、尿频、遗尿等症。

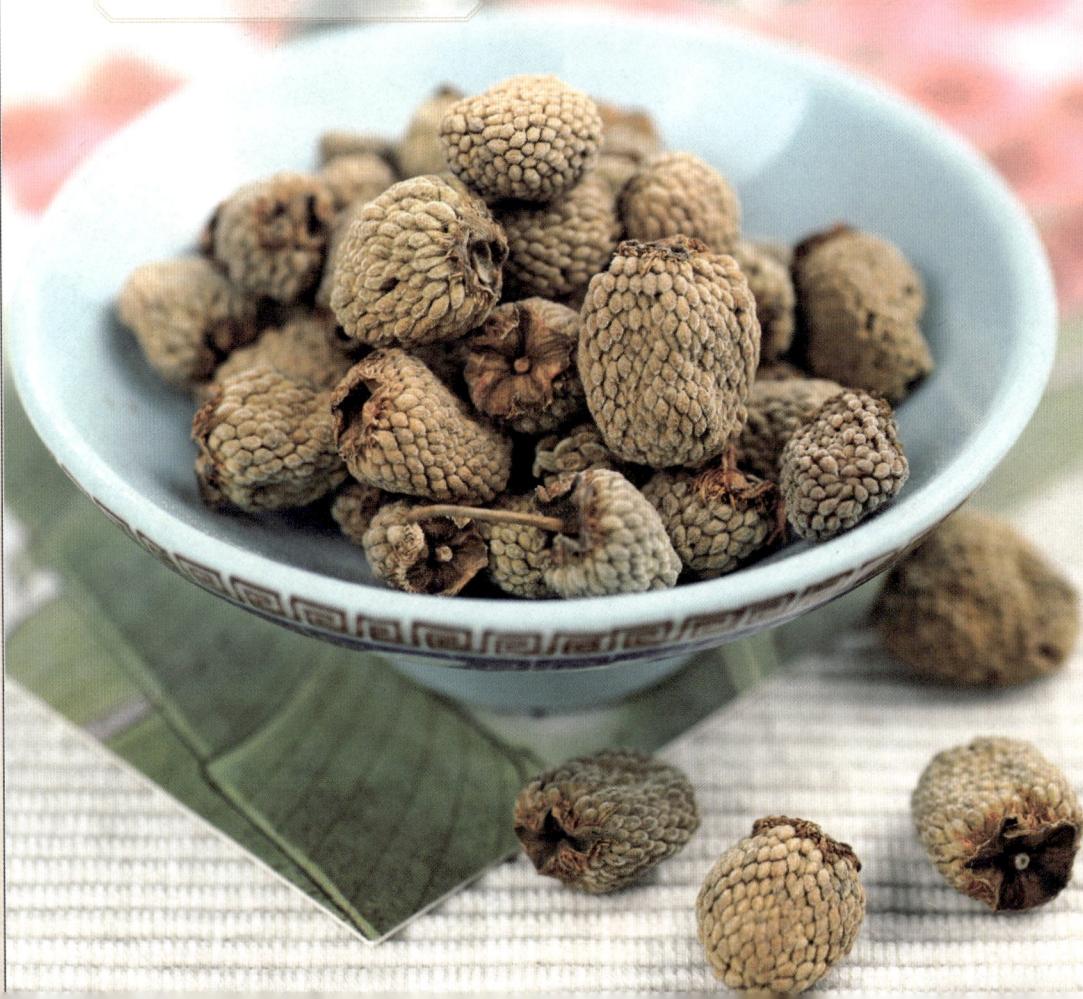

| 古籍说法 | 《药性论》："主男子肾精虚竭，女子食之有子。主阴痿，能令坚长。"
《本草衍义》："益肾脏，缩小便。"
《本草分经》："补益肝肾，固精明目，起阳痿缩小便，强肾无燥热之偏，固精无凝滞之害。" |

药材选料

本品为蔷薇科植物掌叶覆盆子的干燥果实。夏初果实由绿变绿黄时采收，干燥后生用。覆盆子的鲜果在5~6月成熟，呈红色、黄色或黑色（也叫树莓），可以生食，也有益肾、涩精、壮阳的功效。但鲜覆盆子上市期极短，且很容易腐烂、变质、生虫，不易保存，所以其他季节一般都用干品。

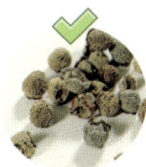
干覆盆子

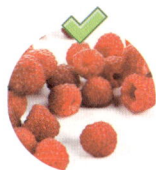
鲜覆盆子

保存

置于阴凉、干燥处，防潮，防虫。

搭配

覆盆子可单用，可常与枸杞子、菟丝子、五味子、桑椹、益智仁、补骨脂等药材合用，以增强补肾固精的效果。

用法用量

鲜品可生食。干品可泡茶、浸酒、熬膏或入丸、散，煎服用量在5~10克。

人群宜忌

适宜人群	不宜人群
✅ 男性肾虚遗精、滑精、阳痿、早泄、遗尿、尿频者	❌ 阳强不倒者
✅ 女性肾阳虚所致宫冷不孕、带下清稀者	❌ 肾阴虚有火、血燥者
✅ 眼目昏花、须发早白者	❌ 小便短涩不利者

茶饮
覆盆子茶

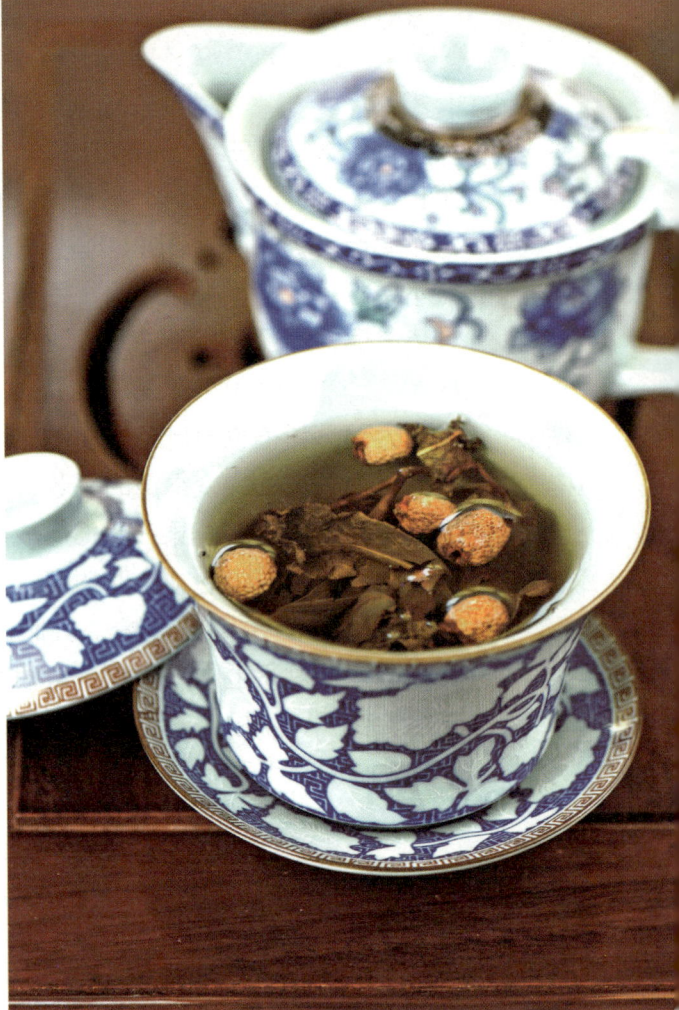

专家箴言

此茶可益肾涩精，常用于遗精、尿频、遗尿、阳痿等症。

宜忌

✅ 适于肾阳虚兼有肝肾不足所致遗精、阳痿、早泄、尿频、遗尿者。

✅ 此茶四季皆可饮用。

❌ 阴虚火旺、内热血燥、小便短赤、阳强不倒者不宜饮用。

材料

覆盆子15克，绿茶适量。

做法

将覆盆子、绿茶放入杯中，冲入沸水，加盖闷泡15分钟即可饮用。

用法

可多次冲泡，不拘时，代茶频饮，温饮为佳。

覆盆子桑椹汤

汤羹

专家箴言

覆盆子搭配桑椹，可增强补益肝肾的功效，既能助阳，又可滋阴，是肾阴阳两虚者的补益良方。

材料

覆盆子、桑椹各15克，枸杞子5克，冰糖适量。

做法

将覆盆子、桑椹、枸杞子放入砂锅，加水煎煮20分钟，加冰糖略煮即可盛入碗中。

用法

随餐食用。

宜忌

✓ 适于阴阳两虚、肝肾不足所致遗精、早泄、阳痿、遗尿、尿频者。

✓ 适于须发早白、眼目昏花、失眠、健忘、精神萎靡者。

✓ 四季皆宜食用。

✗ 阳强不倒者及孕妇、儿童不宜食用。

覆盆益智肚

专家藏言

猪小肚可清热利湿，益脾补肾，搭配补肾缩尿的覆盆子和益智仁，对体虚尿频、男子遗精、女子带下等均有食疗功效，尤其对防治泌尿系统病症有显著作用。

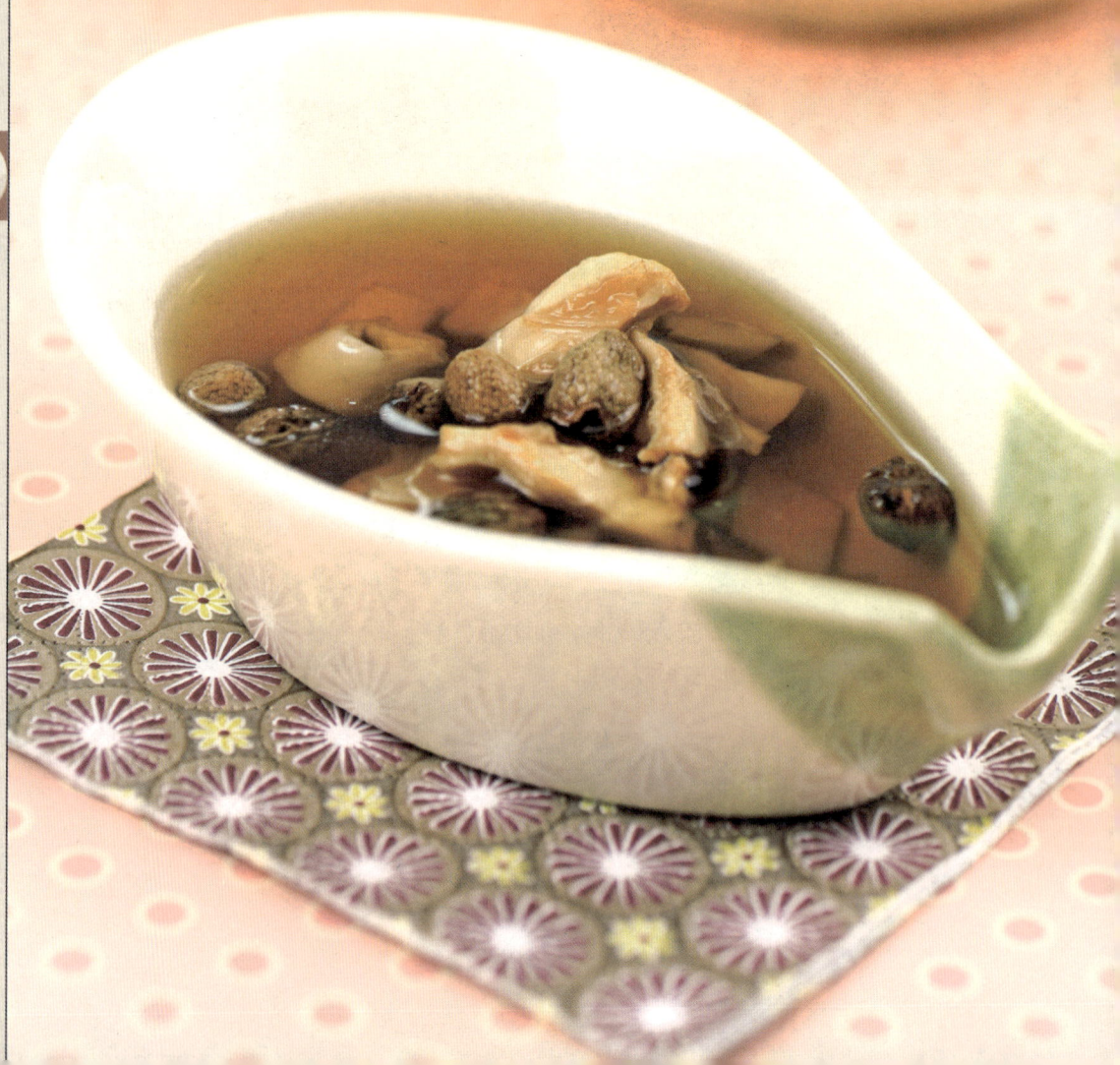

材料

覆盆子、益智仁各15克，猪小肚（猪膀胱）100克。

调料

葱段、姜片各15克，盐、鸡精各适量。

用法

随餐食用，喝汤吃肚。1日内分2次吃完。连吃1周。

宜忌

✓ 适用于老人、幼儿肾虚失固所致尿频、尿不尽、遗尿、尿失禁等，对泌尿系统感染也有一定疗效。

✓ 适于脾肾亏虚所致男子遗精、早泄、阳痿，女子带下清稀者。

✓ 适于虚劳赢瘦、食欲不振、泄泻者。

✓ 最适于秋、冬季食用。

✗ 阳亢、阴虚火旺、燥热者不宜食用。

做法

1 将猪小肚用醋清洗去腥，切成块，冲洗干净。

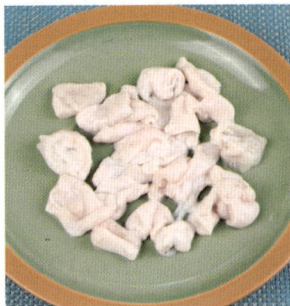

2 将猪小肚块放入开水锅中，焯烫后洗净。

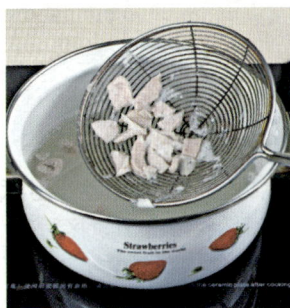

3 砂锅中放入猪小肚块，加适量水，大火煮沸，放入葱段、姜片、益智仁和覆盆子，小火煮40分钟。

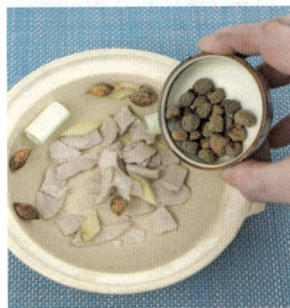

4 煮至猪小肚烂熟时加盐、鸡精调味即可。

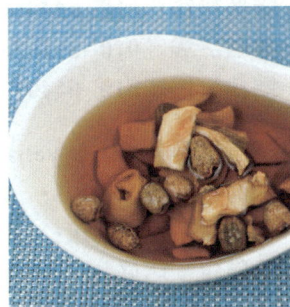

图书在版编目（CIP）数据

本草一味补肾虚 / 余瀛鳌，陈思燕编著 . —北京：
中国中医药出版社，2021.8
（本草护佑全家人丛书）
ISBN 978 - 7 - 5132 - 7031 - 1

Ⅰ . ①本… Ⅱ . ①余… ②陈… Ⅲ . ①补肾 – 验方
Ⅳ . ① R289.51

中国版本图书馆 CIP 数据核字（2021）第 118098 号

中国中医药出版社出版

北京经济技术开发区科创十三街 31 号院二区 8 号楼
邮政编码　100176
传真　010-64405721
河北品睿印刷有限公司印刷
各地新华书店经销

开本 710 × 1000　1/16　印张 13　字数 163 千字
2021 年 8 月第 1 版　2021 年 8 月第 1 次印刷
书号　ISBN 978 - 7 - 5132 - 7031 - 1

定价　59.80 元
网址　www.cptcm.com

服务热线　010-64405720
购书热线　010-89535836
维权打假　010-64405753

微信服务号　zgzyycbs
微商城网址　https：//kdt.im/LIdUGr
官方微博　http：//e.weibo.com/cptcm
天猫旗舰店网址　https：//zgzyycbs.tmall.com

如有印装质量问题请与本社出版部联系（010-64405510）